The Facial Nerve in Temporal Bone and Lateral Skull Base Microsurgery

颞骨与侧颅底显微外科手术中面神经的处理

主　编　［意］Mario Sanna　　　副主编　［意］Antonio Caruso

　　　　［约旦］Tarek Khrais　　　　　　　［意］Giuseppe de Donato

　　　　［意］Fernando Mancini　　　　　　［意］Maurizio Falcioni

　　　　［意］Alessandra Russo　　　　　　［意］Paolo Piazza

　　　　［意］Abdelkader Taibah　　　　　　［意］Enrico Piccirillo

主　译　李世亭　唐寅达　汤文龙

译　者　卫翔宇　朱　晋　刘国庆　应婷婷　张　新

　　　　郑　璇　赵　华　夏文政　常博文

世界图书出版公司

西安　北京　上海　广州

图书在版编目（CIP）数据

颞骨与侧颅底显微外科手术中面神经的处理 /（意）马里奥·桑纳（Mario Sanna）等主编；李世亭，唐寅达，汤文龙主译 . —西安：世界图书出版西安有限公司，2020.7

ISBN 978-7-5192-7378-1

Ⅰ . ①颞…　Ⅱ . ①马…　②李…　③唐…　④汤…　Ⅲ . ①颅 – 显微外科学　②面神经 – 神经外科学…　Ⅳ . ① R651.1　② R745.1

中国版本图书馆 CIP 数据核字（2020）第 120214 号

封面图片引自原著正文第 5 章（P54）和第 7 章（P147、P116）

书　名	颞骨与侧颅底显微外科手术中面神经的处理	
	NIEGU YU CELUDI XIANWEIWAIKE SHOUSHU ZHONG MIANSHENJING DE CHULI	
主　编	［意］Mario Sanna　　［约旦］Tarek Khrais　　［意］Fernando Mancini ［意］Alessandra Russo　　［意］Abdelkader Taibah	
主　译	李世亭　唐寅达　汤文龙	
责任编辑	李维秋	
装帧设计	新纪元文化传播	
出版发行	世界图书出版西安有限公司	
地　址	西安市高新区锦业路 1 号都市之门 C 座	
邮　编	710065	
电　话	029-87214941　029-87233647（市场营销部） 029-87234767（总编室）	
网　址	http://www.wpcxa.com	
邮　箱	xast@wpcxa.com	
经　销	新华书店	
印　刷	西安牵井印务有限公司	
开　本	889mm×1194mm　　1/16	
印　张	18.25	
字　数	450 千字	
印　次	2020 年 7 月第 1 次印刷	
版　次	2020 年 7 月第 1 版	
版权登记	25-2020-064	
国际书号	ISBN 978-7-5192-7378-1	
定　价	220.00 元	

医学投稿　xastyx@163.com　‖　029-87279745　029-87284035
☆如有印装错误，请寄回本公司更换☆

（按姓氏笔画顺序）

卫翔宇　上海交通大学医学院附属新华医院

朱　晋　上海交通大学医学院附属新华医院

刘庆国　长治医学院附属和平医院

汤文龙　长治医学院附属和平医院

李世亭　上海交通大学医学院附属新华医院

应婷婷　上海交通大学医学院附属新华医院

张　新　上海交通大学医学院附属新华医院

郑　璇　上海交通大学医学院附属新华医院

赵　华　上海交通大学医学院附属新华医院

夏文政　上海交通大学医学院附属新华医院

唐寅达　上海交通大学医学院附属新华医院

常博文　上海交通大学医学院附属新华医院

Editors and Contributors
原著作者

Mario Sanna, MD

Professor of Otolaryngology

Department of Head and Neck Surgery

University of Chieti

Chieti, Italy

Gruppo Otologico

Piacenza and Rome, Italy

Tarek Khrais, MD, FRCS

Assistant Professor

Department of Otolaryngology

Jordan University of Science and Technology

Irbid, Jordan

Fernando Mancini, MD

Gruppo Otologico

Casa di Cura "Piacenza"

Piacenza and Rome, Italy

Ospedale Koelleker

Turin, Italy

Alessandra Russo, MD

Gruppo Otologico

Casa di Cura "Piacenza"

Piacenza and Rome, Italy

Abdelkader Taibah, MD

Gruppo Otologico

Casa di Cura "Piacenza"

Piacenza and Rome, Italy

With the collaboration of

Antonio Caruso, Giuseppe de Donato, Maurizio Falcioni, Paolo Piazza, Enrico Piccirillo

Gruppo Otologico, Piacenza and Rome, Italy

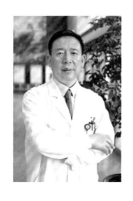

李世亭　教授，主任医师，博士研究生导师。现任上海交通大学医学院附属新华医院神经外科主任，上海交通大学颅神经疾病诊治中心主任，世界颅神经疾病外科医师联盟 (WNFCND) 主席，意大利罗马凯瑟琳大学客座教授，担任上海市神经外科专业委员会副主任委员、中华医学会神经外科分会全国委员、中国医院管理学会神经微侵袭治疗专业委员会副主任委员、中日神经外科医师联盟常委等多项学术职务，并担任 *The Journal of Chinese Neurosurgery*，*The Clinical Journal of Neurosurgery*，《中华神经外科杂志》《中华神经外科疾病研究杂志》《中国微侵袭神经外科杂志》《中国神经肿瘤杂志》等杂志的编委。牵头起草了三个关于三叉神经痛、面肌痉挛及显微血管减压术围手术期电生理监测的中国专家共识。公开发表学术论文 160 余篇，其中 SCI 收录 130 余篇，主编专著 5 部，参编专著 12 部。曾荣获上海市科技进步奖二等奖（两项）、卫生部（现卫健委）科技进步奖三等奖、第八届中国医师奖、上海市临床医疗成果奖二等奖、上海市医学科技奖三等奖（两项）、上海市生命科学奖、上海市医学银蛇奖等。并被授予上海市劳动模范、教育部新世纪优秀人才、上海市曙光学者、上海市优秀学科带头人、上海市科技启明星等荣誉称号。在脑神经疾病外科治疗领域建立了多项新技术，并已经在临床上推广应用。

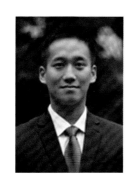

唐寅达　神经外科学博士，主治医师，毕业于上海交通大学医学院，就职于上海新华医院神经外科。主要从事颅底肿瘤和脑神经疾病的临床诊疗工作，擅长 MVD 手术治疗面肌痉挛、三叉神经痛，以及面神经损伤的综合治疗。长期致力于颅脑解剖的研究与教学工作，《Rhoton Collection 解剖视频系列》和《Ribas 解剖视频系列》的中英双语字幕听译者，"neuroDADA 的神外笔记"公众号作者。

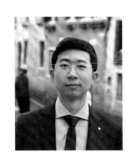

汤文龙　医学硕士，住院医师，硕士研究生导师。现任深圳市耳鼻咽喉研究所解剖学研究室主任，长治医学院附属和平医院神经外科医师。2012年毕业于长治医学院临床医学系，2016年取得遵义医学院耳鼻咽喉科学硕士学位，师从邱书奇教授。2016—2017年赴意大利皮亚琴察Gruppo Otologico耳科中心学习，师从Mario Sanna教授。现任海峡两岸医药卫生交流协会神经外科专业委员会颅底外科学组委员，先后主持省市级、粤港澳大湾区等基础研究课题多项。出版专著《侧颅底显微外科解剖图谱》（人民卫生出版社，2015），*The Temporal Bone: Anatomical Dissection and Surgical Approaches*（Thieme出版社，2018），《颞骨与侧颅底手术径路图谱》（人民卫生出版社，2020），参与翻译著作3部，发表核心期刊论文6篇，举办国家级和省级继续教育学习班6期。长期从事颅脑及侧颅底临床应用解剖研究，主要研究方向为侧颅底显微外科解剖和内镜颅底解剖。

面神经因其功能的重要性和病变的多样性，一直是神经内科、神经外科、耳鼻喉科、头颈外科、整形外科共同关注的焦点之一；又因其解剖走行冗长复杂，各段所处的解剖环境迥异，因此上述任何单一学科都难以将其完全掌控。在涉及第四脑室底和脑干手术时面神经核团及脑干内段是不可回避的结构，脑池段则是听神经瘤和微血管减压手术关注的核心，这些都是神经外科的传统领域；从内听道段开始，包括迷路段、鼓室段、乳突段在内的颞骨内段，则是耳鼻喉科处理中耳、颞骨和侧颅底病变的主战场；穿出茎乳孔后的颅外段，包括主干、腮腺丛和面部各终末支，则是头颈外科、整形外科关注的焦点。然而，从事颅底领域相关治疗工作的医生，无论来自哪个专业，在面神经外科技术上都应该具备"单人MDT"技能，即掌握颅底疾病相关的面神经全程处理的能力，以应对如下四种情况：①处理面神经自身全程的病变；②处理面神经全程的毗邻病变；③颅底入路中保护或移位面神经；④按需选择各种面瘫修复术式。这应是每一位颅底外科医生毕生奋斗的目标之一。

意大利 Gruppo Otologico 的 Sanna 教授，是耳鼻喉科侧颅底领域享誉世界的著名专家，他的这部专著，仅仅是他十余部著作中的一部，但却极具鲜明"个性"。第一，本书关注的并非耳鼻喉科的某一病种或术式，而是以面神经作为"主角"，这样就大大扩展了本书的受众面，使其适合于所有与面神经"打交道"的医生和学者。第二，内容极为全面，基本覆盖了颅底外科临床工作中涉及的所有面神经相关问题，包括解剖（第1章）、影像（第2章）、手术室布局（第3章）、电生理监测（第4章）、面神经重建技术（第5章）等基本问题，涉及的病变包括外伤（第6章）、面神经自身来源肿瘤（第7章）及毗邻部位来源肿瘤（第8~12章），另外还讨论了耳科独有的耳蜗植入手术中的相关问题（第13章），完全涵盖了上述四大类情况。第三，条理清晰，观点简明扼要，完全从临床实践的角度出发，基本按照术前评估、决策制定、术中要点和经验教训进行展开，对读者有很强的实际指导意义，就算前面的解剖、影像等章节，也注重实际应用性。第四，手术要点和技术步骤以大量术中真实图片及模式图进行展示，以"step-by-step"的方式详解每一步操作和技术要点，可作为手术图谱直接指导术者。上述特点，使得这部 2006 年出版的经典著作至今仍焕发着光彩，因此，其中文版的编译和出版永不过时。

本书的翻译工作由上海交通大学医学院附属新华医院神经外科李世亭教授主持，作为国内神经外科界专注于面神经领域的知名专家，他为本书的出版倾注了大量心血，其丰富的临床经验使得此书的中文版也同样具有极强的临床指导意义。我们还力邀到了长治医学院附属和平医院神经外科汤文龙教授及其团队一同开展翻译工作，凭借汤教授耳鼻喉科与神经外科的跨专业背景及其与 Sanna 教授共事的经历，相信中文版不仅能高度还原 Sanna 教授原汁原味的耳鼻喉科理念，也能为神经外科等其他相关学科的读者带来浅显易懂的学习体验。

感谢原著作者 Sanna 教授及 Gruppo Otologico 团队的授权，感谢世界图书出版西安有限公司对翻译和出版工作的支持。由于我们的英语及专业水平有限，错误之处还请广大读者不吝赐教。希望致力于面瘫诊治的各学科同道们都能从此书中学有所获，希望千千万万的面瘫患者能因此受益。

唐寅达

2020.4.24

非言语交际是人类交流的主要方式之一。面部表情作为这种交流方式的精髓，只有当面部肌肉及其神经支配完好无损时才可展现。不幸的是，在所有的脑神经中，面神经是最容易受到伤害的，尤其在事故频发的当下。

面瘫可以是突发的，也可缓慢出现，其对患者社交功能的影响是终生的。即使不存在颅内肿瘤或恶性腮腺肿瘤等危及生命的原发病变，面瘫本身也会对患者的身心健康造成沉重打击。

对面神经解剖和功能的重建一直是外科医生的梦想。这一基本问题已经被广泛研究数十年。埃伊纳岛的 Paul 是第一个提出修复断裂神经的人，Lanfranchi 和 Guy De Chauliac 推广了神经缝合技术，Cruikshank 证明了受损的神经有再生能力，激励了后续的研究。1870 年，Philpeaux 和 Vulpain 第一次尝试用游离的神经移植物来修复离断的神经。在 20 世纪，许多学者投身于面神经的修复，包括 Miehlike、House、Fisch 和 May 等。这些学者出版了专门针对面神经的书籍，或发表了有关颅底手术中面神经问题的论文。从那时起，面神经修复领域的工作取得了很大的进展。

本书基于上述先驱者们已有的工作成果，以及笔者 30 年间从经手的近 2000 例颅底肿瘤和 18 000 例中耳手术中获得的个人经验。本书从实际应用的角度出发，主要讨论在肿瘤切除过程中或之后，如何对面神经进行保护或重建。

本书共分 13 章，详细介绍了侧颅底和颞骨手术中面神经处理的步骤和细节，从诊断出发，到治疗决策的制定、术中的监测和保护，以及面神经改道、神经断裂后的处理等。所有这些要点都以简洁的方式进行了讨论和阐述，以便于读者理解这些复杂问题。另一方面，在文献中已广泛讨论的话题，如神经再生的病理和病理生理学，则不再提及。此书的独到之处在于，可同时为耳科、神经耳科、神经外科和颌面外科等不同领域的医生所使用。

本书的主要工作来自我们自己的日常积累和 Tarek Khrais 医生的付出，感谢他的智慧和努力，为本书的撰写和书中一些手术操作作出了重要贡献。我们也要感谢团队中进行手术操作、随访患者和收集数据的成员们。Mancini 博士为我们绘制了精美的插图，我们也对他深表感激。

Mario Sanna

Fernando Mancini

Alessandra Russo

Abdelkader Taibah

对于耳科医生来说，术后面神经功能正常是手术合格的标志，对于颅底外科医生而言则是高超技艺的体现。另一方面，对于患者来说，失去面神经功能的人生是一场悲剧。不幸的是，面瘫并不少见。每天都有无数的患者被确诊为面瘫，包括自发的或手术造成的。在这本书中，我们试图解决有关颞骨和侧颅底手术中的面神经问题，这通常是面瘫领域中涉及最少的一方面。按照原则，我们从防护出发，分步骤详解了在处理本专业各种病变和术中情况时的面神经技术。每一步骤都辅有高质量、全彩色的实际手术照片，使得读者能有更完整和准确的理解。必要之处另有简图辅以阐述。再完美的手术也只能减少而不能完全消除并发症，因此我们也以同样的方式对如何处理受损或离断的面神经进行了讨论。

我想对我的老师 Sanna 教授，以及 Gruppo Otologico 的朋友和同事们表示最真挚的感谢。特别感谢我的祖国约旦，感谢我已故的母亲，感谢我深爱的父亲、姐妹、兄弟和朋友们，他们的支持是我动力的源泉。

Tarek Khrais

郑重声明

由于医学是不断更新拓展的领域，因此相关实践操作、治疗方法及药物都有可能会改变，希望读者可审查书中提及的器械制造商所提供的信息资料及相关手术的适应证和禁忌证。作者、编辑、出版者或经销商不对书中的错误或疏漏以及应用其中信息产生的任何后果负责，关于出版物的内容不作任何明确或暗示的保证。作者、编辑、出版者和经销商不就由本出版物所造成的人身或财产损害承担任何责任。

Contents
目 录

面神经颅内段解剖

面神经（第Ⅶ对脑神经，CN Ⅶ）是一组包含运动、感觉和副交感纤维的混合神经。其中运动纤维为神经的主要成分，接受三种来源的支配。

起自中央前回较低部位的皮质纤维向下走行到达内囊后部，纤维在此处排列紧密。这些纤维从内囊后部向下到达位于脑桥基底部的锥体束近端，其中大部分纤维跨过中线到达对侧面神经核。其中仅有一小部分支配枕额肌和眼轮匝肌的纤维不跨中线到达同侧面神经核。与面部情绪表达相关的纤维自丘脑和苍白球发出，经网状结构到达面神经。最后一组参与面神经运动纤维构成的神经元起自脑干中央核团。这一组神经元与复杂的面神经反射相关，并且通过连接相应的核团到达面神经核。其中最重要的当属通过三叉神经核的角膜反射以及通过听神经核的镫骨肌反射。

面神经所包含的第二类传出纤维是内脏传出纤维。这些纤维与面神经的腺体分泌功能相关，支配下颌下腺、舌下腺、泪腺以及咽、腭、鼻部的腺体分泌。这些纤维起自位于面神经核附近的上泌涎核，经中间神经最后到达面神经。

除传出纤维之外，面神经还包含两种传入纤维。内脏传入纤维包含来自舌前 2/3 和软腭的味觉纤维。躯体传入纤维包含来自耳甲（外耳道的一小部分）和耳郭后方一小片皮肤的感觉纤维。这两种传入纤维均经过中间神经进入脑干。随后，内脏传入纤维进入孤束核；躯体传入纤维进入三叉神经感觉核。

在离开面神经运动核后，神经元行向后外侧，然后绕过展神经核到达其出脑干处。

习惯上在面神经出脑干后将其分为三部分：颅内段、颞骨内段和颅外段。每一段面神经的数据测量都有很多文献报道。但是我们在实践中并不会过多地参考这些测量数据，因为个体差异较大，使得测量数据的预测价值不大，尤其是在颅底手术中。

面神经的颅内部分包含桥小脑角（CPA）段和面神经内听道段。桥小脑角段起自面神经离开脑桥腹外侧近橄榄上缘后界的位置（图 1.1）。中间神经（图 1.2）自脑桥与小脑脚近前庭蜗神经（CN Ⅷ）起始处之间的脑桥下缘穿出。三束神经向外走行于桥小脑角池内到达内听道（IAC）口，在到达内听道底前，中间神经始终走行于三者中间。在脑干端，面神经位于前庭蜗神经的前下方。由于二者共同行向外侧，面神经稍微倾斜转向上方，因此在内听道口水平，面神经位于前庭蜗神经的前上方。这一位置关系在内听道内依然保持（图 1.3）。一层硬脑膜像袖套样粘连在内听道的内表面，在近内听道底水平，硬脑膜与面神经和中间神经相融合形成一束。

内听道底形成了面神经硬膜内段和颞骨内段之间的分界线。内听道底由两个骨嵴分隔为三部分（图 1.4~1.6）。水平嵴为一在内听道底水平走行的骨嵴，垂直嵴（Bill 嵴）则将水平嵴上方的区域分割为前后两部分。

位于交界区的面神经通过内听道底的前上部到达迷路间的骨管。前庭上神经则通过内听道底

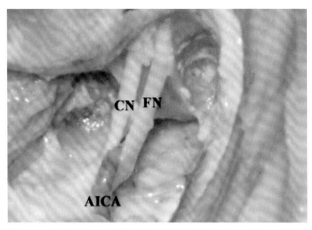

图 1.1　经迷路入路暴露颅内段面神经（FN）与蜗神经（CN）之间的关系，注意小脑前下动脉（AICA）走行于二者之间

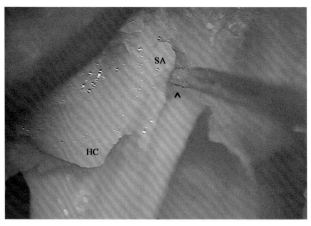

图 1.4　用钩针将上壶腹神经（SA）从其走行骨管内分离，可见 Bill 嵴（∧）位于钩针前方以保护面神经迷路段。HC：水平嵴

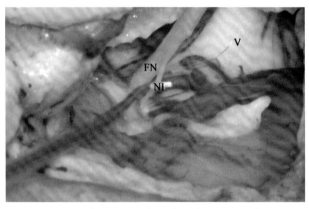

图 1.2　切断蜗神经后显示中间神经（NI）和面神经（FN）之间的关系。V：三叉神经

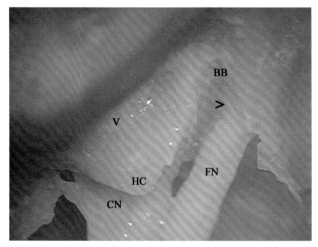

图 1.5　去除前庭神经后观察内听道底结构。BB：Bill 嵴；FN：面神经内听道段；＞：面神经迷路段起始部；HC：水平嵴；CN：蜗神经；V：前庭

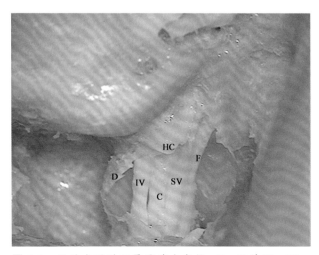

图 1.3　开放内听道后暴露其内容物。F：面神经；SV：前庭上神经；C：蜗神经；IV：前庭下神经；D：内听道硬脑膜；HC：水平嵴

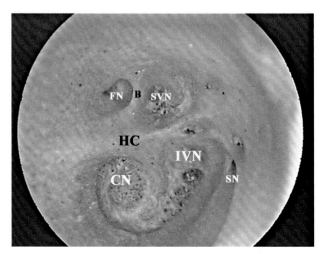

图 1.6　内镜下观察右侧内听道底。可以看到有面神经迷路段（FN）穿行的面神经管的开口位于 Bill 嵴（B）的前方。HC：水平嵴；SVN：前庭上神经；CN：蜗神经；IVN：前庭下神经；SN：单孔神经

后上部作为上壶腹神经的延续。该神经走行于后上部一细小骨管内，该骨管连接内听道底后上部及外半规管和上半规管壶腹。该骨管是经迷路入路手术中在内听道底确认面神经最重要的解剖标志。在这一水平，Bill 嵴在上壶腹神经从其所在骨管内分离出来时起到了保护位于其前方的面神经的作用。一旦将上壶腹神经从其骨管内分离出来，就可以循着该神经找到前庭上神经。在内听道底将前庭上神经向后分离便可显露位于前方的面神经。

颞骨内段面神经解剖

该段面神经完全被骨管所包绕（面神经管）。颞骨内走行的面神经可以由两膝分为三段（图 1.7~1.10）。

迷路段是面神经最细和最短的一段，由内向外穿过内听道底到达膝状神经节。迷路段面神经走行于一狭窄的骨管内，该骨管前方与耳蜗相邻，后方为上半规管，下方为前庭，上方与颅中窝硬脑膜之间由一薄层骨板相隔。

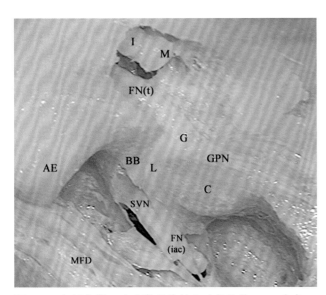

图 1.7　自颅中窝入路观察面神经及毗邻结构。FN（t）：面神经鼓室段；M：锤骨头；I：砧骨体；G：膝状神经节；L：面神经迷路段；BB：Bill 嵴；SVN：前庭上神经；FN（iac）：面神经内听道段；GPN：岩浅大神经；C：蜗神经；AE：弓状隆起；MFD：颅中窝硬脑膜

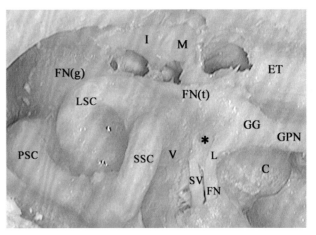

图 1.8　自左侧颅中窝入路观察面神经各段与内耳结构之间的关系。FN（g）：面神经第二膝；FN（t）：面神经鼓室段；GG：膝状神经节；L：面神经迷路段；FN：面神经内听道段；GPN：岩浅大神经；SV：前庭上神经；*：Bill 嵴；C：耳蜗；V：前庭；SSC：上半规管；LSC：外半规管；PSC：后半规管；ET：咽鼓管；M：锤骨；I：砧骨

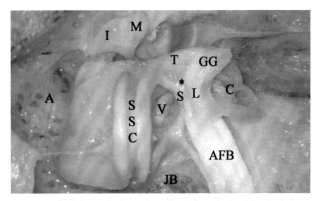

图 1.9　自左侧颅中窝入路观察面神经与内耳间的关系，本例标本中迷路已开放。T：面神经鼓室段；GG：膝状神经节；L：面神经迷路段；S：前庭上神经；*：Bill 嵴；C：蜗神经；V：前庭；SSC：上半规管；A：鼓窦；M：锤骨；I：砧骨；JB：颈静脉球；AFB：面听神经束

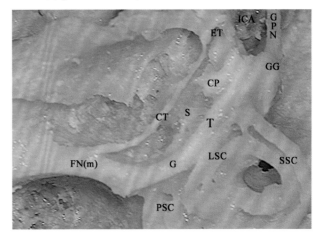

图 1.10　左侧颞骨标本侧面观，观察面神经与内耳之间的关系。FN（m）：面神经乳突段；G：面神经第二膝；T：面神经鼓室段；GG：膝状神经节；CT：鼓索；GPN：岩浅大神经；ICA：颈内动脉；ET：咽鼓管；LSC：外半规管；SSC：上半规管；PSC：后半规管；S：镫骨

膝状神经节为位于面神经第一膝部位的膨大，包含有面神经感觉纤维的神经元。膝状神经节与颅中窝硬脑膜之间有薄层骨质相分隔，但在10%~15%的病例中这一骨板是缺如的，因此膝状神经节区域在颅中窝径路手术中是相对危险的区域。面神经的第一个分支由此处发出。岩浅大神经由膝状神经节的前缘发出，走行于与岩骨长轴相平行的硬脑膜外的浅沟内。该分支继续向前走行于三叉神经节的深面最终到达破裂孔。在破裂孔处该神经加入岩深神经形成翼管神经进入翼管。岩浅大神经携带支配腺体分泌的纤维到达泪腺和咽、腭、鼻腔的分泌腺。同时该神经还包含来自软腭的味觉纤维。另一束感觉纤维离开膝状神经节后加入鼓室丛。

面神经自膝状神经节水平向后转约60°~90°，移行为面神经鼓室段。该段面神经走行于鼓室内侧壁表面，其凸入鼓室腔的部分由一薄层骨壳覆盖。该段的起始位置由其上方的齿突和下方的匙突所标记。该段面神经在中耳内侧壁继续向后走行于外半规管隆突的下方，走行方向稍向下倾斜。鼓岬隆起和前庭窗位于面神经鼓室段的下方。这一段面神经骨管缺如的概率很高，在一些文献报道中高达50%。当神经到达前庭窗水平便开始弯向下构成了面神经第二膝，恰好位于外半规管弯曲处的下方。在面神经形成第二膝之前，上半规管和外半规管的壶腹位于面神经内侧，与面神经之间由一薄层骨板相分隔。

在砧骨短脚的内侧，面神经开始向下走行，移行为面神经乳突段。锥隆起为一骨性突起，内含镫骨肌，位于砧骨短脚的下方数毫米，并与面神经的前表面相邻。在此水平（锥曲段），面神经向外半规管的后外侧凸出，使得在乳突手术中该段面神经易受损伤。在此水平，前庭位于面神经第二膝的内侧。

面神经乳突段（降段）起于面神经第二膝，终于二腹肌嵴前缘的茎乳孔处，这一位置也是颞骨内段面神经终止的标志。

面神经乳突段与鼓环之间的位置关系在外耳道手术中非常重要。面神经位于鼓环后内侧的位置关系在鼓环后上象限附近更加恒定，而当面神经继续下行到达鼓环后下象限时这一位置关系可能会发生改变，面神经会向外侧跨过鼓环平面，使得手术操作中这段面神经更易受到损伤。

后半规管壶腹位于面神经乳突段中部的内侧，是经迷路入路中非常有用的解剖标志（图1.11、图1.12）。该段面神经的下部通常位于颈静脉球

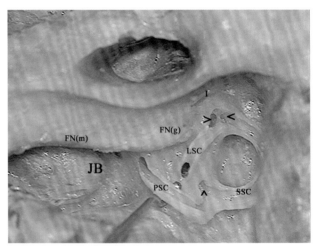

图1.11 左侧经迷路入路观，三个半规管均已开放。注意外半规管壶腹（>）和上半规管壶腹（<）相连，紧邻面神经鼓室段。（^）：上半规管和后半规管的非壶腹端汇合形成总脚；PSC：后半规管；SSC：上半规管；LSC：外半规管；I：砧骨；FN（g）：面神经第二膝；FN（m）：面神经乳突段；JB：颈静脉球

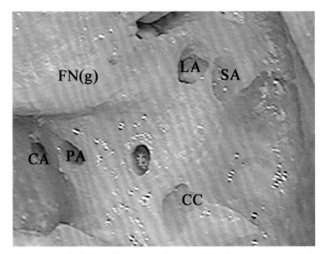

图1.12 磨除半规管后可见其进入前庭的五个开口，注意后半规管壶腹（PA）恰位于面神经的内侧。LA：外半规管壶腹；SA：上半规管壶腹；CC：总脚；L：外半规管非壶腹端；CA：蜗导水管；FN（g）：面神经第二膝

外侧面的中央（图 1.13），颈静脉球向上外侧扩展的程度决定了通过位于面神经、颈静脉球和后半规管之间的面后气房来开放后鼓室的操作空间大小。

该段面神经发出的第一条肌支支配镫骨肌（图 1.14）。面神经镫骨肌支在锥隆起水平由面神经前缘发出，发出后，该神经通过一小管进入锥隆起，支配镫骨肌。

鼓索（图 1.15、图 1.16）是面神经的分支之一，包含支配舌下腺和下颌下腺腺体分泌的纤维以及来自舌前 2/3 的味觉纤维。鼓索由面神经发出的位置可以是外半规管至茎乳孔之间的任意一点。鼓索自颞骨外段面神经发出的情况亦有报道，在这种情况下，鼓索同样向后折返进入茎乳孔。鼓索自面神经发出后，经鼓室后壁进入鼓室，向前走行于锤骨颈的内侧，最后经岩鼓裂（Glasserian 裂）于鼓膜前缘水平穿出。

面神经乳突段的供血动脉穿过内侧骨面到达面神经（图 1.17）。由于该段面神经与骨管之间粘连较紧，因此在行面神经改道时这一点需格外注意，为避免损伤，这些粘连应该使用尖刀进行锐性分离。

面神经的运动纤维束在此段有了明确的分配，并且有时一些面神经的分支由此段从面神经主干分出。

面神经主干于二腹肌嵴前缘出茎乳孔（图 1.18）。乳突位于面神经出茎乳孔处的外侧，在做耳后下缘切口时起到保护面神经的作用。然而在年轻患者中，由于乳突未发育完全，因此走行表浅的面神经很容易在手术中受到损伤（图 1.19、图 1.20）。这也就是为什么年轻患者在做耳后切口时切口方向应径直向后的原因。

循着二腹肌后腹向后达到其位于乳突内侧的附着处——二腹肌沟，可以追踪到面神经主干出茎乳孔的位置，这一重要位置关系可以作为在此区域手术中定位面神经的可靠方法。另一常用的解剖标志为耳屏点，面神经主干位于乳突尖与耳

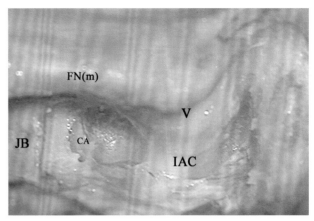

图 1.13　在这一左侧颞骨标本中，已完成经迷路入路中迷路切除和内听道（IAC）轮廓化的步骤，注意前庭与面神经之间的紧密关系。JB：颈静脉球；FN（m）：面神经乳突段；CA：蜗导水管；V：前庭

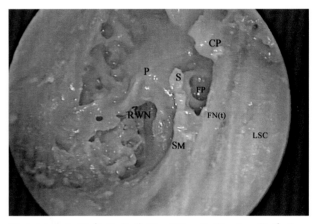

图 1.14　左侧中耳内镜观。CP：匙突；S：镫骨头；SM：容纳于锥隆起内的镫骨肌；FN（t）：面神经鼓室段；LSC：外半规管；P：鼓岬；RWN：蜗窗；FP：镫骨足板

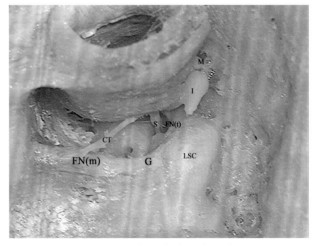

图 1.15　自后鼓室开放术的角度观察面神经乳突段 [FN（m）]、鼓室段 [FN（t）] 和鼓索（CT）之间的关系。M：锤骨；I：砧骨；S：镫骨；LSC：外半规管；G：面神经第二膝

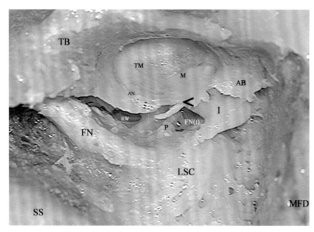

图 1.16 磨除外耳道后壁，轮廓化面神经（FN），可见鼓索（<）自鼓室后壁进入鼓室腔。TM：鼓膜；M：锤骨柄；AB：前拱柱；AN：鼓环；I：砧骨；FN（t）：面神经鼓室段；P：锥隆起；RW：蜗窗；TB：鼓骨；MFD：颅中窝硬脑膜；SS：乙状窦

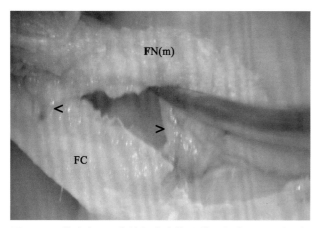

图 1.17 箭头（<：>）所指为连接面神经乳突段 [FN（m）] 和面神经管（FC）之间的纤维血管束

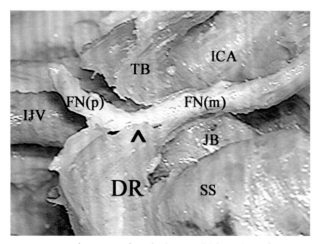

图 1.18 图中显示面神经自茎乳孔（∧）处出颞骨，可循二腹肌嵴（DR）向前定位茎乳孔的位置。同时要注意面神经乳突段 [FN（m）] 走行于颈静脉球（JB）外侧中央。FN（p）：面神经颞骨外段；TB：鼓骨；IJV：颈内静脉；SS：乙状窦；ICA：颈内动脉

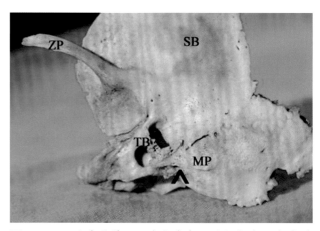

图 1.19 一儿童颞骨显示未发育良好的乳突（MP）尖过短不足以充分遮挡茎乳孔（∧）。TB：鼓骨；ZP：颧突；SB：颞骨鳞部

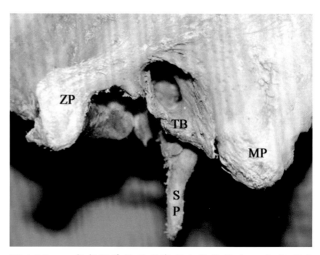

图 1.20 一成年颞骨显示发育完全的乳突（MP）尖可以充分遮挡住茎乳孔。TB：鼓骨；SP：茎突；ZP：颧突

屏点连线的垂直平分线上。耳后动脉的分支刚好位于面神经的外侧，术中来自这一动脉的出血则可提示术者已接近面神经主干。

在离开茎乳孔后，面神经分出两个分支。耳后神经向上走行于外耳道与乳突前表面之间，支配耳固有肌和枕额肌枕腹。另一支则向下走行，支配二腹肌后腹以及茎突舌骨肌。偶尔这两块肌肉会各自接收一支自主干发出的单独分支。在发出这些分支后，面神经主干会继续向前外侧走行进入下颌后窝，并跨过茎突外侧面进入腮腺后缘。

面神经发出分支支配面部表情肌的情况是非常多变的。正如上文所提到的，面神经的分支有

可能起始于乳突段的面神经管内，如果术者没有意识到这种可能性的存在就很可能置面神经于危险的境地。面神经最常见的分布方式则是于腮腺实质内分为颞颞干和下颌颈干。由这两个主干又进一步分为五个主要分支。颞支跨过颞突骨膜的外侧支配耳前肌、耳上肌和枕额肌额腹。颞支在跨过颞突骨膜的外侧后支配眼轮匝肌的上部和下部。为了在颞下窝入路中保持面神经的完整性，在切断颧弓前应掀开其骨膜并保证其骨膜的完整性。颊支向前走行（近乎水平方向），支配颊肌和唇上部肌群。下颌缘支出腮腺下缘后走行进入颈阔肌深面的下颌骨下缘水平，然后转向上到达并支配唇下部肌群。在下颌下腺手术中，部分位于下颌骨下缘深面的面神经分支很容易受到损伤，因此皮肤切口应该至少位于下颌骨下缘 4cm，同时掀开的皮瓣应包含位于面神经下颌缘支深部的颈深筋膜，从而起到保护神经的作用。最后一支为颈支，该分支出腮腺后表面于下颌骨后方下行支配颈阔肌。

■ 手术解剖

■ 经乳突入路

完壁式鼓室成形术

开始使用大号切割钻头磨除乳突皮质后，首先辨认颅中窝硬脑膜。于颞线水平开始磨除骨质，大致相当于颅中窝硬脑膜水平。钻头移动的方向要始终与预估的颅中窝硬脑膜方向平行而不要垂直于它。磨除骨质期间应使用持续冲洗吸引以便充分显露下方结构。在实际手术中，当骨质磨除邻近颅中窝硬脑膜时，透过薄层骨质可见硬脑膜呈现粉红色。

在确认颅中窝脑板后，开始在预估的乙状窦水平进行磨除。由于在颅骨表面缺乏可靠的骨性标志，因此磨除乙状窦应该沿着上方骨质磨除的后缘与乳突尖之间的连线斜行磨除骨质。上述原则在这里同样适用。钻头移动方向应始终平行于假想的乙状窦走行方向，持续的冲洗吸引是不可

缺少的，当磨除区域呈现蓝色时，提示乙状窦上方仅留有薄层骨质。刚刚磨出的两条线与外耳道后缘切线相连接构成了入路三角（图 1.21）

确定入路三角后，位于三角中央的骨质便可以使用同样的大号切割钻头安全磨除。在此步操作中注意术腔要逐渐均匀深入，避免形成狭小而深在的术腔。为了最大限度扩大视野，术腔边缘应尽量圆润（图 1.22）。随后用金刚砂钻头进一步磨薄覆盖于乙状窦、颅中窝硬脑膜和外耳道后壁的残余骨质。在窦脑膜角区域，为避免钻头滑脱损伤内侧重要结构，钻头移动方向应该由内向外。

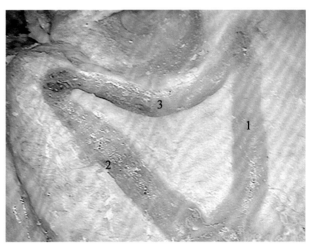

图 1.21　勾勒出计划进行骨质磨除的三角形区域。1：颅中窝水平；2：乙状窦水平；3：外耳道后壁切线

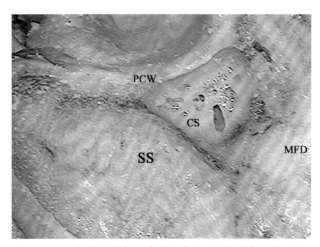

图 1.22　三角形区域中心骨质已磨除，术腔边缘已碟形化。PCW：外耳道后壁；SS：乙状窦；MFD：颅中窝硬脑膜；CS：Corner 隔

循颅中窝脑板向内可辨认并开放鼓窦，一旦开放鼓窦，便可识别位于其内侧壁的外半规管（图1.23）。向远离术者的方向旋转患者头部便可暴露位于外半规管外侧的砧骨短脚，操作时应该格外小心，避免高速旋转的钻头触碰到砧骨短脚。这两个结构是术中定位面神经的第一个标志（图1.24）。下一个定位面神经的标志便是二腹肌嵴。在乳突尖区域，应由后向前磨除骨质，直到轮廓化暴露出二腹肌嵴（图1.25、图1.26）。面神经即位于二腹肌嵴的前缘水平（图1.27）。

上鼓室开放从后方开始（图1.28）。磨除位于颅中窝硬脑膜和外耳道上壁之间的骨质时应选用大小合适的切割钻。如果钻头过大则会损伤颅中窝硬脑膜或磨穿外耳道上壁。相反，如果钻头过小则会降低磨骨效率，延长手术时间。磨除的方向应该由内向外，为避免转动的钻头触碰到听骨链，应在听骨链外侧保留一薄层骨板起到保护作用。在听骨链的内侧可以识别面神经鼓室段（图1.29）。

识别面神经乳突段应该使用大号切割钻头平行于面神经走行方向进行磨除，绝不能垂直于走行方向磨除骨质。一旦透过骨质可以看到面神经乳突段的全长，便换用小号金刚砂钻头进一步开放面隐窝。当进行此步操作时，避免钻头过于靠前外侧操作，以免损伤鼓环和鼓膜。

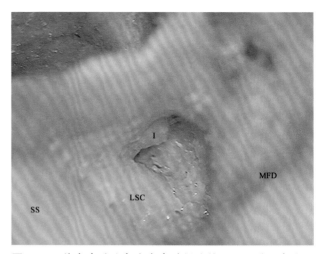

图1.24　将患者的头部向术者对侧旋转，可以辨认出位于外半规管（LSC）外侧的砧骨短脚（I）。这两个结构是最初定位面神经的重要标志。MFD：颅中窝硬脑膜；SS：乙状窦

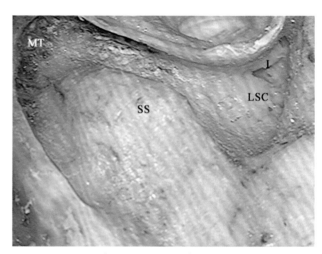

图1.25　为进一步辨认出二腹肌嵴，磨除的区域向下转移到乳突尖（MT）附近。I：砧骨短脚；LSC：外半规管；SS：乙状窦

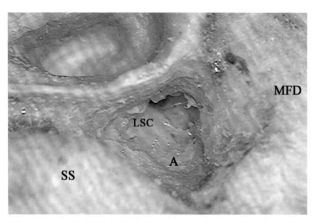

图1.23　继续循颅中窝硬脑膜（MFD）向内侧磨除骨质，可进一步暴露出鼓窦（A），同时可见外半规管（LSC）位于其内侧壁。SS：乙状窦

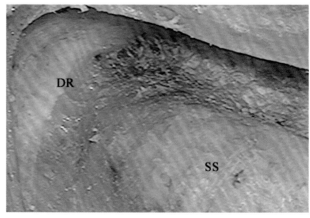

图1.26　已辨认出二腹肌嵴（DR）。SS：乙状窦

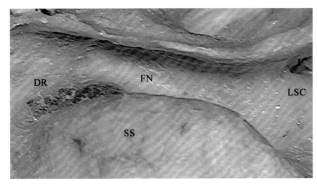

图1.27　面神经乳突段（FN）可从外半规管（LSC）和砧骨短脚（I）之间一直向下追踪至二腹肌嵴（DR）的前端。SS：乙状窦

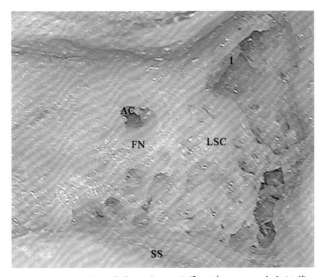

图1.28　开始行上鼓室开放。I: 砧骨短脚; LSC: 外半规管; FN: 面神经; AC: 从乳突开向面隐窝内的气房; SS: 乙状窦

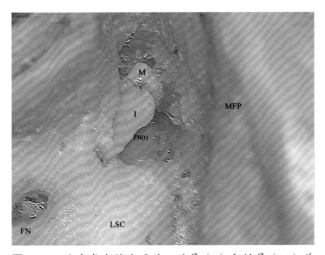

图1.29　已完成上鼓室开放。砧骨（I）和锤骨（M）前方的骨质已磨除，注意经此入路可暴露出面神经鼓室段 [FN（t）]。MFP: 颅中窝脑板; FN: 面神经乳突段; LSC: 外半规管

另一方面，如果过于靠近内侧进行钻磨则会有损伤面神经的风险。所以采用合适大小的钻头进行磨除是至关重要的。在面隐窝的上界应保留一小的骨柱覆盖于砧骨短脚以免由于疏忽导致钻头损伤砧骨。这一骨柱可在后续操作中用刮匙去除。后鼓室向下开放的程度取决于病变的性质和范围。如在人工耳蜗植入术中，必须尽可能尝试保留鼓索，并且一旦透过骨面能够看到鼓索便应停止向后鼓室下方继续磨除（图1.30）。评估后鼓室开放是否充分，然后根据需要再决定是否向下方进行扩大开放。然而，如果所需处理的病变是胆脂瘤、中耳肿瘤、B 型副神经节瘤或面神经肿瘤，根据病变的严重程度，可能需要牺牲鼓索来获得足够的操作空间以便彻底去除肿瘤。在这些病例中需要进行向下扩大的后鼓室开放以便充分暴露下鼓室（图1.31、图1.32）。

尤其是在处理 B 型副神经节瘤时，进一步暴露下鼓室是必须的，通过面后气房后鼓室开放术可以达到这一暴露目的。介于上方的后半规管下缘以及下方的颈静脉球之间的面神经内侧区域骨质的磨除可以使用大号金刚砂钻头来完成。除了后半规管和颈静脉球之外，颅后窝硬脑膜构成了这一区域的内侧界，面神经构成其外侧界。在进行此步操作时需格外谨慎避免损伤这些重要结构。

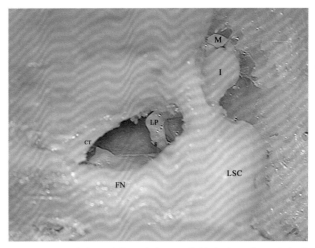

图1.30　后鼓室开放术已完成，保留鼓索（CT）。注意通过开放的后鼓室并不能暴露蜗窗，因此该入路并不能为人工耳蜗植入提供充分的空间。FN: 面神经乳突段; LSC: 外半规管; S: 镫骨; LP: 豆状突; I: 砧骨; M: 锤骨

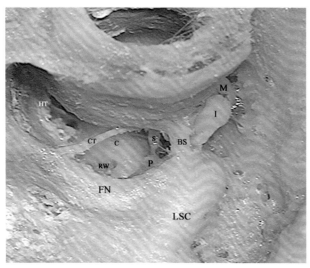

图 1.31　后鼓室开放向下方进一步扩大的范围取决于病变的具体情况，本例颞骨标本中已行向下扩大的后鼓室开放术，暴露出下鼓室（HT）。注意鼓索走行于开放的后鼓室中间，阻碍了经该入路进入中耳的通道，在实际手术中应切断鼓索。C：耳蜗底转（鼓岬）；RW：蜗窗；S：镫骨；P：锥隆起；BS：保护听骨链免受钻头损伤的骨柱；I：砧骨；M：锤骨；FN：面神经；LSC：外半规管

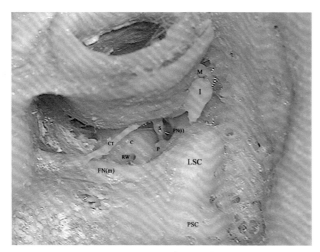

图 1.32　已用刮匙去除保护听骨链的骨柱。CT：鼓索，C：耳蜗底转（鼓岬）；RW：蜗窗；S：镫骨；P：锥隆起；I：砧骨；M：锤骨；FN（t）：面神经鼓室段；FN（m）：面神经乳突段；LSC：外半规管；PSC：后半规管

开放式鼓室成形术

对于开放式术腔有两种入路方式可供选择：一种是经皮质入路，即切除乳突皮质骨，先行完壁式鼓室成形术和上鼓室开放术，继而采用电钻或咬骨钳去除外耳道后壁；另一种为经耳道入路，即：手术先由外耳道侧进行，确认颅中窝脑板在

外耳道侧的高度后，沿着颅中窝脑板向后方推进。

在第一例标本中，初始步骤如之前章节所描述的一样，先完成完壁式手术入路（图 1.33），然后用大号切割钻头磨除外耳道后壁直至由二腹肌嵴和外半规管所定位的面神经水平。一旦到达面神经附近，将钻头换成同样大小的金刚砂钻头，在充分冲洗吸引的情况下继续平行于面神经走行方向进一步磨除骨质。用同样的方法磨低外耳道上壁，需注意避免钻磨听骨链，同时需检查听骨链间连接的完整性（图 1.34~1.36）。

如果一开始采用经耳道入路，则需首先磨低外耳道上壁，在接近听骨链时需在其外侧保留薄

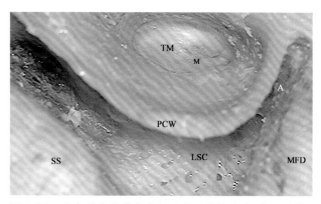

图 1.33　已完成完壁式乳突切除术及上鼓室（A）开放术。MFD：颅中窝硬脑膜；LSC：外半规管；PCW：外耳道后壁；SS：乙状窦；TM：鼓膜；M：锤骨柄

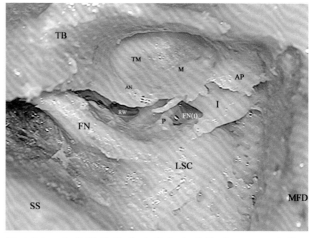

图 1.34　已磨低外耳道后壁和上壁骨质。TB：鼓骨；TM：鼓膜；M：锤骨柄；AN：鼓环；RW：蜗窗；P：锥隆起；FN（t）：面神经鼓室段；FN：面神经乳突段；LSC：外半规管；I：砧骨；AP：尚未磨除的前拱柱；MFD：颅中窝硬脑膜；SS：乙状窦

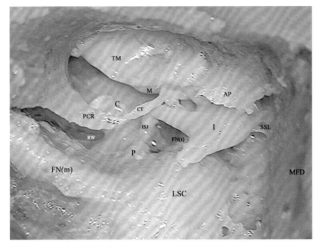

图 1.35 已将鼓膜（TM）向前方翻起。M：锤骨柄；CT：鼓索；C：耳蜗；RW：蜗窗；P：锥隆起；ISJ：砧镫关节；FN（t）：面神经鼓室段；FN（m）：面神经乳突段；LSC：外半规管；I：砧骨；SSL：上悬韧带；MFD：颅中窝硬脑膜；AP：前拱柱；PCR：残存的外耳道后壁（最后两个结构都将被磨除）

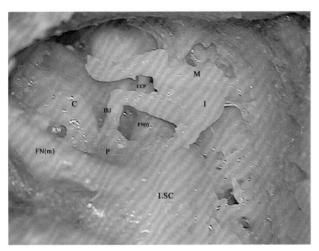

图 1.36 去除鼓膜后可进一步显露中耳结构。C：耳蜗；RW：蜗窗；P：锥隆起；ISJ：砧镫关节；FN（t）：面神经鼓室段；FN（m）：面神经乳突段；LSC：外半规管；I：砧骨；M：锤骨；CCP：匙突

层骨板起到保护作用，随后再用刮匙安全去除（图1.37）。随后用大号切割钻头磨除外耳道后壁直至到达鼓环水平。由于缺少定位面神经的解剖标志，所以进一步向内磨除此区域骨质可能会损伤面神经。因此，应在到达鼓环水平后继续向后方磨除骨质以确认鼓窦和乙状窦。在此步操作中应辨认外半规管以作为定位面神经乳突段的解剖标志，进一步扩宽该入路以方便进一步磨除骨质。

需要识别的另一个定位面神经乳突段的重要标志是位于乙状窦下部前缘的二腹肌嵴，识别该结构后再进一步磨低面神经嵴。在完全磨低面神经嵴之前，覆盖于听骨链表面的薄层骨壳，即面神经桥须用刮匙去除，然后用小号钻头磨除面神经桥的前拱柱，在进行此步操作时需避免钻头触碰到听骨链（图1.38）。在处理慢性中耳炎病例时，磨低面神经嵴的程度应满足乳突腔的充分引流。如果采用该术式来处理面神经肿瘤，则需进一步磨低面神经嵴（图1.39）。

不论采用何种方法，入路结束时术腔边缘都要圆润，达到碟形化的标准，使得软组织能够进入术腔从而封闭多余的空腔。

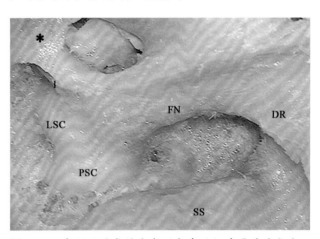

图 1.37 本例开放式鼓室成形术采用经外耳道的方法。磨低外耳道后壁，仅保留一薄层骨质覆盖听骨链（*）。FN：面神经；SS：乙状窦；I：砧骨；LSC：外半规管；PSC：后半规管；DR：二腹肌嵴

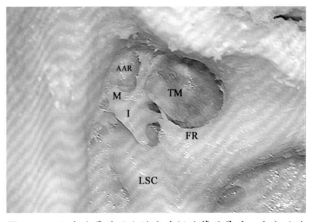

图 1.38 已去除覆盖于上鼓室外侧的薄层骨质，充分开放上鼓室。下一步需要继续磨低面神经嵴（FR）。AAR：上鼓室前隐窝；M：锤骨；I：砧骨；LSC：外半规管；TM：鼓膜

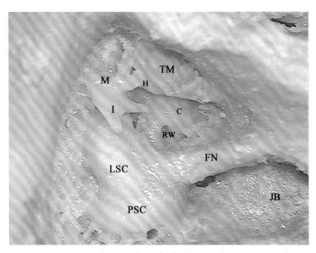

图1.39 已充分磨低面神经嵴并将鼓膜（TM）翻向前方。M：锤骨；H：锤骨柄；I：砧骨；C：耳蜗底转（鼓岬）；RW：蜗窗；FN：面神经；JB：颈静脉球；LSC：外半规管；PSC：后半规管

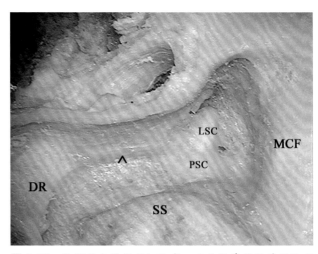

图1.40 已行扩大的乳突切除术，充分轮廓化面神经乳突段（∧）。LSC：外半规管；PSC：后半规管；DR：二腹肌嵴；MCF：颅中窝；SS：乙状窦

■ 经迷路入路

首先行扩大的乳突切除术，确认颅中窝硬脑膜和乙状窦，在二者表面保留薄层骨壳。用大号切割钻头磨除乙状窦后缘后方2~3cm的骨质，同时扩大对颅中窝底的暴露范围。轮廓化窦脑膜角，去除乳突气房，进一步开放鼓窦。轮廓化二腹肌嵴，并循其前缘确认位于茎乳孔区域的面神经乳突段。轮廓化但不要暴露出面神经。一旦定位好面神经便可安全磨除面后气房，循乙状窦追至颈静脉球（图1.40）。

使用大号金刚砂钻头磨除覆盖于乙状窦及其后方颅后窝硬脑膜表面的薄层骨质。使用冲洗吸引管轻柔牵拉乙状窦，用中隔剥离子将乙状窦前方的硬脑膜和骨面相分离，然后将骨质磨除。当到达后半规管水平时，可见内淋巴管走行于后半规管内侧，向后走行至位于两层硬脑膜之间的内淋巴囊。用尖刀锐性切断内淋巴管，以便进一步牵拉颅后窝硬脑膜。

覆盖于颅中窝硬脑膜表面的骨质用同样的方法与骨面分离后，用咬骨钳去除。需注意在邻近迷路周围时需在颅中窝和颅后窝硬脑膜表面保留薄层骨壳，在进行迷路切除时起到保护硬脑膜和下方重要结构的作用（图1.41）。

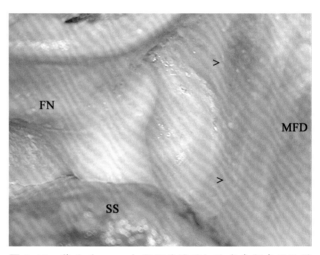

图1.41 箭头（>，>）所指为迷路切除术中留在硬脑膜表面以起保护作用的骨质。MFD：颅中窝硬脑膜；FN：面神经；SS：乙状窦

迷路切除首先使用中等大小的切割钻头开放后半规管，然后开放外半规管，最后开放上半规管。随后将已开放的三个半规管磨除。注意保留外半规管最前部的骨质以保护位于其前方的面神经。上半规管和外半规管前部的壶腹同样需要保留，以保护面神经迷路段，同时作为定位上壶腹神经和内听道上界的标志（图1.42）。此时可以更广泛地暴露前庭。为避免进入内听道底，尽量不要在前庭底壁磨除骨质。因为面神经从内听道底穿出后随即向外侧前庭方向走行，因此，磨除前庭顶壁有可能会损伤面神经。磨除该区域骨质

时磨钻移动方向应由上向下或由下向上，绝对不能由内向外，以免损伤位于内听道底的面神经（图1.43）。

在完成迷路切除后便可去除覆盖于颅中窝和颅后窝表面的骨质。使用中隔剥离子将硬脑膜与骨面分离，然后用咬骨钳去除骨质。循颅后窝硬脑膜便可辨认出内听道口（图1.44）。

下一步开始确认内听道的上界和下界，在此过程中磨钻应始终平行于内听道由内向外进行操作。上半规管壶腹可以作为定位内听道上界的标志。内听道下界可以通过磨除位于颈静脉球和假定的内听道下缘之间的面后气房来进行辨认。在

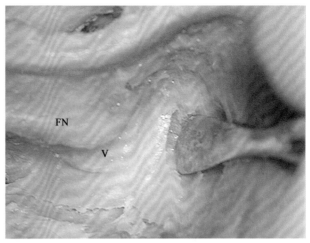

图 1.44　将硬脑膜与骨面分离有助于避免损伤硬脑膜，并可引导术者尽早定位内听道。V：前庭；FN：面神经

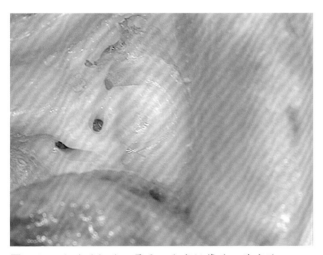

图 1.42　行迷路切除，暴露三个半规管进入前庭的入口。<：总脚；*：上壶腹和外壶腹的连接处

这一水平可以识别出耳蜗导水管，这是定位舌咽神经的重要标志，耳蜗导水管恰好位于舌咽神经上方。在实际手术中，开放耳蜗导水管可以释放脑脊液从而减小硬膜下张力。

进一步磨除位于颅中窝硬脑膜和内听道上界之间的骨质。此步操作中需注意避免损伤面神经或硬脑膜。内听道口层面的骨质磨除方向应遵循半圆形轨迹磨除，即从内听道上部向后，再向下至内听道下方。一旦将骨质磨薄，便用剥离子将骨质及其下方的内听道硬脑膜分离（图1.45）。

现在已完全暴露内听道的硬脑膜。在内听道的上部和下部分别磨出两条深槽，以使内听道暴露 270° 以上（图1.46）。

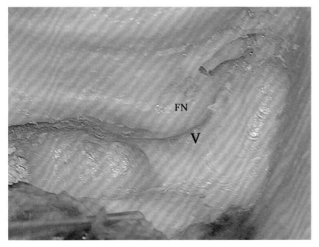

图 1.43　半规管已磨除，前庭（V）已开放。注意分隔面神经第二膝（FN）和前庭之间的骨质（<）。*：保留部分上半规管壶腹作为内听道上界的标志

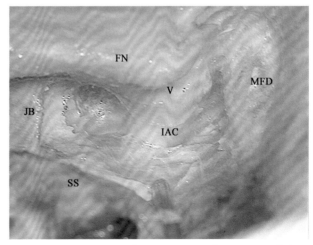

图 1.45　内听道（IAC）已被充分轮廓化。V：前庭；FN：面神经；MFD：颅中窝硬脑膜；JB：颈静脉球；SS：乙状窦

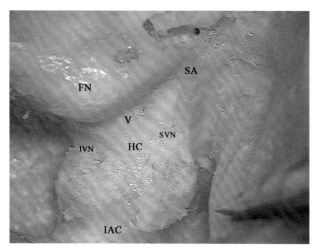

图 1.46　已去除覆盖于内听道（IAC）表面的最后薄层骨质。V：前庭；HC：水平嵴；SVN：前庭上神经；IVN：前庭下神经；SA：上壶腹；FN：面神经

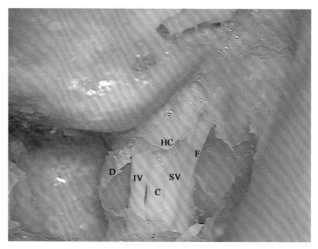

图 1.48　暴露内听道内容物。F：面神经；SV：前庭上神经；C：蜗神经；IV：前庭下神经；D：内听道硬脑膜；HC：水平嵴

　　向下方磨除内听道底后表面的骨质以暴露前庭下神经。进而向上磨除辨认水平嵴（横嵴），该嵴是分隔前庭上神经与前庭下神经的重要标志。循前庭上神经继续向外可以追踪到该神经离开内听道底，进入一细小骨管移行为上壶腹神经，该神经支配上半规管和外半规管壶腹（图 1.47、图1.48）。用一钩针将前庭下神经从内听道底分离。钩针尖端朝下将上壶腹神经自其走行的骨管中分离。在此步操作中，Bill 嵴位于上壶腹神经的前方，在操作中保护位于前方的面神经（图 1.49）。配合带侧孔的 Brackmann 吸引器，用钩针继续向内侧分离前庭上神经。翻开前庭上神经后便可清晰

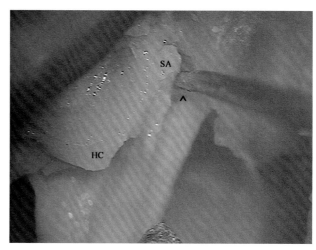

图 1.49　已分离出前庭下神经，用钩针将上壶腹神经（SA）从其走行的骨管中分离；可见 Bill 嵴（∧）位于钩针前方，用于保护面神经迷路段。HC：水平嵴

地显露面神经，同时评估面神经被肿瘤侵犯的程度（图 1.50、图 1.51）。

　　在需要进一步向前扩展的病例中，可采用 I 型经岩尖扩展入路，该入路需磨除内听道周围320°的骨质（图 1.52、图 1.53）。II 型经岩尖扩展入路需磨除内听道周围 360° 的骨质，这一扩展入路适用于桥小脑角区脑膜瘤向内听道内和内听道腹侧扩展的病例（图 1.54、图 1.55）。

　　实际手术中，打开颅后窝硬脑膜之前，需用双极电凝凝固硬膜切口线以避免出血。首先用显微剪在紧邻乙状窦前方和岩上窦下方的位置作一

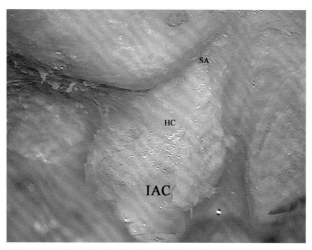

图 1.47　辨认上壶腹神经管（SA）。HC：水平嵴；IAC：内听道

切口，然后将剪刀的叶片向上挑起，这样有助于将硬脑膜与下方的重要结构分离，起到保护作用。用这种操作方法，实际上是将剪刀的尖端垂直于硬脑膜。一旦将硬脑膜充分剪开，便可将 Merocel 棉塞入硬膜下并滑向前，以起到保护硬脑膜下方重要结构的作用。

上方的硬脑膜切口平行并位于岩上窦的下方。下方的切口则刚好位于乙状窦远端的前方，并沿着乙状窦和颈静脉球的走行到达内听道口，在此处与上方切口相汇合。接下来将内听道硬脑膜剪开，内听道硬脑膜需用显微剪刀锐性开放。

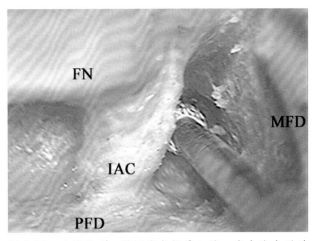

图 1.52　为了达到 I 型经岩尖扩展入路，应去除内听道（IAC）周围 320° 的骨质。已完成对内听道上方骨质的磨除，可见部分钻头被内听道所遮盖。PFD：颅后窝硬脑膜；MFD：颅中窝硬脑膜；FN：面神经

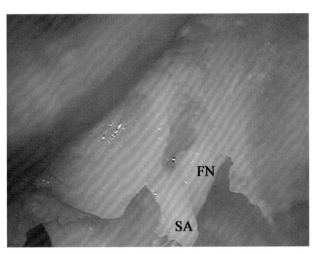

图 1.50　已将上壶腹神经（SA）完全从骨管中分离出来。可以更好地观察面神经（FN）和上壶腹神经（SA）之间的关系

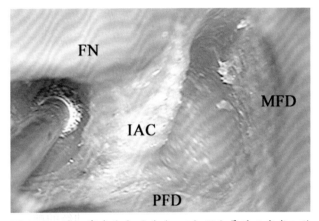

图 1.53　进一步磨除内听道（IAC）下方骨质以完成 I 型经岩尖扩展入路（320°）所需的磨除范围。PFD：颅后窝硬脑膜；MFD：颅中窝硬脑膜；FN：面神经

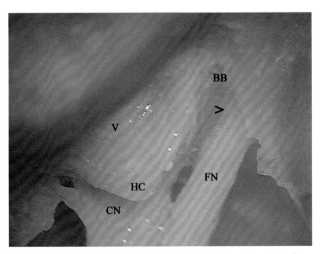

图 1.51　在去除前庭神经后观察内听道底。BB：Bill 嵴；FN：面神经内听道段；>：面神经迷路段起始处；HC：水平嵴；CN：蜗神经；V：前庭

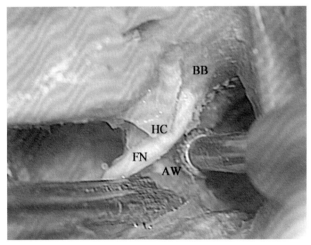

图 1.54　II 型经岩尖扩展入路需磨除内听道周围 360° 的骨质。为了达到这一暴露程度，需要用吸引器头轻柔地将内听道内容物牵开，用金刚砂钻头小心磨除内听道前壁（AW）骨质。FN：面神经；HC：水平嵴；BB：Bill 嵴

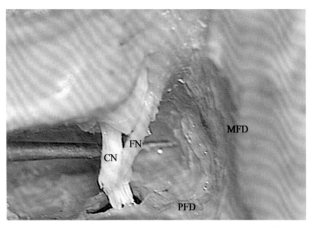

图 1.55 已完成 II 型经岩尖扩展入路。CN：蜗神经；FN：面神经；PFD：颅后窝硬脑膜；MFD：颅中窝硬脑膜

■ 颅中窝入路

首先作一 4 cm × 5 cm 大小的四边形骨瓣。在这一步中一般会使用铣刀进行操作，但如果没有开颅工具也可用磨钻替代完成。开颅骨瓣首先使用一中等大小的切割钻头，当下方的硬脑膜可以通过近乎透明的骨质看到时便换成小号金刚砂钻头进一步磨除。骨瓣的下缘应该平颧弓根，这一水平大致相当于颅中窝底层面。骨瓣的 2/3 应该位于外耳道的前方，1/3 位于外耳道的后方。随后使用中隔剥离子将骨瓣与下方的硬脑膜分离并取下。在这一步操作中应小心避免损伤下方的硬脑膜。

在显微镜下自颞骨上表面掀开硬脑膜。掀开硬脑膜这步操作应该由外而内，由后向前逐渐仔细分离。在实际手术中怎么强调仔细分离硬脑膜都不为过，这是因为在掀开硬膜的过程中存在牵拉岩浅大神经或损伤膝状神经节而引起面神经损伤的风险，因为膝状神经节有 10%~15% 的概率裸露于颅中窝表面。在这一操作过程中，应逐一识别以下重要结构：脑膜中动脉、弓状隆起、岩浅大神经、膝状神经节（如果裸露的话；图 1.56）。硬膜掀开的内侧界应到达岩骨嵴水平，相当于岩上窦水平。随着硬膜的逐步牵开，需要用颅中窝牵开器来牵开硬脑膜以提供需要的操作空间。可以根据对牵开硬脑膜的需求来变换牵开器放置的

位置。最终，牵开器的尖端应嵌于岩上窦和岩骨嵴之间。脑膜中动脉应保持完整，作为暴露的前界（图 1.57）。

这一区域接下来的操作取决于肿瘤的侵犯程度。如果是处理局限于内听道（IAC）内的肿瘤，伴或不伴桥小脑角区受累（如前庭神经鞘瘤），则需要磨除自内听道底到内听道口的全部骨质。内听道的位置相当于弓状隆起和岩浅大神经所成夹角的平分线水平。

定位内听道，首先从内侧近岩上窦处确认内听道口水平。使用大号金刚砂钻头仔细磨除预估的内听道口附近骨质（图 1.58）。一旦确认内听道的位置，就可以广泛磨除周围骨质，直到暴露

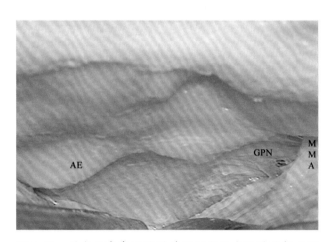

图 1.56 剥离颅中窝硬脑膜并识别定位内听道的解剖标志。GPN：岩浅大神经；MMA：脑膜中动脉；AE：弓状隆起

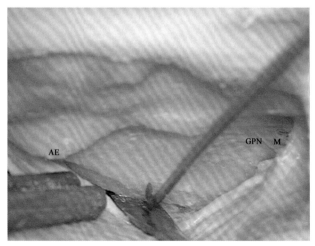

图 1.57 剥离子尖端所指为内听道口大致所在的位置。GPN：岩浅大神经；M：脑膜中动脉；AE：弓状隆起

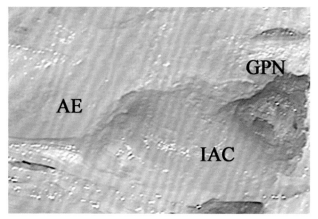

图 1.58　已确定内听道（IAC）所在位置。GPN：岩浅大神经；AE：弓状隆起

出内听道前后足够的硬脑膜，仅留一薄层骨质位于硬脑膜表面。继续沿着内听道口向外侧磨除以暴露内听道全长。为避免损伤内听道，磨除骨质的方向要始终平行于内听道长轴方向，而不应垂直于其长轴方向移动磨钻。注意内听道外侧部分不要过多暴露，因为岩浅大神经和弓状隆起在内听道底相汇聚，因此在内听道底前后骨质磨除的范围相对局限，同时耳蜗位于内听道的前外侧，也在一定程度上限制了此处骨质磨除的深度。

　　一旦暴露整个内听道的全长，便可去除覆盖于内听道和硬脑膜表面的薄层骨质，在内听道后方的颅后窝硬脑膜上做一小切口以释放脑脊液，从而降低硬脑膜牵拉的张力，进一步增加暴露空间（图 1.59）。用小号金刚砂钻头在内听道底水平确认 Bill 嵴（图 1.60、图 1.61）。至此，已获

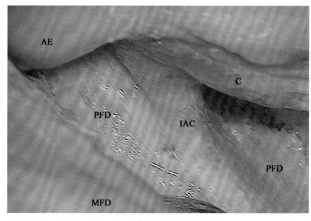

图 1.59　已去除内听道表面残余的骨片。PFD：颅后窝硬脑膜；C：耳蜗；AE：弓状隆起；IAC：内听道；MFD：颅中窝硬脑膜

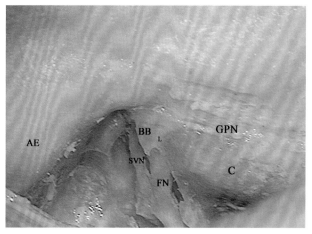

图 1.60　已打开内听道硬脑膜。在内听道底水平，可见 Bill 嵴（BB）分隔面神经迷路段（L）和前庭上神经（SVN）。FN：面神经内听道段；AE：弓状隆起；C：耳蜗；GPN：岩浅大神经

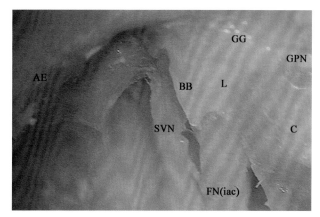

图 1.61　高倍镜下可以更好地观察内听道底结构之间的毗邻关系。SVN：前庭上神经；BB：Bill 嵴；L：面神经迷路段；C：耳蜗；GPN：岩浅大神经；GG：膝状神经节；FN（iac）：面神经内听道段；AE：弓状隆起

得充分的空间以去除位于内听道内的肿瘤。

　　相对于前庭神经鞘瘤手术，在用颅中窝入路处理面神经肿瘤时，除了要充分暴露内听道外，还需要进一步将暴露范围扩展至面神经迷路段、膝状神经节以及面神经鼓室段起始处。这样扩大暴露的原因有两点，一是为了完整切除肿瘤，需要充分暴露肿瘤与正常组织的界面；二是为了方便肿瘤切除后的面神经重建。

　　如果骨面没有缺如，则首先需要辨认的结构是膝状神经节。为了定位膝状神经节，需要沿着岩浅大神经向后追至其穿出骨面的位置，用大号金刚砂钻头磨薄骨质直至可透过薄层骨板看到下

方的膝状神经节。一旦定位出膝状神经节的确切位置，便可广泛磨除其周边的骨质，仅保留一薄层骨壳于其表面（图1.62）。

下一步操作是辨认面神经鼓室段。这一步操作首先磨除位于膝状神经节外侧的中耳腔顶壁。在磨除顶壁骨质时要小心，不要将旋转的钻头触碰到完整的听骨链。一旦自锤砧关节水平定位出听骨链的位置，便可继续向后内侧磨除骨质以确认面神经水平段（鼓室段）。

现在可以继续向近端暴露面神经迷路段。该段面神经的起始部位于膝状神经节的内侧部分，并与膝状神经节相连构成一锐角。用金刚砂磨钻去除表面的骨质。在这一区域进行操作时应该特别小心，避免损伤位于前方的耳蜗以及后方的上半规管。继续磨除骨质以暴露上半规管蓝线。当到达内听道底时，可以看到 Bill 嵴分隔前方的面神经与后方的前庭上神经。

在实际手术中，当病变向内侧侵犯时，需进一步暴露面神经近端。此时可以使用前文描述的方法来定位和暴露内听道（图1.63、图1.64）。

■ 经乳突 – 颅中窝联合入路

对于乳突腔的处理方式同经乳突入路。唯一不同的是，在这一联合入路中必须极为仔细地保

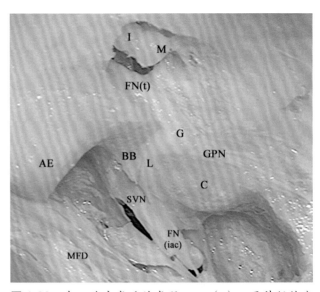

图1.63　本入路完成后的术野。FN（t）：面神经鼓室段；M：锤骨头；I：砧骨体；G：膝状神经节；L：面神经迷路段；BB：Bill 嵴；SVN：前庭上神经；FN（iac）：面神经内听道段；GPN：岩浅大神经；C：耳蜗；AE：弓状隆起；MFD：颅中窝硬脑膜

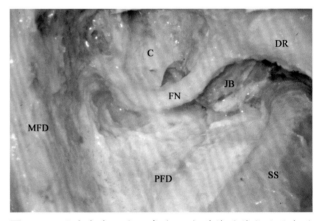

图1.64　已完成自二腹肌嵴（DR）前缘的茎乳孔至内听道处面神经（FN）的轮廓化。SS：乙状窦；JB：颈静脉球；C：耳蜗；PFD：颅后窝硬脑膜；MFD：颅中窝硬脑膜

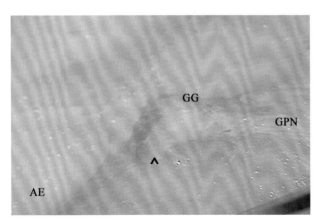

图1.62　如果我们需要通过颅中窝入路处理面神经肿瘤，则在手术开始阶段需要充分暴露膝状神经节（GG），包括面神经迷路段（∧）的起始部。GPN：岩浅大神经；AE：弓状隆起

持颅中窝脑板的完整性，因此，此处的脑板不应磨得过薄。

开颅骨瓣的操作同颅中窝入路。在此入路中，对于骨瓣下缘的处理要比常规的颅中窝入路容易，因为颅中窝脑板在行乳突切除术后已经可以很有效地进行辨认。确保颅中窝脑板外缘上下两侧没有任何骨嵴和悬垂骨质遮挡视野是至关重要的，这样可以允许同时从乳突腔和颅中窝两个术腔对内部结构进行观察。

一旦掀开硬脑膜并置入颅中窝牵开器，便可在锤骨头水平的颅中窝脑板上磨一小孔以连通两个入路。这一联合入路增加了对于面神经膝状神经节周围节段的手术操作空间，同时因为膝状神经节可以首先从上鼓室进行显露，因此也成为术中引导定位膝状神经节的有效方法。

接下来的手术步骤同颅中窝入路。

■ 经耳囊入路

在完成盲袋封闭外耳道的操作后，覆盖于骨性外耳道的皮肤须连同鼓膜和听骨链一同去除。为了防止上皮组织残留，这一步操作应在显微镜下完成。然后进行开放式乳突切除术，同时扩大覆盖于颅中窝硬脑膜、乙状窦和颅后窝硬脑膜表面的骨质的轮廓化范围。一般来说经耳囊入路只需要轮廓化这些结构，至于是否去除这些结构表面覆盖的骨片，应根据不同手术需要显露的范围以及所需治疗病变的种类来决定。迷路切除和内听道的轮廓化与经迷路入路和经耳蜗入路相同，唯一的区别在于经耳囊入路需要在内听道表面留一薄层骨质，不应去除。

在完成对内听道的轮廓化之后，用合适大小的金刚砂钻头磨除迷路下气房。此步操作需注意不要损伤位于下方的颈静脉球和内侧的颅后窝硬脑膜。同时不应过多磨除面神经管内侧的骨质，因为覆盖于面神经内侧面的薄层骨质起到了对面神经的主要支撑作用。

现在开始磨除位于面神经乳突段前方区域的骨质。在进行接下来这几步操作时需要极其小心，避免损伤面神经乳突段。一般来说，由于钻头直接损伤该段面神经的情况并不多见，因为在此处术者会非常小心地操作。但是因为注意力集中在钻头上，因此往往忽视了旋转的钻杆所带来的损伤。当外露的钻杆与神经接触时便会导致神经热损伤。有时候显微器械在轮廓化好的面神经内侧/外侧的中耳腔进行不当操作时，会导致面神经表面骨质折断从而造成

面瘫。由于这些原因，所以在这些步骤中必须给予高度重视（图1.65、图1.66）。

磨除鼓骨下部和外耳道前壁，进一步暴露颈内动脉。这一步操作可以首先从咽鼓管开口的位置或耳蜗前缘进行磨除。咽鼓管恰好位于颈内动脉的上外侧，耳蜗中转正好位于颈内动脉膝部后方。

在磨除咽鼓管周围区域时应非常小心，因为分隔咽鼓管和颈内动脉之间的骨板有时会缺如，在此处操作可能会损伤颈内动脉。因此，通常在

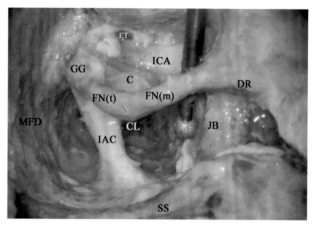

图1.65 从面神经乳突段[FN（m）]前方区域的骨质开始磨除，要特别小心避免转动的钻头或钻杆损伤此处的面神经。DR：二腹肌嵴；FN（t）：面神经鼓室段；GG：膝状神经节；IAC：内听道；C：耳蜗；ET：咽鼓管；CL：斜坡；JB：颈静脉球；SS：乙状窦；MFD：颅中窝硬脑膜；ICA：颈内动脉

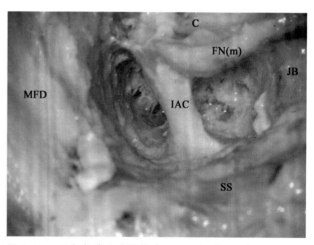

图1.66 已完成前述的操作步骤。FN（m）：面神经乳突段；C：耳蜗；IAC：内听道；MFD：颅中窝硬脑膜；JB：颈静脉球；SS：乙状窦

磨除颈内动脉区域时选用大号金刚砂钻头。在确认颈内动脉的位置后便可安全磨除耳蜗。因此提前辨认颈内动脉方位可以帮助术者避免造成其损伤。通常首先选用中等大小的切割钻来磨除耳蜗，当磨到耳蜗中转时便换成金刚砂钻头以免损伤颈内动脉（图1.67）。然后去除剩余的部分耳蜗以及颅后窝硬脑膜表面的骨质（图1.68）。如果需要，可以进一步轮廓化颈内动脉。入路完成后，可见面神经像桥一样位于术腔的中央（图1.69~1.71）。

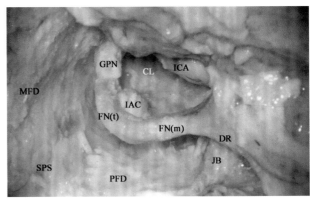

图1.69　该入路完成时，可见面神经像座"桥"一样位于术野中央。ICA：颈内动脉；CL：斜坡；DR：二腹肌嵴；FN（m）：面神经乳突段；FN（t）：面神经鼓室段；GPN：岩浅大神经；IAC：内听道；JB：颈静脉球；SS：乙状窦；MFD：颅中窝硬脑膜；SPS：岩上窦；PFD：颅后窝硬脑膜

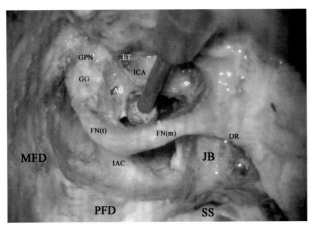

图1.67　用中号金刚砂钻头磨除邻近颈内动脉（ICA）区域的耳蜗骨质。DR：二腹肌嵴；FN（m）：面神经乳突段；FN（t）：面神经鼓室段；GG：膝状神经节；GPN：岩浅大神经；IAC：内听道；AC：耳蜗顶转；ET：咽鼓管；JB：颈静脉球；SS：乙状窦；MFD：颅中窝硬脑膜；PFD：颅后窝硬脑膜

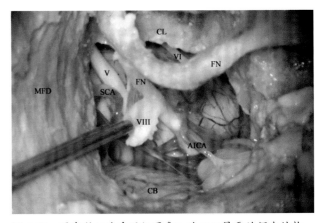

图1.70　图中所示为采用经耳囊入路可以暴露的颅内结构。注意面神经像座"桥"一样位于术野中央，阻碍了桥小脑角区的手术操作。MFD：颅中窝硬脑膜；CB：小脑；AICA：小脑前下动脉；Ⅷ：前庭蜗神经；FN：面神经；Ⅴ：三叉神经；SCA：小脑上动脉；Ⅵ：外展神经；CL：斜坡骨质

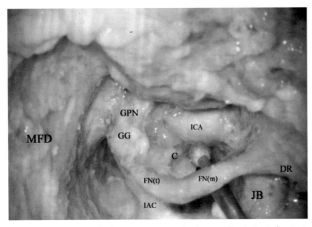

图1.68　磨除残余部分的耳蜗，去除颅后窝硬脑膜表面的骨质。ICA：颈内动脉；DR：二腹肌嵴；FN（m）：面神经乳突段；FN（t）：面神经鼓室段；GG：膝状神经节；GPN：岩浅大神经；IAC：内听道；C：耳蜗；JB：颈静脉球；MFD：颅中窝硬脑膜

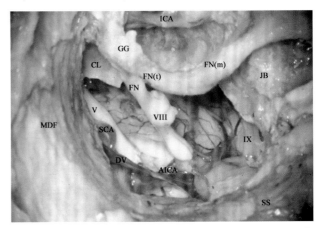

图1.71　术野下方可暴露舌咽神经（Ⅸ）。MFD：颅中窝硬脑膜；SS：乙状窦；AICA：小脑前下动脉；Ⅷ：前庭蜗神经；FN：面神经；FN（m）：面神经乳突段；FN（t）：面神经鼓室段；Ⅴ：三叉神经；SCA：小脑上动脉；DV：Dandy静脉；CL：斜坡骨质；ICA：颈内动脉；GG：膝状神经节；JB：颈静脉球

■ 经耳蜗入路

在完成盲袋封闭外耳道的操作后，覆盖于骨性外耳道的皮肤需连同鼓膜和听骨链一同去除。

乳突切除术由三角形的进路区域开始，确认颅中窝硬脑膜和乙状窦，磨薄外耳道后壁，并向下磨至鼓环水平。一旦开放并确认了鼓窦的位置，便可继续向下磨除轮廓化二腹肌嵴。沿着颅中窝硬脑膜水平继续向前到达外耳道前壁，进一步开放上鼓室并磨低外耳道上壁。对颅中窝硬脑膜和乙状窦后方的颅后窝硬脑膜的扩大磨除范围至少要达到2~3cm。一旦将这些结构表面的骨质充分磨薄后，便可用Freer剥离子将硬脑膜与表面薄层骨壳相分离。硬脑膜表面的骨质可在冲洗吸引管牵拉保护下用咬骨钳或磨钻去除。仅在最内侧保留一部分骨壳用于迷路切除过程中保护硬脑膜。在分离乙状窦和后半规管之间的硬脑膜过程中会遇到如下情形：内淋巴囊从后半规管的后方走行进入两层硬脑膜之间。这一结构由于存在张力，因此阻碍了对硬脑膜的牵拉。为了减小对颅后窝硬脑膜牵拉时的张力，需要正对骨面用尖刀锐性切断内淋巴管。

在此阶段面神经乳突段可以从二腹肌嵴前缘的茎乳孔处扩展到位于外半规管转弯处的面神经第二膝。面神经鼓室段自外半规管下方继续向前方走行到达匙突上方的膝状神经节。轮廓化面神经鼓室段应在大量冲水的情况下用大号金刚砂钻头平行于神经进行磨除。

磨除骨质直至透过透明的骨板能够看到下方的面神经为止。应该彻底去除茎乳孔周围的骨质，尤其是茎乳孔后方的骨质，以免在面神经向后改道的操作中锐利的骨缘损伤到面神经（图1.72）。

迷路切除从磨除外半规管开始。此处操作时需小心不要损伤面神经第二膝，其恰好位于外半规管转弯处。完整保留半规管的外侧壁以起到保护作用。循着已开放的外半规管管腔向上便能追踪到外半规管和上半规管壶腹的结合处。从结合

处向后追踪上半规管管腔可以到达由上半规管和后半规管的非壶腹端汇合而成的总脚（图1.73）。保留上半规管壶腹的前壁以保护面神经鼓室段和迷路段免受磨钻的损伤，同时为定位内听道上界提供了标志。后半规管的壶腹端恰好位于面神经乳突段内侧数毫米处，同样，在此处应避免面神经的损伤。

仔细开放前庭，其外侧壁有面神经第二膝，其内侧壁为内听道底。一旦三个半规管都追至前庭的开口处，则应小心谨慎地磨除前庭的外侧壁

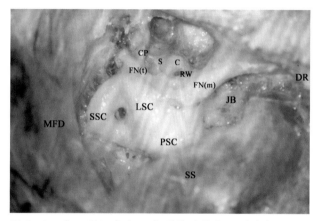

图 1.72 自二腹肌嵴（DR）前缘的茎乳孔到鼓室段 [FN（t）] 末端膝状神经节处的面神经已全程暴露。CP：匙突；S：镫骨； C：耳蜗；RW：蜗窗； FN（m）：面神经乳突段；LSC：外半规管；SSC：上半规管；PSC：后半规管；JB：颈静脉球； SS：乙状窦； MFD：颅中窝硬脑膜

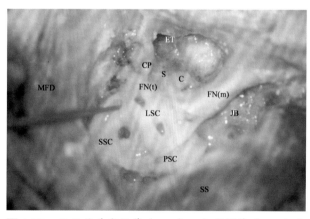

图 1.73 已开放外半规管（LSC）、上半规管（SSC）和后半规管（PSC）。探针所示为上半规管和外半规管壶腹所在的位置，显示两者与面神经鼓室段 [FN（t）] 之间的关系。ET：咽鼓管；CP：匙突；S：镫骨；C：耳蜗；FN（m）：面神经乳突段；JB：颈静脉球；SS：乙状窦；MFD：颅中窝硬脑膜

后缘骨质。尽管此处可以磨除的骨质非常有限，但其对于充分显露内听道非常重要。

定位内听道的第一步是分离颅后窝硬脑膜与其表面残留的骨质来确定内听道口的位置。然后通过磨除位于预估的内听道下缘和颈静脉球之间的面后气房来确定内听道的下界。磨除这一区域的骨质时可开放蜗导水管。由于舌咽神经恰位于蜗导水管的下方，因此后者是定位舌咽神经的重要标志。蜗导水管的开放也意味着已到达骨质磨除范围的下界。该步骤在实际手术中对于提前释放脑脊液，减轻硬脑膜张力及扩大暴露范围也有着重要意义。

上半规管壶腹是定位内听道上界的重要标志。用大小适中的金刚砂钻头磨除位于颅中窝硬脑膜和内听道上界之间的骨质。此处磨除的方向应该自内向外。应小心避免损伤硬脑膜或开放内听道以免损伤走行其中的面神经。为了避免此类意外的发生，应该用中隔剥离子将骨面与硬脑膜分离后再磨除骨质，在冲水的情况下用双极电凝使颅中窝硬脑膜回缩，同时磨除骨质时应用冲洗吸引管牵开硬脑膜后再作磨除。一旦确认了内听道，继续用大小合适的金刚砂钻头自上向后再向下以半圆形的方式磨除骨质，直到仅剩一层透明的骨壳覆盖于内听道表面为止。

在内听道底的后表面辨认水平嵴。该骨嵴将上方的前庭上神经和面神经与下方的前庭下神经和蜗神经分隔开来。循横嵴上方的前庭上神经向外行至上壶腹可以找到走行于同名骨管内的上壶腹神经，该神经是在内听道底安全定位面神经的重要解剖标志。Bill嵴位于上壶腹神经的前方，在将上壶腹神经从其骨管中分离出来时，可起到保护面神经免受损伤的作用。用小号切割钻头小心开放前庭上神经管。在预计骨管所在的位置进行磨除，直到颜色发白的骨管显现为止。

用小号金刚砂钻头磨除骨质以显露Bill嵴，在此步操作中使用冲洗吸引管可以起到冲洗术野和牵拉保护硬脑膜的作用。牵开硬脑膜可提供空间进一步磨除骨质，以显露面神经迷路段。再次

强调，充分的冲洗吸引对于避免损伤至关重要。钻头的移动方向应该与迷路段面神经的走行方向一致并且钻头旋转的方向应该远离神经（图1.74）。

用同样大小的金刚砂钻头磨除膝状神经节表面的骨质。充分的磨除膝状神经节前方以及迷路段与膝状神经节所形成的锐角处的骨质，对于面神经向后移位时避免神经损伤是至关重要的。

自膝状神经节的前缘追踪岩浅大神经，覆盖于神经表面的骨质应予以去除。在实际手术中应在双极电凝岩浅大神经之后再锐性切断，以防止出血，这是因为膝状神经节的主要血供来自脑膜中动脉发出的岩支，后者与岩浅大神经相伴行（图1.75）。牺牲这一重要血供也是面神经向后移位术后面神经功能不会好于Ⅲ级的原因。

在内听道底水平，用双弯钩针将前庭下神经分离出来，然后用小钩针将上壶腹神经自其走行的骨管内离断出来。随后继续向内侧分离上壶腹神经至前庭上神经，直到显露出位于前方的面神经。

是否打开内听道硬脑膜取决于病变的扩展程度。如果面神经内听道段未被侵及，则保持硬脑膜的完整性有助于保留剩余部分面神经的血供，同时也避免了术后脑脊液漏的发生。

从膝状神经节水平开始进行面神经的改道。用一个带角度的钩针并在Brackmann吸引管的配

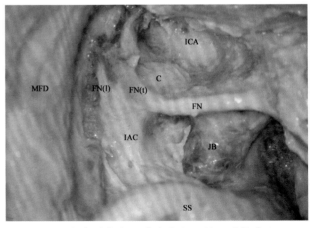

图1.74 已完成对整个颞骨内走行面神经的轮廓化。C：耳蜗；ICA：颈内动脉；FN（t）：面神经鼓室段；FN：面神经乳突段；FN（1）：面神经迷路段；IAC：内听道；JB：颈静脉球；SS：乙状窦；MFD：颅中窝硬脑膜

合下将膝状神经节移位，同时非常仔细地将面神经迷路段自骨管中分离出来（图1.76）。这一步操作是整个面神经改道过程中最精细的步骤，因为面神经迷路段在面神经全程中最为纤细且缺少神经鞘膜，假如膝状神经节与面神经迷路段所成的锐角处的骨质切除得不够充分，就会损伤迷路段的面神经。

接下来将面神经鼓室段自骨管中游离。将连接于面神经乳突段内侧面的结缔组织和滋养血管自面神经骨管中用尖刀锐性离断（图1.77）。面神经乳突段应该一直游离到茎乳孔。

游离面神经迷路段直至其进入内听道。如果

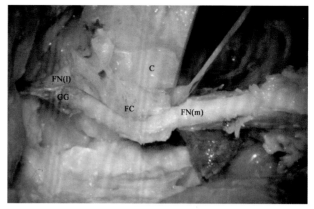

图 1.77　面神经乳突段 [FN（m）] 和面神经管（FC）之间的纤维血管连接需要锐性切断。C：耳蜗；GG：膝状神经节；FN（1）：面神经迷路段

决定不打开内听道的硬脑膜，则可以在内听道底离断蜗神经，并剥离内听道前壁硬脑膜。将内听道全部的内容物连同面神经一起向后改道（图1.78），残余的面神经管用咬骨钳去除（图1.79）。

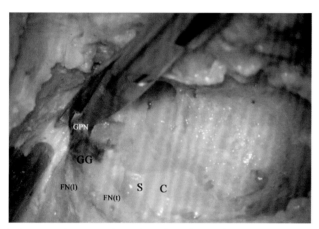

图 1.75　电凝后切断岩浅大神经（GPN）。GG：膝状神经节；C：耳蜗；S：镫骨；FN（t）：面神经鼓室段；FN（1）：面神经迷路段

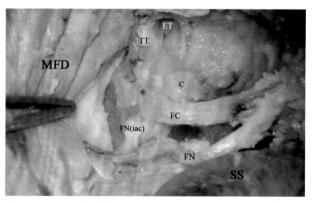

图 1.78　已完成面神经（FN）向后改道。FC：面神经管；C：耳蜗；TT：鼓膜张肌；ET：咽鼓管；MFD：颅中窝硬脑膜；FN（iac）：面神经内听道段；SS：乙状窦

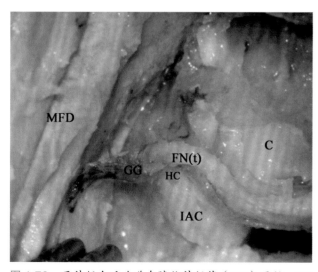

图 1.76　面神经向后改道自膝状神经节（GG）开始。FN（t）：面神经鼓室段；HC：水平嵴；C：耳蜗；IAC：内听道；MFD：颅中窝硬脑膜

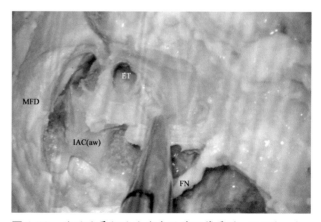

图 1.79　使用咬骨钳咬除残余面神经管骨质。IAC（aw）：内听道前壁；MFD：颅中窝硬脑膜；ET：咽鼓管；FN：面神经

开始磨除耳蜗。由于耳蜗各转可以作为放置面神经移植物的完美移植床，因此是否需要磨除耳蜗及磨除程度取决于肿瘤扩展的范围。一些小的肿瘤可以只磨除部分耳蜗以便于将其作为移植床。如果是大型肿瘤，且有明显的硬膜内和前方受累，则需要完全去除耳蜗以便充分暴露肿瘤。先用大号切割钻磨除耳蜗，直至遇到耳蜗中转时换成金刚砂钻头，因为此处与颈内动脉间的骨板很薄（图1.80）。

用金刚砂钻头在充分冲洗吸引下继续磨除剩余的部分耳蜗并暴露斜坡和桥前池（图1.81）。同样需要广泛磨除鼓环下部的骨质。面神经向后改道可对斜坡区和桥前池提供广泛的暴露和操作空间（图1.82~1.85）。

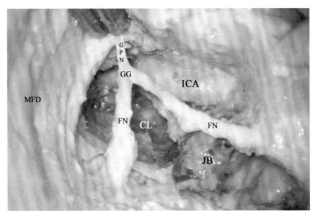

图1.82　将面神经（FN）放回原位，比较该入路提供的手术空间在面神经改道前和改道后的变化。GPN：岩浅大神经；GG：膝状神经节；ICA：颈内动脉；CL：斜坡；MFD：颅中窝硬脑膜；JB：颈静脉球

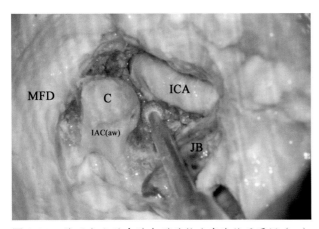

图1.80　使用大小适中的金刚砂钻头磨除位于耳蜗（C）和颈内动脉（ICA）所成夹角之间的骨质。IAC（aw）：内听道前壁；MFD：颅中窝硬脑膜；JB：颈静脉球

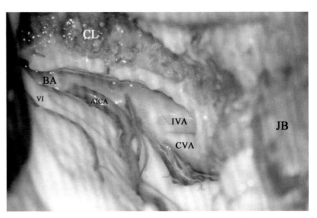

图1.83　已打开硬膜，可见该入路对于暴露桥前池非常理想。CL：斜坡；IVA：同侧椎动脉；CVA：对侧椎动脉；AICA：小脑前下动脉；BA：基底动脉；VI：外展神经；JB：颈静脉球

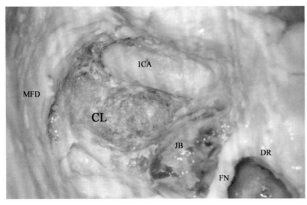

图1.81　已磨除耳蜗。CL：斜坡；ICA：颈内动脉；JB：颈静脉球；MFD：颅中窝硬脑膜；FN：面神经；DR：二腹肌嵴

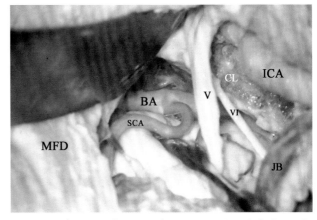

图1.84　在该入路术野的上部，可见小脑上动脉（SCA）自基底动脉（BA）发出。MFD：颅中窝硬脑膜；V：三叉神经；VI：外展神经；CL：斜坡；ICA：颈内动脉；JB：颈静脉球

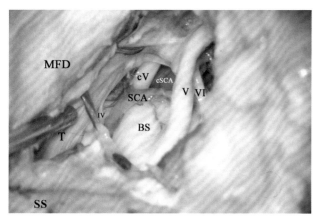

图 1.85　由于该入路对于桥前池的完美暴露，因此可进一步暴露对侧的三叉神经（cV）和小脑上动脉（cSCA）。MFD：颅中窝硬脑膜；T：小脑幕；IV：滑车神经；SCA：同侧小脑上动脉；V：同侧三叉神经；BS：脑干；SS：乙状窦；VI：外展神经

■ 颞下窝入路

实际手术中，在完成颅－颞－颈皮肤切口并盲袋封闭外耳道后，首先通过软骨尖和乳突尖连线的垂直平分线来定位和暴露面神经出颞骨后的主干。在腮腺中继续追踪面神经主干直至显露出其颞支和颧支的近端。将二腹肌后腹和胸锁乳突肌自其各自起点处分离。在颈部暴露颈内静脉、颈内动脉、颈外动脉并用血管带进行标记。去除残余的外耳道皮肤、鼓膜、锤骨及砧骨。

用前文所描述的方式进行开放式乳突切除术，区别在于此处需要扩大磨除乙状窦前后以及颅中窝外侧面 2~3cm 的骨质（图 1.86）。使用显微剪刀切断镫骨前后弓，去除镫骨板上结构。这一步骤的目的在于，在接下来的操作中避免转动的钻头触碰到镫骨（图 1.87）。自茎乳孔至膝状神经节将面神经全程轮廓化。

为了在这一步非常精细的操作中避免损伤到面神经，需要在高倍放大术野下，用大号金刚砂钻头平行于面神经走行方向进行磨除。在磨除期间充分的冲洗可以使术野更加清晰，同时避免了对神经的热损伤。用双曲剥离子仔细去除覆盖于神经表面的最后薄层骨壳（图 1.88、图 1.89）。

最近我们研究发现，如果不进行膝状神经节区域向前改道的操作，可以保留其血供，从而获

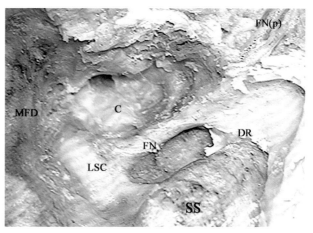

图 1.86　已识别出腮腺内段面神经 [FN（p）]；已完成扩大乳突切除术，去除覆盖于乙状窦（SS）、颅后窝和颅中窝（MFD）硬脑膜表面的骨质，轮廓化面神经乳突段和鼓室段（FN）。DR：二腹肌嵴；C：耳蜗；LSC：外半规管

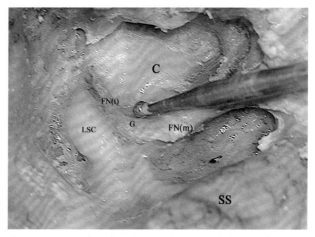

图 1.87　行面神经减压术。注意需要提前去除镫骨板上结构以便安全地进行面神经第二膝（G）的减压。FN（m）：面神经乳突段；FN（t）：面神经鼓室段；C：耳蜗；LSC：外半规管；SS：乙状窦

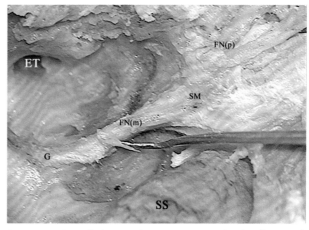

图 1.88　去除覆盖于面神经乳突段 [FN（m）] 表面的薄层骨片。FN（p）：腮腺内面神经；SM：茎乳孔；SS：乙状窦；G：面神经第二膝；ET：咽鼓管

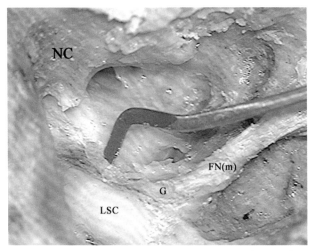

图 1.89 去除覆盖于面神经鼓室段 [FN（t）] 表面的薄层骨片。LSC：外半规管；G：面神经第二膝；FN（m）：面神经乳突段；NC：新的面神经管

得更好的术后面神经功能。尽管如此，最好还是去除覆盖于膝状神经节表面锐利的骨片，以免神经在向前改道时被锐利的骨缘刺伤。如果操作得当，则面神经监测仪会在术中保持安静。充分磨除鼓骨的同时用咬骨钳去除乳突尖。在颧弓根处咽鼓管上方的骨质磨出一条新的骨槽以容纳改道后的面神经。用剪刀充分分离茎乳孔周围的软组织使面神经游离。注意保留茎乳孔周围面神经表面的软组织以便在面神经移位过程中起到保护作用（图 1.90）。接下来开始移位面神经乳突段。

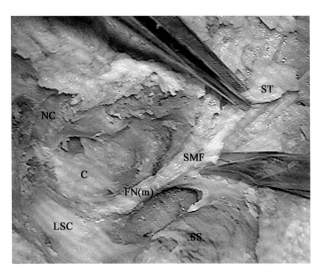

图 1.90 用无齿镊夹住茎乳孔（SMF）水平面神经周围的软组织（ST），用解剖剪锐性分离软组织与周围骨质之间的连接。FN（m）：面神经乳突段；C：耳蜗；LSC：外半规管；NC：新的面神经管；SS：乙状窦

用尖刀切断面神经乳突段与骨管之间的纤维连接（图 1.91）。然后仔细分离鼓室段直至膝状神经节水平。用无齿镊夹住茎乳孔处面神经周围附着的软组织以便进行向前改道（图 1.92）。在腮腺组织内做一通道以容纳改道后的面神经，然后将腮腺组织缝合（图 1.93）。用纤维蛋白胶将面神经固定于事先磨好的骨槽内。可根据病变扩展的范围进一步磨除迷路下气房以暴露颈内动脉垂直段。如需进一步暴露颈内动脉膝部和水平段，可

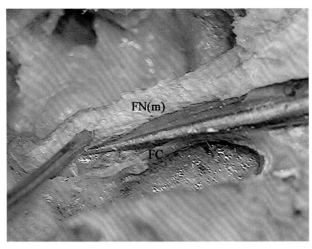

图 1.91 锐性切断图中所示的连接部分，以避免损伤面神经乳突段 [FN（m）]。FC：面神经管

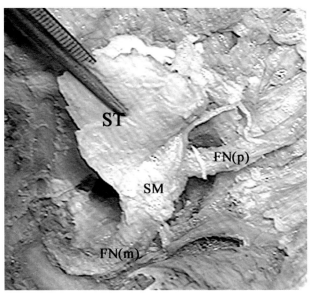

图 1.92 正在对面神经进行改道。ST：软组织；SM：茎乳孔水平的面神经；FN（p）：腮腺内面神经；FN（m）：面神经乳突段

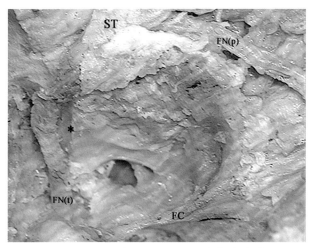

图 1.93 改道后的面神经被置于新的骨管（＊）中。FC：面神经管；FN（t）：改道后的部分面神经鼓室段；FN（p）：改道后的面神经腮腺内段；ST：软组织

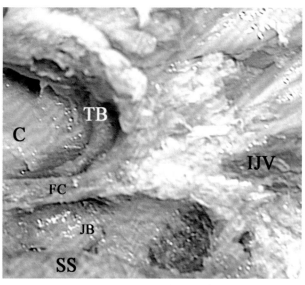

图 1.94 为了增加对于进入颞骨内血管结构的暴露和处理，需要更加广泛地去除包括鼓骨（TB）、残余面神经管（FC）和迷路下气房在内的骨质。IJV：颈内静脉；JB：颈静脉球；SS：乙状窦；C：耳蜗

使用中隔剥离子将下颌骨髁突自外耳道前壁分离，然后用自持式牵开器将髁突向前移位，以进一步去除鼓骨以便暴露颈内动脉水平段。

进一步磨除鼓骨，完成对颈内动脉垂直部的暴露（图 1.94、图 1.95）。腔外填塞可吸收止血纱以封闭乙状窦的近端，然后双重结扎并切断颈内静脉。打开乙状窦的外侧壁并用大块可吸收止血纱分别填塞其近端和远端。

自下向上仔细分离已被切断的颈内静脉。在副神经走行于静脉外侧的病例中，需在神经的下方牵拉静脉以免损伤神经。如果颈静脉球的内侧壁未受肿瘤侵犯，则必须保留其内侧壁完整以免造成对后组脑神经不必要的干扰和损伤。

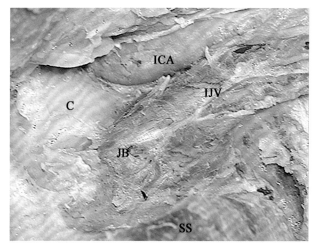

图 1.95 去除血管结构外侧骨质后的术野。C：耳蜗；ICA：颈内动脉；IJV：颈内静脉；JB：颈静脉球；SS：乙状窦

（译者 汤文龙 唐寅达）

第 2 章
面神经影像学

影像学检查对于面神经相关的病变非常重要。很多年前，想通过影像学检查看到面神经几乎是不可能的，临床医生需要依赖许多电生理检查决定是否手术以及手术时机。如今由于影像学技术的发展，使得面神经相关病变可通过影像学检查直接观察到，大部分病例可以在术前做出准确诊断。

为了应用影像学检查来诊断面神经病变，还要掌握影像解剖学知识，因为我们不仅需要了解病变的影像学表现，还需要了解病变所在的具体位置和毗邻的解剖结构。

用于诊断面神经疾病的两项影像学检查是计算机断层扫描成像（CT）和磁共振成像（MRI），CT 可以显示面神经骨管，MRI 可以显示面神经的软组织细节。因此，对于病变的准确评估，CT 和 MRI 这两种互补的检查是必需的。

■ 计算机断层扫描成像（CT）

CT 检查对于显示颞骨中的面神经管非常有用，其中最常用的是轴位和冠状位 CT。新一代 CT 可以从任何方向对面神经进行重建成像，但获得的额外临床数据并不多于水平位和冠状位。

■ 轴位（图 2.1~2.11）
从二腹肌嵴前缘的茎乳孔出发，可以追踪至面神经乳突段骨管的近端。

在外耳道底壁水平的后内侧和颈静脉球外侧之间的乳突气房内可以观察到面神经横切面。

在外耳道下部水平，可以看到面神经从鼓膜附着处（鼓环）后方通过，面神经有同等的概率位于鼓环的内侧或外侧。

在鼓岬下缘水平，鼓室窦开始出现，位于面神经横断面的内侧。在略高一些的蜗窗水平，可以观察到面隐窝起始部为位于面神经外侧面的一个含气空腔。在这一水平，面神经管相当于鼓室窦和面隐窝之间的间隔。另一个重要层面是镫骨水平，面隐窝和鼓室窦在该层面均可看到，面神经走行方向发生变化，形成第二膝，可以看到面神经管在前后方向上的扩大。在面神经膝部水平，可见面神经位于砧骨窝内砧骨短脚的内侧。

面神经鼓室段和外半规管在砧骨短脚水平稍上方重叠，重叠的程度与头部扫描时的倾斜角度及重建的平面有关，在该水平，可见锤骨头和砧骨体位于面神经外侧，耳蜗和前庭位于面神经内侧。

最后一个可以看到面神经的层面位于面神经迷路段水平，面神经迷路段走行在前方的耳蜗和后方的前庭之间，起始于 Bill 嵴前方的内听道底水平，向外侧走行，止于容纳膝状神经节的膝状窝。如果存在的话，在该区域外侧可见上鼓室前隐窝或鼓室管上隐窝。

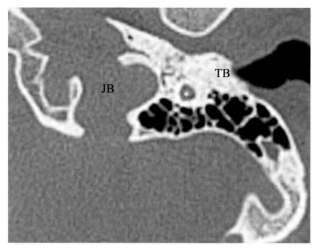

图 2.1 面神经乳突段（＊）位于鼓骨（TB）与颈静脉球（JB）之间

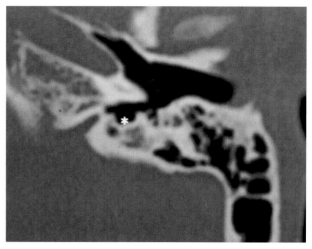

图 2.4 鼓室窦（＊）在面神经乳突段内侧开始出现

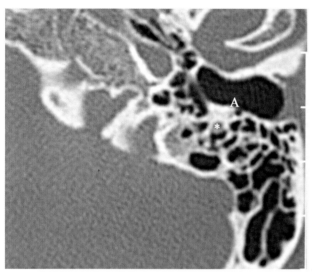

图 2.2 面神经乳突段（＊）位于鼓环（A）后方

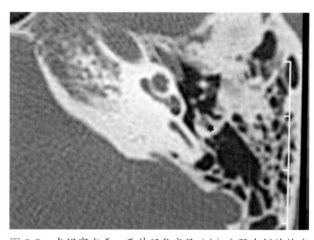

图 2.5 在蜗窗水平，面神经乳突段（＊）分隔内侧的鼓室窦和外侧的面隐窝

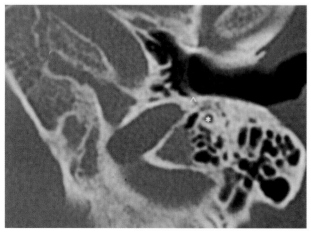

图 2.3 面神经乳突段（＊）位于鼓环（∧）外侧

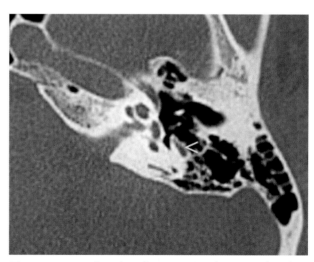

图 2.6 可以通过面神经前后径的增加来识别面神经第二膝起始部（＜）

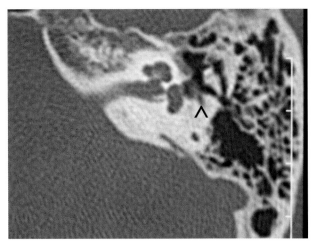

图 2.7　在面神经膝部（∧）水平，面神经位于砧骨短脚内侧

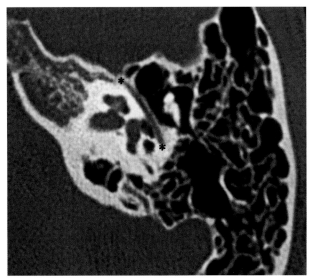

图 2.8　在锤骨头和砧骨体水平，可以看到面神经鼓室段（*至 *）

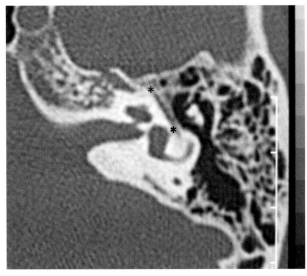

图 2.9　面神经鼓室段（*至 *）和外半规管的重叠程度取决于 CT 扫描时的倾斜角度

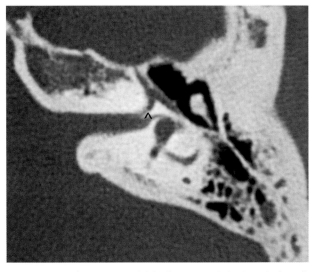

图 2.10　面神经迷路段（∧）穿过内听道底移行为膝状神经节；在该患者可以清晰看到上鼓室前隐窝

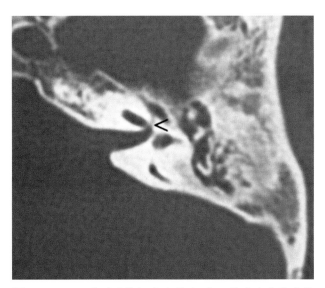

图 2.11　可以看到面神经迷路段（<），该患者上鼓室前隐窝缺如

■ 冠状位（图 2.12~2.18）

在冠状位上，可以在某一断面看到面神经乳突段的全长。在该层面，可见面神经位于外半规管后端下方和后半规管壶腹外侧。面神经和颈静脉球之间的紧密程度取决于后者的大小。当颈静脉球很小时，面神经不会与其接触；当颈静脉球很大时，面神经乳突段与其直接接触。在面神经乳突段外侧，可以看到乳突尖向下方扩展，从而保护自茎乳孔穿出的面神经。

下一层面可以看到面神经鼓室段开始转弯形

成第二膝。在该层面，可以看到外半规管、上半规管前半部及二者的壶腹和前庭起始部。颈静脉球可以在面神经内侧向前扩展至该层面，这一情况取决于颈静脉球的大小。

由于膝状神经节形成的角度非常小，在锤骨头层面可以同时看到内侧的面神经迷路段和外侧的鼓室段，相邻的面神经迷路段和鼓室段与耳蜗的上表面相接触，形成所谓的"蜗牛眼"外观。在同一层面，在耳蜗外表面、面神经鼓室段下方可以看到鼓膜张肌。再向前方，可以看到卵圆形的膝状神经节横断面斜向下方走行于耳蜗的外表面和上鼓室前隐窝内侧。

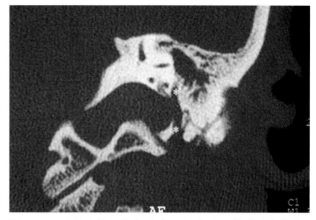

图 2.14　该例面神经乳突段（＊至＊）和颈静脉球相接触

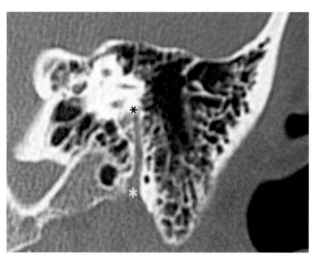

图 2.12　面神经乳突段（＊至＊）

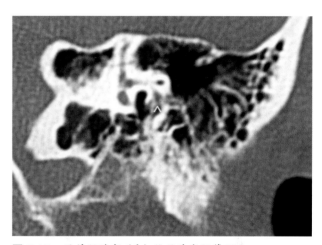

图 2.15　面神经膝部（∧）位于外半规管下方

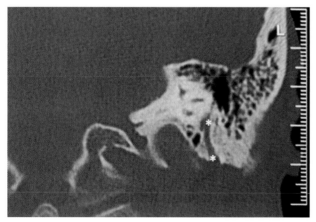

图 2.13　该患者颈静脉球位于面神经乳突段（＊至＊）内侧

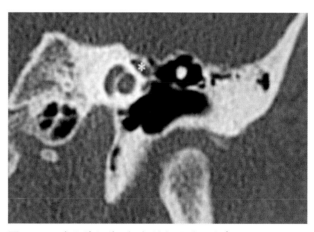

图 2.16　膝状神经节（＊）斜行于耳蜗上表面

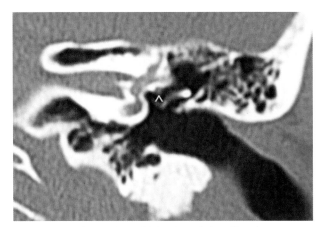

图2.17　面神经鼓室段（∧）悬于外半规管下表面

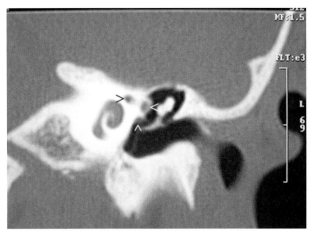

图2.18　面神经迷路段（>）和鼓室段（<）彼此相对，同时鼓膜张肌位于面神经鼓室段下方（∧）

■ 磁共振成像（MRI；图2.19、图2.20）

尽管磁共振成像在面神经相关疾病诊断方面非常有用，但正常情况下，面神经非常细小，信号微弱。因此，识别面神经主要依靠相关解剖知识及面神经与周围结构信号的差异。

在离开脑干后，面听神经束向外侧走行进入内听道并到达内听道底，因为面听神经束走行在脑脊液中，所以有助于我们识别神经。在快速自旋回波T2加权像中，脑脊液为高信号，面听神经

束为低信号，因此可以识别神经。由于内听道空间狭小，单纯依靠解剖定位区别面神经与其他神经是非常困难的。另一个特点是，面神经和前庭上神经在走向内听道底时逐渐汇聚，而蜗神经和前庭下神经向外侧进入内听道底时是逐渐分开的。

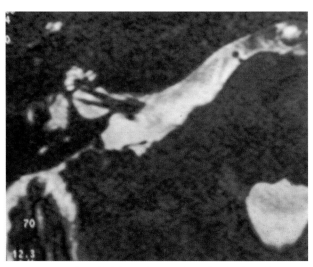

图2.19　蜗神经（前）和前庭下神经（后）在向外侧行至内听道底时逐渐分开

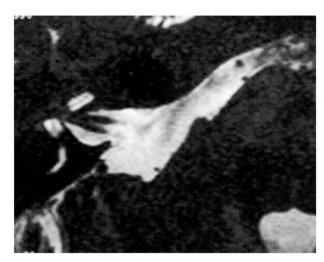

图2.20　面神经（前）和前庭上神经（后）在向外侧行至内听道底时逐渐汇聚

（译者　刘庆国　汤文龙）

手术室设置

手术室布局如图 3.1 所示。术者坐在手术床的一侧，器械台在另一侧。洗手护士坐在器械台边，面向床头，在不妨碍手术视野的情况下为手术医生传递器械。洗手护士控制磨钻、单极电凝和双极电凝的脚踏以及冲洗装置。显微镜置于手术床头侧，麻醉医生坐在床尾。屏幕亦放置于手术床头端，保证洗手护士可以舒适地观看镜下操作过程，从而为主刀医生提供适当的协助，尤其是选择钻头尺寸和手术器械，以及对冲洗液滴速的控制。在行颅中窝入路和颞下入路时，外科医生坐在手术台头端，显微镜位于手术台侧方，洗手护士的位置保持不变（图 3.1~3.3）。

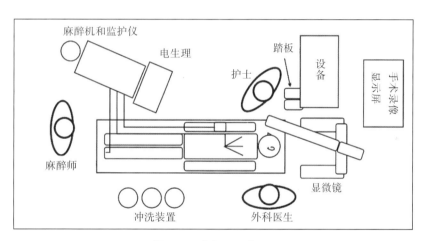

图 3.1 手术室的布局

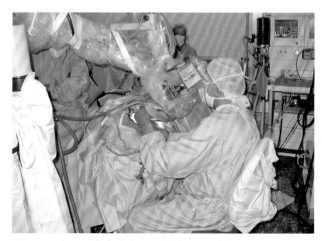

图 3.2 进行颅中窝手术时，术者位于手术台头端

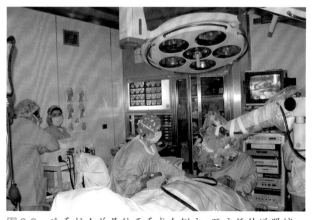

图 3.3 洗手护士总是位于手术台侧方，既方便传递器械，又可以清晰观看监视器

■ 患者在手术台上的体位

在大多数手术入路中，患者取仰卧位，头朝向病灶对侧。患者头部通常置于床沿，这样可使患者头部下方的空间最大化，用以摆放术者的双腿和座椅。患者的手腕和大腿应与手术床固定牢靠（图 3.4）。在手术过程中，手术床应能整体上升、下降及左右旋转（图 3.5）。

■ 术区准备

术区应充分备皮，先后使用 10 ppm 的乙醚和 Citrosil 消毒水（葛兰素史克公司）消毒。腹部也以相同方法处理。然后使用可粘贴的无菌手术单逐层铺巾（图 3.6），仅暴露手术区域，并预留集液袋的位置。

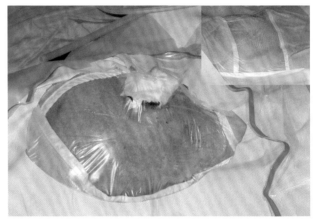

图 3.6 铺巾后，术区粘贴无菌薄膜，保持术野清晰

■ 术者体位

术者的座椅应带有靠背，保证其舒适性（图 3.7、图 3.8）。座椅应配备轮子，以便自由移动。术者使用执笔法操作大部分手术器械。在精细操作时，术者的手应该支撑在患者的头上。这不仅可以避免精细操作时的颤动，还可以减轻上肢肌肉的张力，缓解疲劳。

■ 手术显微镜

我们使用 Zeiss S21 手术显微镜，它带有一个

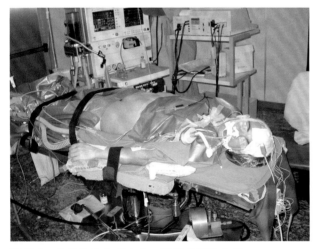

图 3.4 患者位于手术台上，固定手腕和大腿

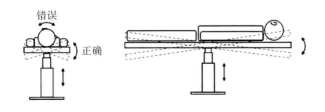

图 3.5 手术台应能如图中所示整体升降、旋转

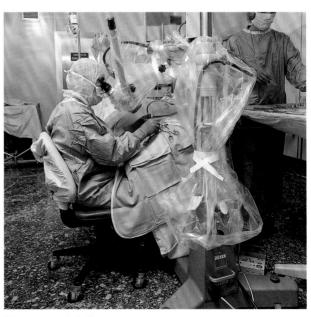

图 3.7 正确姿势

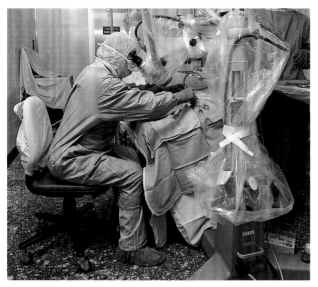

图 3.8 错误姿势

落地支架和一个 250mm 焦距的物镜。显微镜配有直视目镜、一台静态照相机和一台 3CCD 摄像机(图 3.9)。3CCD 摄像机连接着监视器、录像机和数字视频打印机。显微镜上需盖无菌套。

手术器械

冲吸装置

整个手术过程中需使用不同尺寸的指控式冲

洗吸引器(图 3.10)。冲洗用水由输液装置提供,输液器的速度由洗手护士控制。Brackmann 冲洗吸引头是一种特殊的器械,它在钝头附近有侧孔,用于硬膜下或对精细结构的操作(如面神经移位)(图 3.11)。传统的吸引头在接近脆弱的神经血管结构时是非常危险的。Brackmann 吸引头的侧孔能够分散吸力,提供有效但不直接的吸引力,从而保护吸引头尖端附近的精细结构。

磨 钻

我们使用 Bien Air ORL-E-92 磨钻系统(瑞士)进行初始阶段的磨除。该系统包括一个脚踏板形

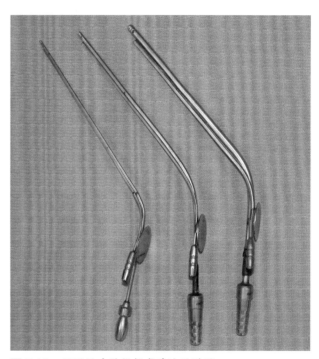

图 3.10 不同尺寸的指控式冲洗吸引器

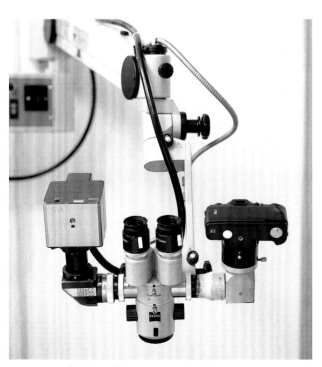

图 3.9 配有静态照相机和 3CCD 摄像机的 Zeiss S21 显微镜

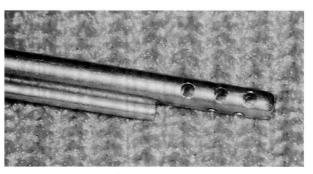

图 3.11 Brackmann 冲洗吸引头

式的多功能控制单元。正向／反向开关可改变磨头旋转的方向。Bauch 电机具有自冷却和耐高温的特性。磨钻手柄同时配有直头和弯头。如需行更精细的操作，可使用 Midas Rex（美敦力；沃思堡，得克萨斯州，美国）和 Anspach（Anspach 公司，佛罗里达州，美国）的磨钻系统（图 3.12）。

■ 双极电凝

双极电凝是颅底外科手术的必备工具。双极电凝头的尺寸应配备齐全。细头双极（0.3mm）用于最精细的操作，如电凝细小的颅内血管。尖端较大（1 mm 和 1.3 mm）的双极用于瘤内减压和肿瘤及其包膜的电凝（图 3.13）。

在临床实践中，我们更常使用 Vesalius 射频手术刀（也称分子共振变频刀，图 3.14）。这种射频刀传送的能量是根据人体组织校准的，因此等于目标粒子的"细胞键能"。所有的能量均被用以打破这些键，避免动能的产生，从而避免温度上升。

该手术刀能产生由高频波以特定方式（CSS 细胞安全频谱系统）组合而成的交流电。基波为 4MHz，接下来有 8MHz、12MHz、16 MHz，波幅随频率的增高而降低。

Vesalius 射频手术刀具有各种模式：

· 仅电切。

· 电切合并电凝。

· 仅电凝。

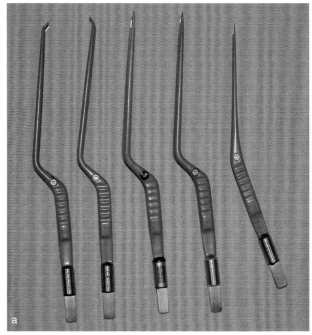

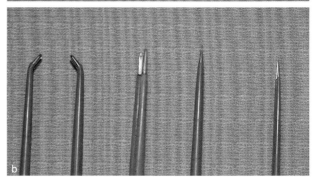

图 3.13　a. 不同型号的双极电凝头。b. 双极电凝头尖端特写

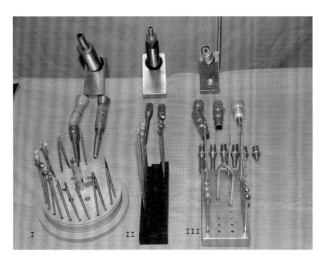

图 3.12　术中使用的各类磨钻。Ⅰ：Bien-Air 磨钻系统和磨钻头展示；Ⅱ：Anspach 公司磨钻系统；Ⅲ：美敦力磨钻系统

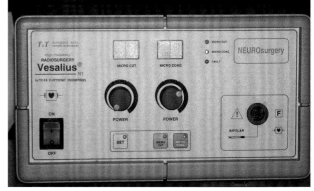

图 3.14　Vesalius 双极电凝／电切仪器

切割是由电手术刀尖端提供的能量造成细胞结构的断裂而引起的。切割是低温、精确的，并且切割厚度可变。从临床的角度来看，这意味着继发性坏死的概率最小，而且通过减少水肿和减轻术后疼痛，实现早期康复这一主要目标。电凝是通过"纤维蛋白原"蛋白质的变性来实现的：该过程改变了蛋白质的四级结构，从而触发了生理性的凝血级联反应。

该反应是由特定的电波在大约 63℃ 的温度下引发的，这个过程并非坏死物质堵塞血管而实现的凝血。坏死物质堵塞血管需要数千伏的电压，这会使患者暴露于高压触电和大面积继发性坏死的风险中。

使用 Vesalius 射频手术刀目前已被发现的优势包括：

·减轻炎症反应和术后疼痛。

·手术区域周围的生物组织受到的热损伤较小，从而减少了并发症，在解剖学和功能学上最大限度保护了神经组织，恢复速度更快。

·精确切割，因此用于活检的组织不会受到损伤或改变。

·对于血管结构有效而可靠的电凝，对实现无血术野的帮助极大。

■ 显微器械

术者应尽可能使用较少数量的手术器械。在冗长的手术过程中，如果器械台上摆满了不需要的器械而变得拥挤不堪，对于洗手护士来说会是一场噩梦。洗手护士应按相同的顺序组织排列器械，以便于操作和正确及时的管理（图 3.15~3.21）。

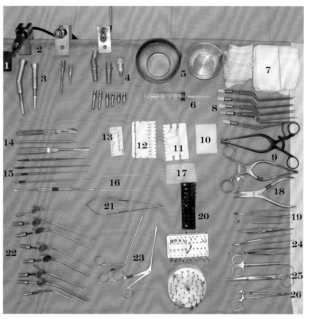

图 3.15　器械台布置。1：砂片；2：微马达；3：磨钻手柄；4：铣刀头；5：容器；6：20 ml 注射器；7：纱布；8：双极电凝头；9：自动牵开器；10：吸收性明胶海绵；11：Merocel 止血棉；12：脑棉片；13：骨蜡；14：手术刀；15：剥离子；16：皮瓣牵开钩；17：速即纱；18：咬骨钳；19：显微镊和显微持针器；20：在架子上依次排列的磨钻头；21：显微剪刀；22：冲洗吸引器头，Brackmann 型和常规型号；23：Weill 取瘤钳；24：有齿镊和无齿镊；25：剪刀；26：持针器

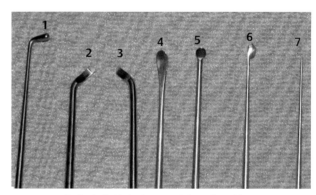

图 3.16　分离肿瘤所需的显微剥离子尖端特写。1：钝头直角钩；2：双弯钩（左）；3：双弯钩（右）；4：直剥离子；5：直角圆头剥离子；6：直圆头剥离子；7：直角分离钩

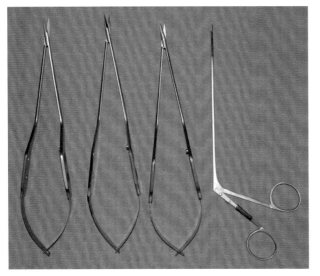

图 3.17　各种显微剪刀

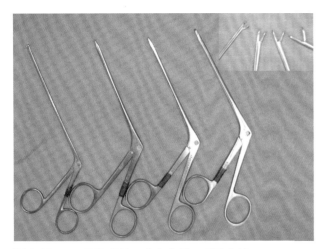

图 3.18　Weill 取瘤钳。右上角图：不同尖端

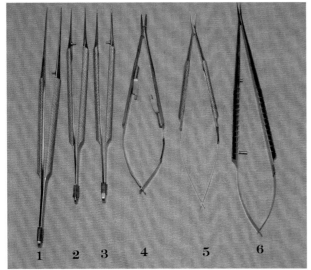

图 3.19　面神经及其他脑神经手术所需显微器械。1：直显微组织镊；2：直显微组织镊；3：弯显微组织镊；4：显微持针器；5：显微剪；6：显微缝合镊

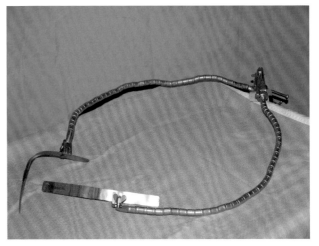

图 3.20　脑压板，LEYLA 牵开系统

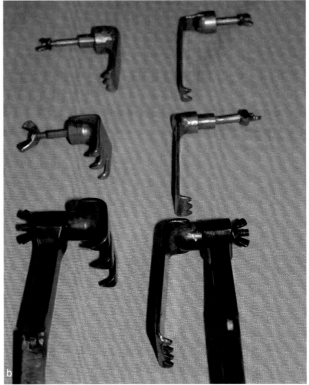

图 3.21　a.Fisch 颞下窝自动牵开器。b.Gruppo Otologico 开发的多尺寸 Fisch 牵开器，以适应不同需求

■ 术后护理

手术结束后,常规包扎伤口,并使用绷带固定。硬膜内不放置引流管,但对于硬膜外肿瘤,采用颞下窝入路时可放置一根引流管。

推荐在手术台上即拔除气管插管。我们不建议常规术后带管,因为这会干扰对患者并发症的监测。

随后,患者被转至重症监护病房并监测脉搏、呼吸频率、动脉氧饱和度和心电图。血压监护仪间断记录血压。此外,还需评估患者的意识水平、瞳孔反射和运动功能。术后前 6h 内,以上参数每 15min 记录一次,此后的 12~18h 每半小时记录一次。

24h 后,患者转回普通病房。在病房的第一天每 2h 观察一次生命体征和意识水平,之后每 4h 观察一次,直至出院。转入普通病房后即可拔除留置的导尿管和胃管,并可予流质饮食。在最初的 24h 后,应鼓励患者早期行走,以降低肺栓塞的风险。

（译者　郑　璇　李世亭）

第 4 章
术中面神经监测

■ 指 征

术中面神经监测（IFNM）有助于更好地保护面神经，特别是在面神经损伤风险较高的情况下，例如肿瘤或存在解剖变异时。

在我们的实践中，IFNM 被运用于耳神经外科（前庭神经鞘瘤、脑膜瘤及其他颅后窝肿瘤切除术）、侧颅底手术（副神经节瘤术中面神经前移位，脑膜瘤和脊索瘤术中面神经后移位）、累及颞骨的肿瘤切除术，以及腮腺手术和人工耳蜗植入术中。

中耳手术不需要使用 IFNM，除非存在颞骨先天畸形，如闭锁性耳聋或颅面畸形。这两种情况很多都存在面神经解剖位置变异。

■ 仪 器

使用 Xomed-Treace（Jacksonville，佛罗里达，美国）制造的 NIM- 脉冲神经完整性监测仪对患者进行常规监测（图 4.1）。这是一台用于检测面神经功能的双通道肌电图系统。该监护系统可以同时显示两个通道，一个通道用于检测眼轮匝肌的活动，另一个通道用于检测口轮匝肌的活动。

为避免干扰和伪迹，机器配有一根"屏蔽探针"。该探针连接在设备的输出端周围，例如双极电凝或其他产生干扰信号的外部设备。可以根据电凝设备的强度在四个屏蔽探针插孔位置放置探针，以减少伪影。

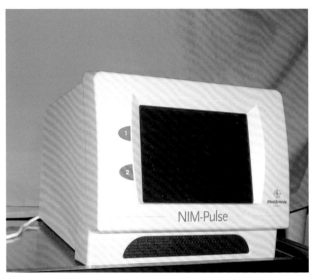

图 4.1 NIM- 脉冲仪（Xomed-Treace）

■ 刺激电极

NIM-Pulse 系统支持使用单极和双极两种刺激探针。单极刺激使用 Prass Flush 尖端单极刺激探针（Xomed-Treace，图 4.2）。这是一个接在硬手柄上的韧性金属丝，可以通过弯曲尖端以便更好地刺激神经。刺激器必须连接到阴极，将阳极返回线放置在同侧肩上。

我们使用的双极刺激器是 Prass 同心圆双极刺激器（Xomed-Treace，图 4.2），它降低了非同心双极探针发生无效刺激的可能性。

两个电极都是 Prass 恒定电流刺激器，很少与液体产生分流。

■ 记录电极

为了检测肌电反应，我们使用直径为 1.2mm、长度为 1cm 的 EEG 型针状氯化银单极电极。也

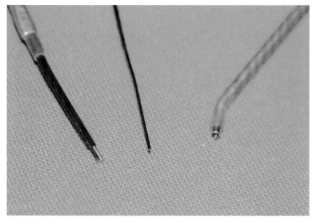

图 4.2 各种面神经刺激器。从左至右依次为共轴双极、单极、同心圆双极刺激器

可以使用表面电极，但是针状 EEG 型电极在手术过程中更稳定，并且在记录面部肌肉活动时更加敏感。

■ 患者接线头盒

患者接线头盒在电极和 NIM-Pulse 之间起连接作用。该设备具有连接记录电极和刺激电极的 9 个插入口：2 个用于口轮匝肌，2 个用于眼轮匝肌，2 个用于单极刺激电极，2 个用于双极刺激电极，还有一个用于接地 EEG 电极的绿色输入插孔。

■ 监测技术
■ 麻 醉

肌电图（EMG）反应基本上不受常用麻醉剂的影响。肌松剂是个重要的例外，它抑制动作电位跨神经肌肉接头的传递并干扰 IFNM。因此，当气管内插管后，需要 IFNM 的手术中不应再使用肌松剂。

■ 人 员

在执行复杂外科手术干预的四级转诊中心，监测过程的准备和随访工作必须由专业的医疗人员进行。我们建议手术团队应有一名掌握神经解剖学、电生理学和手术操作流程知识的成员，以便将 EMG 反应与手术结果相关联，从而得到最可靠的结果。

■ 患者准备

全身麻醉后开始患者准备。记录电极必须由手术室中执行手术操作的医生来摆放，如果可能，也可由电生理师完成。铺巾前正确摆放电极的位置至关重要，因为手术操作一旦开始几乎不可能再调整电极的位置。

针状 EEG 型电极的插入方式如下：两个电极置于眼轮匝肌，两个置于口轮匝肌，一个置于前额（ Fpz ），该电极用作两个记录通道的接地（图 4.3 ）。同侧肩部的一个电极用作单极刺激器的阳极。

将电极插入皮下组织而不是肌肉中，以避免血肿形成，否则不仅会造成患者术后不适，还会导致该监测通道无效。电极的针不应相互接触，两个电极之间的距离应在 0.5cm 左右。通道 1 的电极通常接眼轮匝肌，在眼角外侧插入；此处应特别注意不要扎到该处的小静脉。另外，电极插入的距离应考虑到针本身的长度，以免伤害眼球。通道 2 的常用插入位置是鼻唇沟，摆放方式与通道一相同。接地电极插入前额的发际线处。

插入针状电极后，使用粘贴片将每个电极与皮肤固定。然后将两个通道的四个电极导线与接地电极导线组合在一起，引离该区域并固定（图 4.3 ）。应当小心地将电极插入前置放大器，并将每个电极插入相应的孔中。

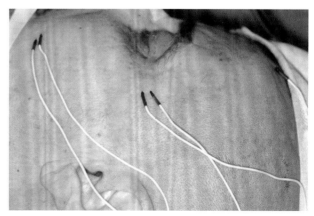

图 4.3 面神经监测的电极摆放位置

电极插入完成后，检查 NIM-Pulse 的状态以调整电极阻抗和不均衡度。为了确保正确插入电极并减少室内其他电器设备引起的伪迹，理想情况下阻抗应小于 5kohm，不均衡度应小于 1kohm。显示每个电极单独的阻抗，及其导致的每个通道正负电极之间的差值。一个通道上正负电极之间的差异越大，存在背景噪声的可能性也越大。

电极放置是否正确可以通过电极阻抗检查、持续进行的 EMG 活动的平坦度，以及使用周围神经刺激器模型 NS-3A 的经皮面神经刺激来进行确认。

为了减少由电凝引起的伪迹，可以将屏蔽探针夹在单极和双极电凝的导线周围。对于单极电缆，我们将电线直接穿过夹具。对于双极电缆，我们通常也采用相同的操作。如果功率水平非常低，有必要将单个导体绕圈并从夹具中穿过。对于这两种刺激器，可以根据电凝设备的强度在四个屏蔽探针插孔位置调节静音性能。

■ 术中面神经监测的目的

原则上，IFNM 可以最大限度地降低前庭神经鞘瘤手术和其他颅底手术中面神经损伤的风险。对神经进行电刺激或外科手术操作可诱发 EMG 反应，该反应能通过扬声器和示波器向外科医生提供即时反馈。IFNM 的目的包括：

· 定位面神经的位置。
· 识别面神经。
· 最大限度地减少神经创伤。
· 确认神经功能的完整性。
· 神经状态评估和术后面神经功能预测。

■ 确定面神经的位置（定位）

在前庭神经鞘瘤以及其他桥小脑角（CPA）肿瘤的手术中，单极或双极刺激有助于面神经的早期定位和识别。例如，在中大型肿瘤中，面神经常常被移位和拉伸，此时识别面神经可能非常困难。因此，可以利用电刺激来探测肿瘤组织或周围结构并定位面神经的走行。出于这一目的，建议使用单极刺激，由此可获得较双极刺激更大的刺激区域。我们通常以 0.05mA 的强度开始刺激，并逐次增加 0.02mA，直到诱发 EMG 反应为止。我们使用的定位刺激强度为 0.05mA 至 0.4mA。该刺激为 0.1ms 或 0.2ms 波宽的方波脉冲，速率为 4~6 次 /s。

面神经乳突段和第二膝的定位通常首选解剖学方法，而非在颞骨行电刺激定位。0.5mA 至 1mA 的刺激量可用于精确确认面神经的走行，以及颞骨中面神经表面覆盖的骨骼厚度。实际应用中，1mA 的电流大约相当于 1mm 的骨质厚度。

■ 面神经的识别

通常使用电刺激将面神经与前庭蜗神经、其他脑神经及软组织区分。文献中建议采用双极刺激而非单极刺激，以避免由于"电流跳跃"而引起假阳性。这种现象是由于电流通过相邻的神经扩散所致，即使不直接刺激，也会产生假阳性反应。根据我们的经验，当使用 Prass Flush-tip 单极刺激器探针，且设定最小刺激阈值（MTS）为 0.05mA 时就很少发生这种情况。为了识别面神经，我们目前更倾向于使用 Prass Flush-tip 单极刺激器探头，而不是 Prass 同心圆双极刺激器。后者直径较大，尖端难以弯曲，难以在 CPA 手术中精确刺激。应用电生理原理识别面神经的另一个障碍是"电流分流"。脑脊液、血液、生理盐水冲洗液，甚至少量软组织都可以从神经分流电流，从而可能导致假阴性反应。针对电流分流，我们的经验是，尽可能减少颅内脑脊液渗漏比刺激器类型的选择更为重要。

识别面神经 CPA 段的常用刺激强度是 0.05~0.20mA。通常将刺激器设置为恒定电流刺激，速率为 4 个脉冲 /s，刺激持续时间为 100ms（图 4.4）。

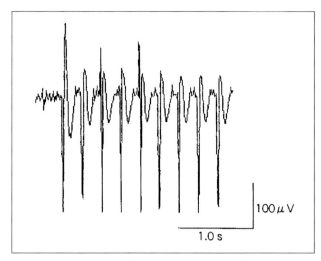

图 4.4 周期性模式的复合肌肉动作电位代表电刺激后的脉冲反应（每秒 4 个）

■ **减少神经创伤**

IFNM 能够有效预防外科手术对面神经的损伤。在手术期间，机械性损伤通常会诱发面神经反应，并向术者提供即时的听觉反馈。Prass 和 Luders 将机械诱发的 EMG 反应归类为爆发型和连串型。爆发型是单一的、非重复的同步放电，手术操作靠近面神经后可立即出现，通常持续不到 1s（图 4.5）。连串型是重复的不同步放电，存在不同程度的延迟，并可持续数分钟。连串型的特点还在于，低频放电（1~50Hz"爆米花"电位）并不提示损伤，而高频放电（51~100Hz"轰炸"电位）则可能意味着危险（图 4.6）。两者的声音特性分别与崩爆米花和飞机发动机运转类似。

爆发型反应提示术者的操作已非常接近面神经，但它并不代表面神经已受损。连串型反应提示面神经可能受到一定程度的损伤。

根据我们的经验，预测术后面部神经功能的主要因素是肿瘤大小、神经相对于肿瘤的位置以及神经拉伸的程度。当进行 IFNM 时必须评估这些手术因素，以便更好地分析 EMG 电位。

必须区分伪迹与 EMG 反应。伪迹通常与电凝及钻孔有关，它的声音通常比 EMG 电位更"刺耳"。伪迹通常表现为大幅度、高频率以及不规则的形态（图 4.7），并且同时出现在两个通道上，

而 EMG 反应很少有这样的表现。屏蔽探针与电缆的正确连接非常重要，可以减少这些现象的发生。

■ **确认神经功能完整性**

对于术中面神经损伤，刺激神经受损部位近端可以明确神经功能情况。反应消失提示神经受损严重。

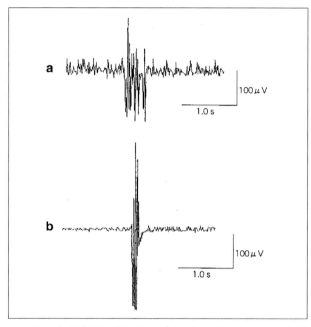

图 4.5 前庭神经鞘瘤切除术中的爆发型反应。a. 从面神经桥小脑角段剥离肿瘤时发生的爆发型反应。b. 切除肿瘤时的爆发型反应

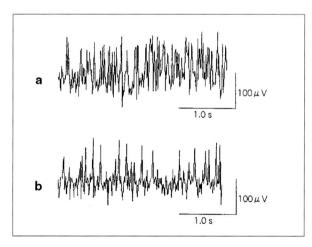

图 4.6 前庭神经鞘瘤切除术中的连串型反应。a. 桥小脑角肿瘤切除术中，从外向内牵拉神经时出现的轰炸机样连串型反应。b. 内听道口附近分离肿瘤时的爆米花样连串型反应

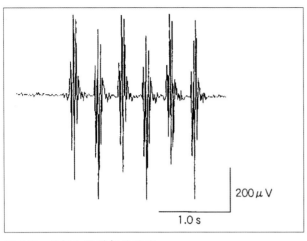

图 4.7　双极电凝引起的伪迹

■ 神经状态评估和术后面神经功能预测

在手术操作的不同阶段都需要应用术中面神经刺激来评估神经状态。为了记录结果的可靠性，刺激电极的放置必须与神经纤维相垂直。

切除肿瘤后，可以分别刺激神经的近端和远端（通常分别为面神经出脑干区和内听道底）来评估术后面神经功能。主要参数是刺激神经近端可诱发反应的阈值和波幅。如果 0.05~0.1mA 的刺激量能够在近端诱发面神经反应，预示面神经功能良好。测量面神经反应的波幅并且比较远端与近端的刺激程度非常重要。高于 200mV 的波幅通常表示术后面神经功能良好。在肿瘤切除的最后阶段，EMG 电位以爆发和连串的形式出现是预后良好的另一个因素。

刺激阈值升高到 0.3mA 或更高，尤其伴有波幅降低时，通常预示术后面神经功能较差。高波幅轰炸机式连串，特别是突然出现者，提示预后不良。在切除肿瘤的最后阶段出现"静默的面神经"或对刺激无反应，往往预示术后面神经功能差。

■ 总结性思考

专门从事 IFNM 的人员需要具备良好的神经生理学和颅底解剖学知识。评估电生理数据时结合解剖结构，以便将 EMG 电位与手术操作相联系，这一点至关重要。只有这样才能通过这项技术获得重要的信息和理想的效果。

IFNM 有助于术后面神经功能更好的保留，但外科医生应始终牢记，它无法替代自己的手术经验。

（译者　应婷婷　李世亭）

第 5 章
面神经重建

■ 引 言

对于累及颞骨或颅底的病变，最理想的治疗方案应是去除病变，并同时保留面神经功能。这一目标并非总能实现，在一些合理的情况下，我们不得不主动牺牲面神经。因此，掌握各种面神经重建技术，是从事这一领域的外科医生们的必备技能。

本章将阐述最常用的恢复面神经解剖连续性的技术，包括端端吻合、桥接移植和面－舌下神经吻合技术。

■ 适应证

神经修复是面神经断裂后恢复其连续性的首选方案。修复的基本条件是近端和远端的神经残端都尚存。修复的方式取决于残端的可利用长度。端端吻合，即将神经残端相互吻合，使两端的神经内表面相对接。如果吻合的两端没有张力，且无需任何器械仍能自行保持原位，那就能顺利完成端端吻合，无须担心将来因张力导致的吻合口断裂。反之，则需要进行桥接移植。

在一些情况下，尤其在切除桥小脑角肿瘤后，脑干发出的近侧残端常常太短或损伤过重而无法进行有效的吻合。这些病例直接修复失败的可能性很大，而确认该疗效又需要耗费 1 年多的时间，所以，此时采用直接修复方案是不明智的，而应采用面－舌下神经吻合以节省时间成本。面－舌下神经吻合的其他适应证包括面神经修复失败、

修复效果不佳，或医源性面瘫后 1 年以上就诊的病例。

少数情况下，在完全切除桥小脑角肿瘤后，术者会面对解剖虽完整但严重受损、菲薄的面神经，或部分断裂的面神经。此时应根据损伤程度决定是对神经不作任何处理还是切除受损段并桥接移植。对于神经部分断裂者，若断裂面积超过面神经横径的 1/3~1/2，则将其切除获益更大。对于肿瘤分离过程中引起神经损伤者，处理方案取决于受损程度。例如，当神经已呈菲薄、透明状时，若术者认为分离过程中神经牵拉在所难免，而菲薄处的神经纤维势必受损，则应选择切除加桥接移植的方案。

■ 面神经修复

面神经完全断裂后，其解剖连续性的修复是重建面神经功能最有效的手段。事实上，这也是恢复面肌运动的唯一途径，就算只是部分恢复。理论上，吻合口数量越少，再生纤维需跨越的高阻力区域就越少，恢复效果越佳。因此，只要条件允许，直接端端吻合优于桥接移植。

为实现最佳疗效，需遵循以下原则。首先，保有新鲜活力的面神经残端应足够长。近侧残端太短而无法完成可靠吻合，或者残端已受损或被肿瘤侵犯者，是神经修复的禁忌，此时应将受损区域切除至健康组织。若切除受损区域后，脑干端已太短而无法进行神经修复，则应选择面－舌下神经吻合。

神经残端准备充分后,则可进行无张力吻合。上文已述及,吻合口的张力可在神经残端对接后进行评估。如果残端无回缩,吻合即为无张力。为此,供体神经的长度应足以填补残端之间的间隙,还应呈S形轻度弯曲(图5.1)。这样的曲度不仅是为了减少张力,同时也可增加供体神经的可接触面,减少神经的移位。

吻合神经断端的方法有两种(图5.2、图5.3),

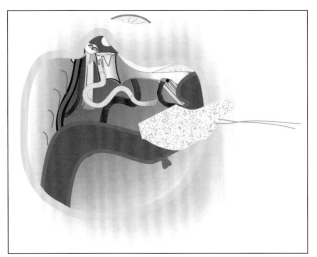

图 5.1　注意供体神经呈松弛的 S 形,可避免吻合张力

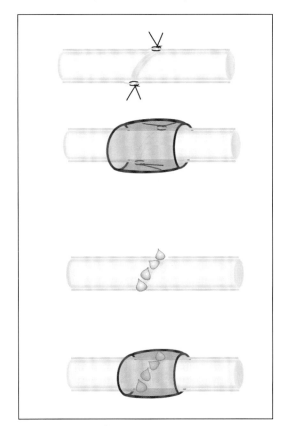

图 5.2　内听道和颞骨内的吻合方法

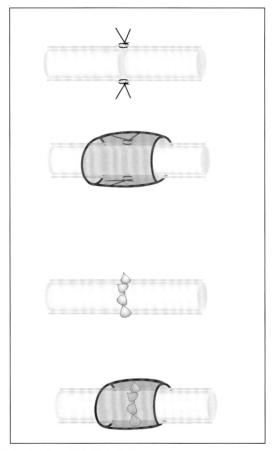

图 5.3　桥小脑角内的吻合方法

即纤维蛋白胶和显微缝合,如何选择取决于操作的部位。在桥小脑角和内听道内,使用纤维蛋白胶是出于便利考虑。在颞骨内,充足的骨面为神经对接提供了良好的基床,因此也可使用纤维蛋白胶。对于颞骨外段,神经的可游动性和周围软组织的存在降低了神经对接的可靠性,因此,将神经残端的内表面相缝合是更合适的方法。

图5.4至图5.8显示了基于不同损伤部位的各种面神经修复示例。对于颅内和颞骨内的损伤,可使用纤维蛋白胶对接和筋膜包裹,而对于颅外段,则应行显微缝合。

■　腓肠神经移植物的获取

面神经桥接移植最常用的两种供体神经是耳大神经和腓肠神经,因为两者的粗细与面神经相匹配,且对患者造成的感觉损失均较轻微。笔者更偏向于使用腓肠神经,因为其可提供更长的桥

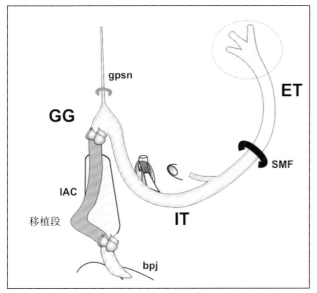

图 5.4　累及内听道段和迷路段面神经的损伤修复。GG：膝状神经节；IAC：内听道；IT：颞骨内；ET：颞骨外；SMF：茎乳孔；gpsn：岩浅大神经；bpj：桥延结合部

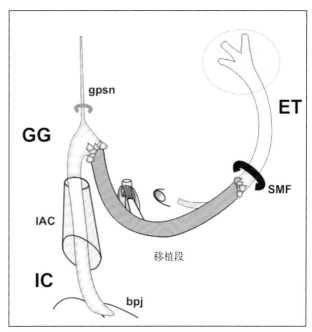

图 5.6　累及鼓室段和乳突段面神经损伤的修复。GG：膝状神经节；IAC：内听道；IC：脑池内；ET：颞骨外；SMF：茎乳孔；gpsn：岩浅大神经；bpj：桥延结合部

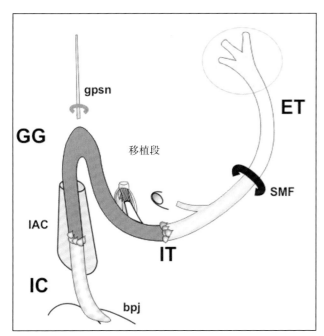

图 5.5　累及内听道段、迷路段、膝状神经节和鼓室段面神经的损伤修复。GG：膝状神经节；IAC：内听道；IC：脑池内；IT：颞骨内；ET：颞骨外；SMF：茎乳孔；gpsn：岩浅大神经；bpj：桥延结合部

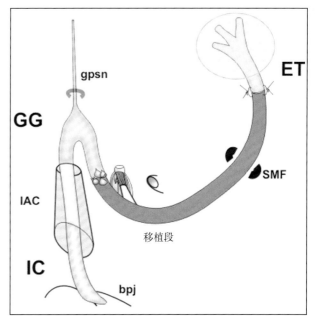

图 5.7　累及乳突段和颅外段面神经损伤的修复。GG：膝状神经节；IAC：内听道；IC：脑池内；ET：颞骨外；SMF：茎乳孔；gpsn：岩浅大神经；bpj：桥延结合部

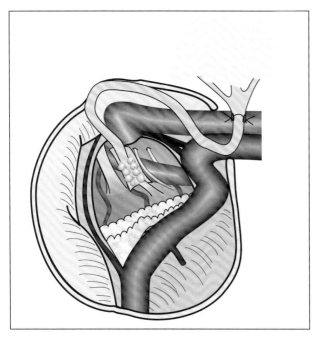

图 5.8　近乎全程损伤的面神经修复

接长度，且可由助手在主刀医生进行肿瘤切除的同时完成操作而互不影响。

　　若确定要取腓肠神经，常规消毒铺巾后，于外踝下界向上作一 8~10cm 切口，可根据具体所需神经长度延长切口（图 5.9）。切开皮肤和筋膜，在跟腱和外踝之间沿神经走行方向钝性分离，避免损伤神经。隐静脉也是定位神经的重要标志，恰位于神经后方（图 5.10）。神经暴露的长度应

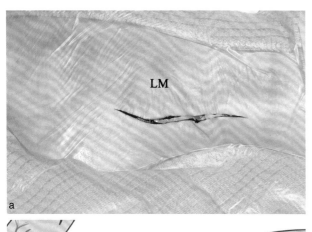

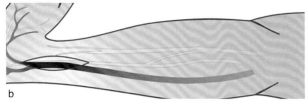

图 5.9a,b　于外踝（LM）下界向上作一 8~10cm 切口

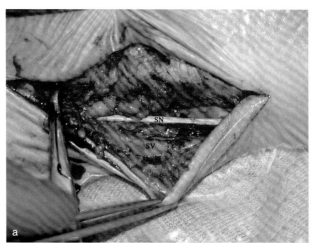

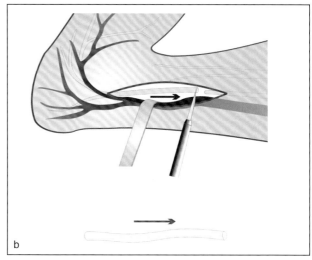

图 5.10a,b　腓肠神经（SN）定位于隐静脉（SV）的前方

足够桥接面神经的断端，原则上切取的长度应更长。离断时应使用剪刀锐性剪切。神经取下后可放置于压舌板上，并在其近端做好标记，之后与面神经的远端相连。供体神经的断端需做好准备，用尖刀剥离神经外膜。若供体神经的断面小于面神经，可斜行切割以增加断面大小。

■ **面神经修复案例**

病例 1（右耳）（图 5.1.1~5.1.19）

　　此例为前庭神经鞘瘤术后桥接移植修复断裂的右侧面神经。近侧残端位于桥小脑角，远侧残端在内听道内。

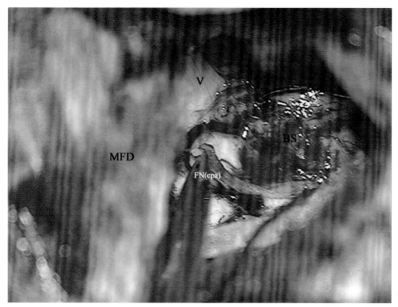

图 5.1.1　面神经近侧残端 [FN（cpa）] 位于其出脑干（BS）处的附近。MFD：颅中窝硬脑膜；V：三叉神经

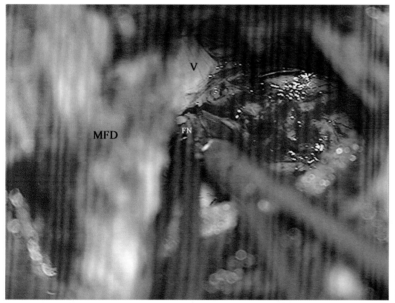

图 5.1.2　显微剪刀修整面神经残端（FN）。MFD：颅中窝硬脑膜；V：三叉神经

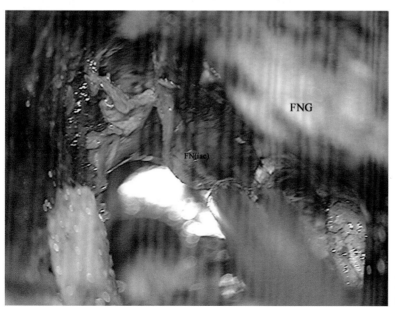

图 5.1.3　显露位于内听道内的面神经远侧残端 [FN（iac）]。FNG：面神经膝部

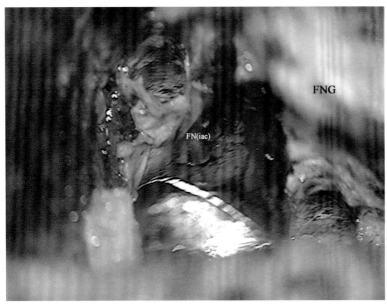

图 5.1.4　对面神经远侧残端 [FN（iac）] 进行锐性修整，使残端缩减到只占内听道的远侧半，腾出其近侧半用以容纳桥接移植神经。FNG：面神经膝部

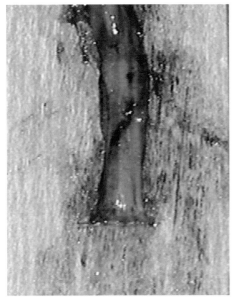

图 5.1.5　用于桥接移植的腓肠神经。腓肠神经近端与面神经远侧残端对接。内听道为这部分操作提供了稳定的吻合床，且对接的神经通常具有对等的横径，因此，腓肠神经的切割口应呈直角，如图所示

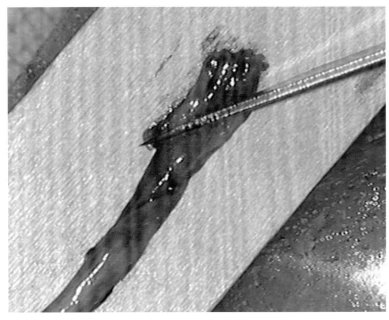

图 5.1.6　准备腓肠神经的另一端（远端）。注意修整的方式，呈斜行切割，借此可增加移植神经和面神经近侧残端之间的接触面积。这么做的理由是，该对接部位位于脑干，与远端吻合口相比缺乏稳定的吻合床。因此，更大的接触面可为神经元的对接提供更多机会

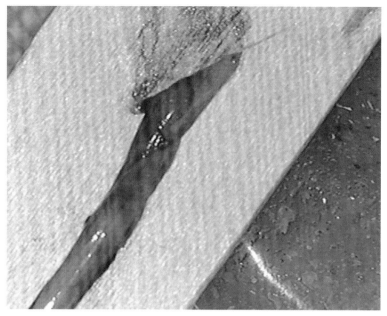

图 5.1.7 移植神经的斜行切割端

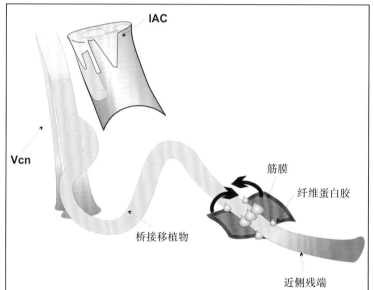

图 5.1.8 纤维蛋白胶滴注于对接好的腓肠神经和面神经近侧残端周围，取一片筋膜垫在下方。Vcn：三叉神经；IAC：内听道

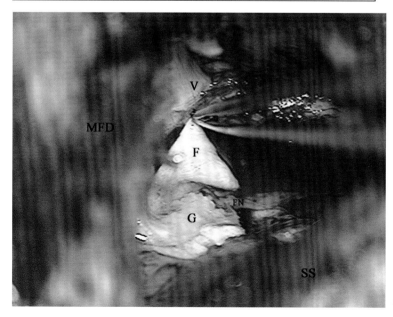

图 5.1.9 神经断端用纤维蛋白胶黏合后，筋膜（F）包绕其周围。G：腓肠神经移植物；FN：面神经；MFD：颅中窝硬脑膜；V：三叉神经；SS：乙状窦

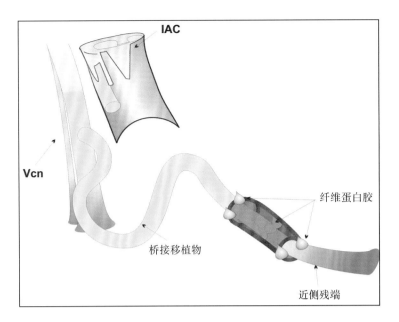

图 5.1.10　筋膜包裹后，再次滴注纤维蛋白胶以加固接合口。Vcn：三叉神经；IAC：内听道

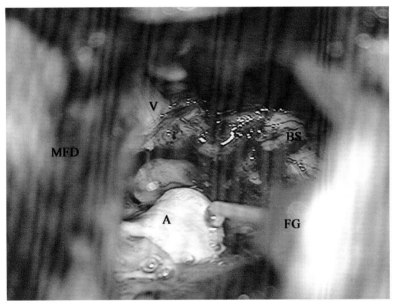

图 5.1.11　筋膜包裹后，再次滴注纤维蛋白胶（FG）以加固接合口（A）。BS：脑干；V：三叉神经；MFD：颅中窝硬脑膜

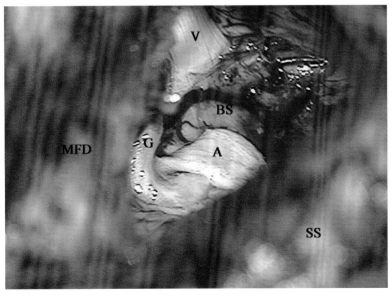

图 5.1.12　腓肠神经移植物（G）经调整后置于三叉神经根（V）上。该操作可使腓肠神经的重量得到支撑，从而减少远端吻合的张力。A：吻合口；BS：脑干；MFD：颅中窝硬脑膜；SS：乙状窦

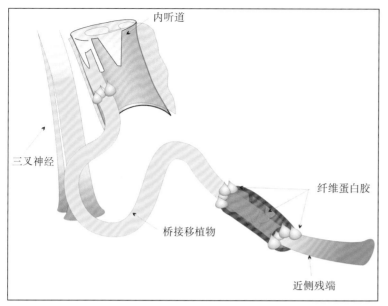

内听道

三叉神经

桥接移植物

近侧残端

纤维蛋白胶

图 5.1.13　移植神经和面神经远侧残端对接在内听道近侧半内，予以纤维蛋白胶粘合

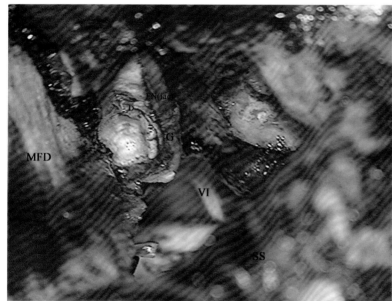

图 5.1.14　腓肠神经的另一残端（G）与面神经的远侧残端 [FN（iac）] 相对接。请注意神经断端之间的准确对位。D：内听道硬膜；MFD：颅中窝硬脑膜；Ⅵ：外展神经；SS：乙状窦

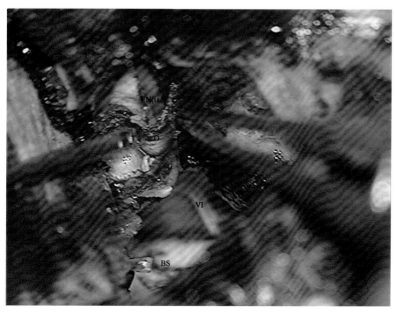

图 5.1.15　内听道硬膜包裹于吻合口周围。G：腓肠神经移植物；FN（iac）：内听道内的面神经残端；Ⅵ：外展神经；BS：脑干

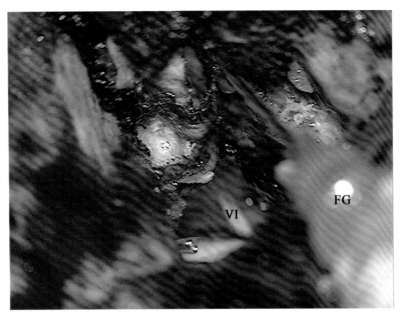

图 5.1.16 纤维蛋白胶（FG）加固远端吻合（A）。Ⅵ：外展神经

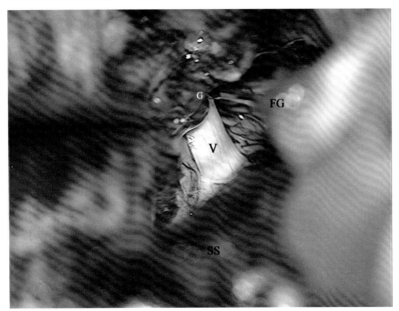

图 5.1.17 纤维蛋白胶（FG）将中段移植神经（G）固定于三叉神经（V）。SS：乙状窦

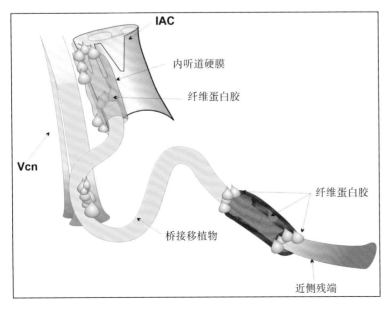

图 5.1.18 残余的内听道硬膜粘合于远端吻合口周围，中段移植神经置于三叉神经表面并予以黏合。Vcn：三叉神经；IAC：内听道

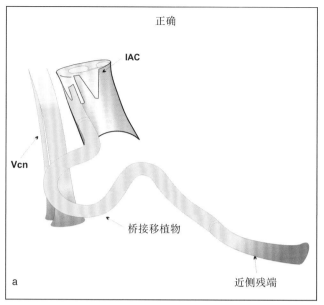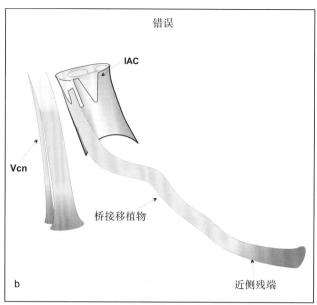

图 5.1.19 结束操作时，移植神经应呈 S 形（a），其弯曲部分应倚靠在三叉神经上以确保其稳定性。（b）中的移植神经太短，过大的张力会增加断裂的风险。Vcn：三叉神经；IAC：内听道

病例 2（右耳）（图 5.2.1~5.2.11）

此例为岩骨胆脂瘤导致的右侧面神经断裂。近侧残端位于内听道内，远侧残端位于乳突段。

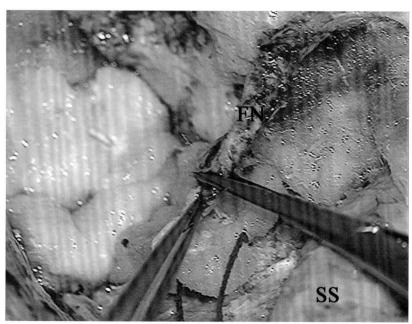

图 5.2.1 锐性修整面神经乳突段（FN）断端。SS：乙状窦

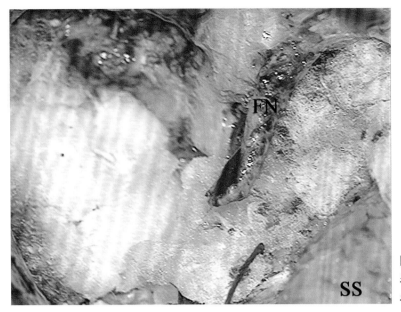

图 5.2.2　面神经的远侧残端。注意修整后增大的吻合面。FN：面神经乳突段；SS：乙状窦

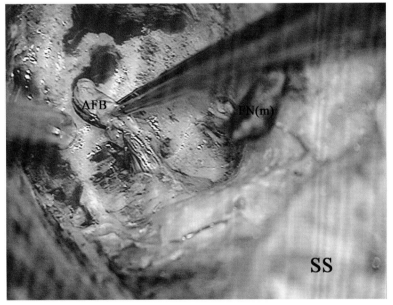

图 5.2.3　探查面听神经束（AFB）以分离出用于吻合的面神经近侧残端。FN（m）：面神经乳突段；SS：乙状窦

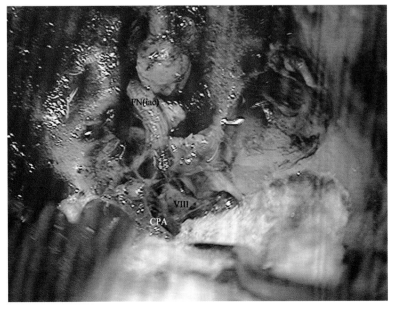

图 5.2.4　对内听道内的面神经残端 [FN（iac）] 予以分离并修整。Ⅷ：前庭蜗神经；CPA：经内听道硬膜开口显露的桥小脑角

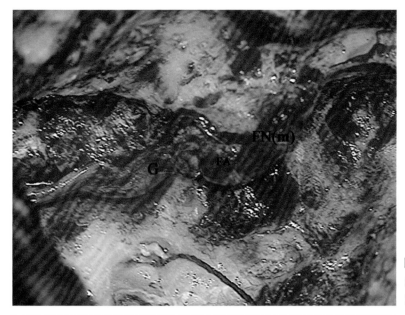

图 5.2.5 面神经乳突段 [FN（m）] 和腓肠神经移植物（G）之间的吻合已完成，吻合口周围用筋膜（FA）包裹

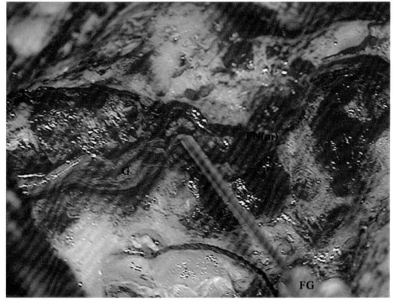

图 5.2.6 用纤维蛋白胶（FG）加固吻合口。FN（m）：面神经乳突段；G：腓肠神经移植物

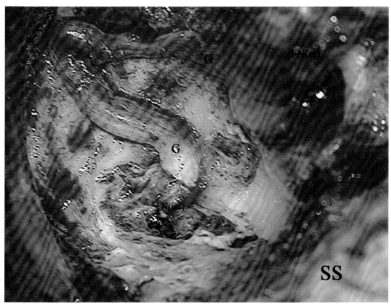

图 5.2.7 腓肠神经移植物（G）和面神经内听道段 [FN（iac）] 之间的吻合已完成。注意两断端的面积和相对位置都完美契合。FN（m）：面神经乳突段；SS：乙状窦

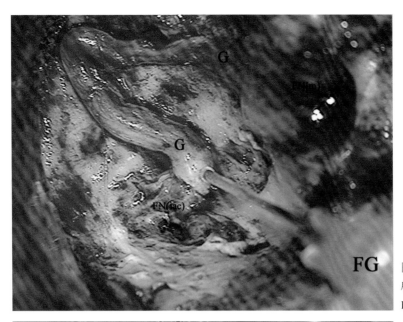

图 5.2.8 纤维蛋白胶（FG）滴注吻合口。G：腓肠神经移植物；FN（iac）：面神经内听道段；FN（m）：面神经乳突段

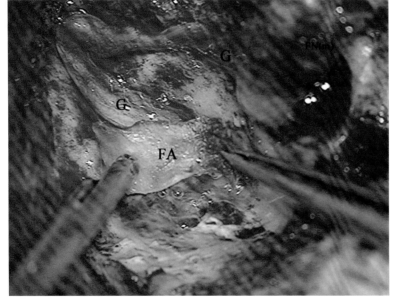

图 5.2.9 用筋膜（FA）覆盖吻合口。G：腓肠神经移植物；FN（m）：面神经乳突段

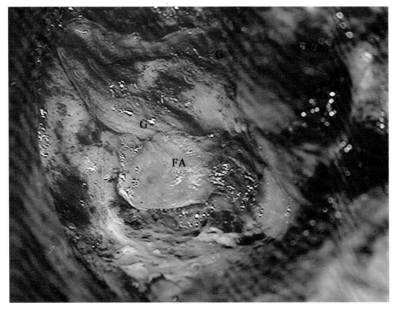

图 5.2.10 吻合完成后的术野。注意腓肠神经移植物呈 S 形（G）倚靠在颞骨上。这样的操作可确保桥接神经的长度远大于单纯连接面神经断端所需的长度，从而可避免吻合口之间的张力。FA：筋膜；FN（m）：面神经乳突段

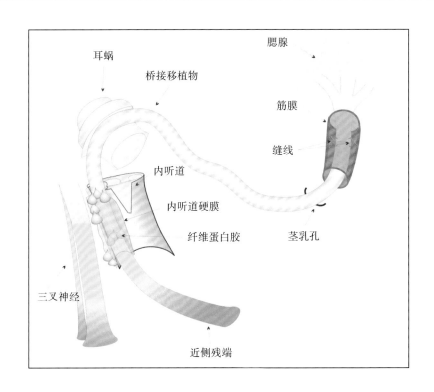

耳蜗

桥接移植物

腮腺

筋膜

缝线

内听道

内听道硬膜

纤维蛋白胶

茎乳孔

三叉神经

近侧残端

图 5.2.11　若远端吻合口位于颞骨外，则用缝合来完成吻合。注意可利用蜗转作为固定移植神经中段的基床

■ 面 – 舌下神经吻合

舌下神经用于面神经重建主要基于以下几点：解剖位置邻近，粗细相仿，功能上同为运动神经且存在一定交互，尤其在吞咽过程中。

舌下神经出舌下神经管后，向后外侧走行，在迷走神经下神经节的后方穿出于颈内动脉和颈内静脉之间。随后行于颈内动脉的表面和二腹肌后腹的深面。在枕动脉后方，其转为向前方的舌体走行，所在层面位于二腹肌后腹肌腱的深面、舌骨大角的上方、舌肌下表面的正上方。在舌肌前界分散为数条分支，支配舌肌肌群。

面 – 舌下神经吻合切口类似于腮腺手术切口（图 5.11），掀起皮瓣，暴露穿出茎乳孔的面神经，并追踪至面神经丛（图 5.12）。随后暴露舌下神经垂直段并追溯至二腹肌后腹深面的水平段。枕动脉从后方跨越舌下神经膝部，应尽可能保留（图 5.13）。然后在神经的最远端将其切断（图 5.14、图 5.15）。将神经与枕动脉的下表面分离，并从血管的下方向后翻转。锐性切断舌

下神经降支。上述最后两个步骤都是为了获取最大游离程度的舌下神经，实现无张力的向上翻转（图 5.16~5.20），于茎乳孔处切断面神经并向下翻转（图 5.21）。

此时可尝试对接两根神经的断端，若无张力则可进行吻合。若存在张力，则可将舌下神经从二腹肌后腹的内侧翻转，由此可显著增加其上翻的长度（图 5.18）。剔除两神经断端的外膜，暴露出神经内表面。吻合操作可在一大块吸收性明胶海绵上进行，用带 8-0 尼龙线的三角针进行缝合（图 5.22）。通常缝合三到四针即足够（图 5.23）。上述两个步骤均需在显微镜下完成。在操作开始阶段取一小片筋膜用以包裹吻合口，并用纤维蛋白胶固定（图 5.24）。

■ 经验与教训

·解剖连续性的修复是重建面神经功能最有效的手段，也是恢复面肌运动的唯一方法。

为实现成功的重建，保有新鲜活力的面神经残端应足够长。

·吻合口张力均可导致吻合口崩裂，为避免其发生，桥接移植的供体神经应略成 S 形弯曲。

为确保供体神经和桥小脑角段面神经近侧残端能有更佳的对接面，供体神经的残端应予以斜行切割。

·切断舌下神经降支，以及将舌下神经从二腹肌后腹的内侧翻转，是获取最大游离程度的舌下神经以实现无张力吻合的两种方法。

·腓肠神经是更适合的供体神经，因为①其横径与面神经相仿；②将其切断造成的感觉功能缺失甚微；③可获得很长的供体神经；④肿瘤切除和移植神经的准备可同时进行。

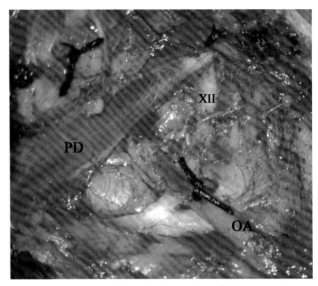

图 5.13　暴露舌下神经（Ⅻ）垂直段并追溯至二腹肌后腹（PD）肌腱深面的水平段。OA：枕动脉

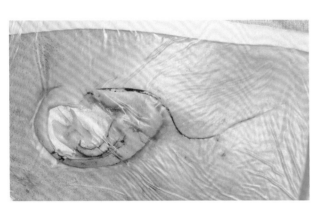

图 5.11　切口类似于腮腺手术切口

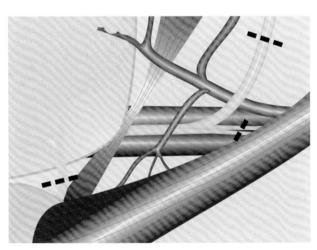

图 5.14　切断舌下神经及其降支的部位

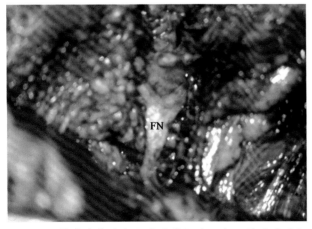

图 5.12　暴露穿出茎乳孔的面神经（FN），并追踪至腮腺内的面神经丛

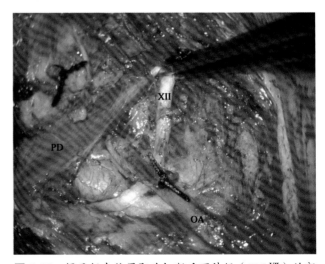

图 5.15　镊子钳夹位置即为切断舌下神经（CN Ⅻ）的部位。PD：二腹肌后腹；OA：枕动脉

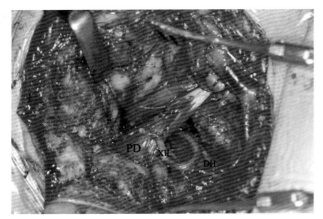

图 5.16 切断舌下神经（ⅩⅡ）的术野。DH：舌下神经降支；PD：二腹肌后腹

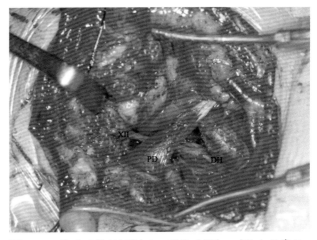

图 5.19 将舌下神经（ⅩⅡ）从二腹肌后腹（PD）的内侧穿行。注意舌下神经降支（DH）造成的张力，可影响吻合口，应将其锐性切断

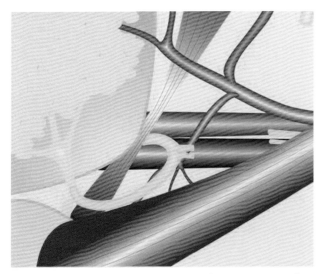

图 5.17 若舌下神经长度足够时，可在二腹肌后腹的外侧进行吻合

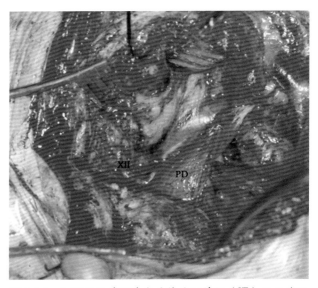

图 5.20 切断舌下神经降支是将舌下神经（ⅩⅡ）从二腹肌后腹（PD）的内侧翻转后进一步显著增加其上翻长度的有效措施

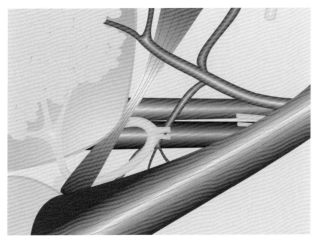

图 5.18 若舌下神经长度较短时，将其从二腹肌后腹的内侧翻转，由此可显著增加其上翻的长度，从而避免吻合口张力

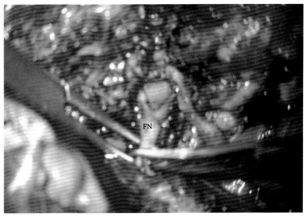

图 5.21 于茎乳孔处切断面神经（FN）

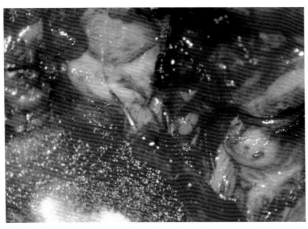

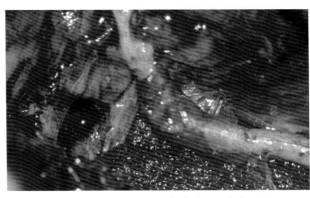

图 5.24 取自开始阶段的一小片筋膜用以包裹吻合口

图 5.22 在一大块吸收性明胶海绵上，用 8-0 尼龙线进行缝合

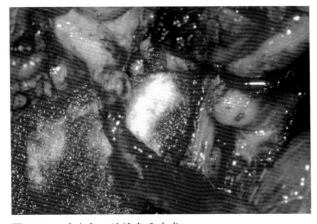

图 5.23 对吻合口的缝合已完成

（译者　唐寅达　李世亭）

面神经是创伤最易累及的脑神经，其损伤包括医源性和社区获得性。创伤可造成各种功能性后遗症，例如角膜干燥，若治疗不当可导致白内障，而其造成的容貌缺陷，使其成为最难处理也是最让人难以接受的病症之一。

面神经的任意一段都可受到各种创伤的累及，不同部位受损的概率取决于创伤的种类。除创伤的部位和类型外，其他需要考量的重要因素包括面神经的确切病理改变、创伤后的症状表现、功能受损的程度，以及需手术者的手术干预时机等。

■ 社区获得性面神经损伤

社区获得性面神经损伤的发生部位可因损伤的类型不同而不同。锐器伤不太可能穿透厚实的颞骨，因此大多造成面神经颞骨外段受损。相反，足够强烈的钝性伤则可导致颞骨骨折，进而造成颞骨内段的面神经损伤。枪击伤可损伤面神经的任意部位，且可形成混合性损伤，具体取决于子弹的方向和速度。

■ 颞骨外段面神经损伤

无论损伤类型是锐器伤还是钝性伤，颞骨外段面神经的损伤通常是最轻微的。该类型中，面神经通常部分受累，局限于1~2个分支。因此，功能受损的程度也是所有面神经损伤中最轻的。处理措施也较为简单且疗效最佳。

当患者一般状况稳定后，就应该转向面神经的治疗。仔细检查患者的面部运动功能以判断损伤部位，对损伤近端行电刺激可发现任何程度的面神经功能缺失。临床判断的结果可通过术中探查伤口辨认面神经断端来验证；此时再次行电刺激，对即时判断神经断端尤为重要。

由于影响神经吻合的两大不利因素为伤口感染和缝合张力，因此接下来的步骤取决于伤口的清洁程度和面神经断端的长度。若伤口未见明显污染，例如锐器切割的伤口，则可进行面神经的一期重建。但若为污染伤口，如面部撕脱伤，识别面神经断端后可予以缝线标记以备后续辨认，随后清洗伤口，修剪裂缘。持续开放伤口引流直至二次愈合。当确定没有污染残留从而排除感染可能后，则可进行面神经重建。之前用作标记而留下的缝线此时对于辨认面神经残端极为有用，因为这一阶段的面神经残端已被生长的肉芽组织覆盖。去除肉芽，并修剪面神经断端。采用一期还是二期重建很大程度上取决于受损面神经残存的长度。如果可实现无张力吻合，则可选择端端吻合技术；反之，则需行桥接移植重建。两种技术都可采用带8-0尼龙线的三角针完成。随后用一小片筋膜包裹缝合口加以保护。

■ 颞骨内面神经损伤

钝性伤

这是最常见的社区获得性面神经损伤类型，且通常伴发于颞骨骨折。由于颞骨本身质地坚韧，因此能引发其骨折的外力通常已足以造成原发性颅脑损伤。因此，面神经损伤只是一系列危及生命的更严重病情中的一部分（图6.1、图6.2）。

早期处理

　　处理面神经损伤之前先进行针对颅脑损伤的大外科/神经外科处理。目前对面神经损伤的重视程度普遍不足，然而，对面神经功能的首次评估应尽早进行，从而能了解面瘫发生的时间。乳突区域的耳后血肿可能是颞骨骨折的最早期征象；大外科/神经外科安排的影像学检查可能会有帮助。颅脑CT一般为常规检查；然而，若患者条件允许，应尽可能同时安排高分辨率薄层颞骨CT。准确判断面瘫发生的时间至关重要，因为后续的

治疗很大程度上需要明确面瘫是即刻还是迟发出现的。

损伤评估

　　一旦患者病情稳定，就应尽早对面神经和颞骨行彻底而详尽的评估。首先应明确面瘫程度，随后完成外耳、中耳和内耳的检查。面瘫、外耳道出血或撕裂、中耳血肿、鼓膜损伤、平衡障碍或眩晕，以及脑脊液鼻漏或耳漏都是提示颞骨骨折的症状和体征。

　　颞骨骨折分为纵向和横向骨折（图6.3、图6.4）。文献中普遍认为颞骨纵向骨折较横向骨折多见，其发生率分别为80%和20%。纵向骨折通常与传导性听力损伤相关，而横向骨折则与感音性听力损伤相关。另据报道，临床上纵向骨折高发，但其中仅20%出现面瘫；横向骨折的发生

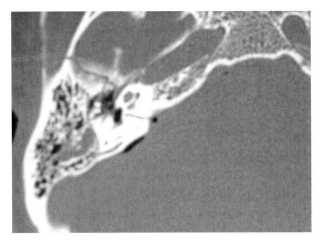

图6.1　一名车祸后颞骨横向骨折的病例

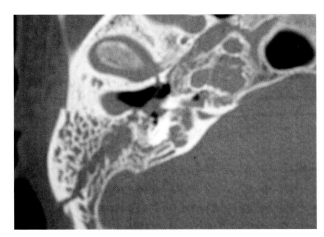

图6.3　一名颞骨纵向骨折病例，其骨折线与岩骨纵轴平行，未穿过面神经

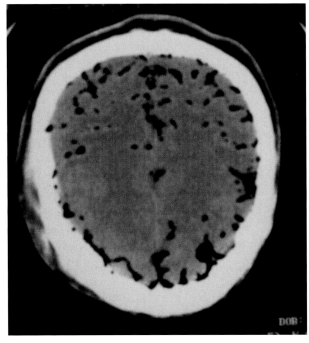

图6.2　患者的脑部MRI显示广泛性气颅

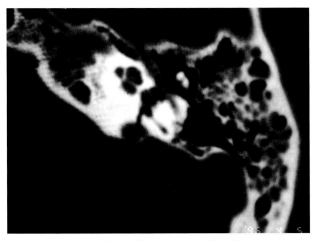

图6.4　颞骨横向骨折，骨折线穿过面神经鼓室段

率虽然不高，但其中 50% 可出现面瘫。纵向骨折的骨折线如同其命名，是沿颞骨长轴分布的；如果累及面神经管，骨折与面神经管长轴平行，几乎不跨越面神经管和神经。相反，颞骨横向骨折在累及面神经管时，几乎总是横穿面神经管和神经的长轴。目前，高分辨率 CT 扫描可以显示骨折引起的颞骨内部结构的细节改变。在实践中，由于大多数骨折是混合性的，因此这样的分类就不那么重要了。怀疑有骨折时，应进行颞骨高分辨率 CT 扫描。如果发现骨折线，应报告所涉及的结构，而不是仅简单地描述骨折线的方向。

颞骨骨折涉及的面神经病理改变可分为三类。第一类也是最常见的一类，是由于水肿或神经实质内出血引起的面神经肿胀，通常表现为迟发的、可发展至完全性的面瘫。然而，大多数患者预后良好，面神经功能可恢复到正常或接近正常。第二种情况，骨折处的碎骨片卡压面神经，导致神经传导中断，此时轴浆运输受阻，最终导致远端缺血；这些患者往往表现为突发性面瘫，可以是部分性或完全性。第三类是面神经断裂，为最严重的损伤类型，表现为即刻的完全性瘫痪，如果不进行手术干预，预后显然会很差。

治疗策略

在进行治疗决策时，我们采用一个非常简单的策略：根据骨折线是否穿过面神经管纵轴来进行分类，并制定相应方案。虽然面瘫发生的时间很重要，但是患者往往很难准确提供这一具体信息。这主要是由于相伴发的昏迷和环境压力转移了患者和急诊医生的注意力，从而忽略了对面神经功能的检查。我们的原则是，骨折线穿过面神经管纵轴的所有病例都要手术，除非可以确定创伤后神经功能依然正常或者面瘫是迟发出现的。相对地，对于那些出现面瘫以及骨折线与面神经管平行的患者，可以采取密切临床观察。但以下两种情况须除外：①在 CT 上发现骨折片卡压面神经；②有明确的外伤后即刻面瘫病史。这些患者应尽早行手术治疗。我们的临床经验提示：对于

骨折线平行于面神经管而采取保守观察的患者，绝大多数都能恢复至Ⅲ级的面神经功能；尽管面神经功能毫无改善的情况非常少见，但建议在随访 6~12 个月后确实无恢复时，应手术探查。

大量文献都强调了通过电生理检测来探查神经变性的重要性。这些文献将神经变性达 90% 作为手术干预与否的分界点，但并没有提供这种划分的依据。我们的早期经验已经注意到，即使是神经变性超过 90% 的患者，其中有很大一部分也能在未经手术治疗的情况下获得良好的面神经功能恢复。因此，我们对上述观点不予采纳。

手术入路的选择

我们根据患者的听力水平选择合适的手术入路。由于大多数患者都有面神经膝状神经节前区域的损伤，因此所选入路都应满足对该区域的暴露。若听力尚可，则可联合颅中窝入路和经乳突入路进行暴露。若听力较差或丧失，则选择经耳蜗入路，以提供最宽广的手术视野。

减压完成后，对面神经的后续处理主要根据损伤的病理类型。卡压面神经的骨片应予以去除；若受卡压处的面神经外膜完好无损，则无须进一步处理。水肿或出血导致的面神经肿胀，常规的减压步骤即已足够，有些人则建议进一步切开神经外膜。如果在手术减压后发现面神经断裂，则应行面神经重建。首先需修剪面神经断端，剪除炎性或纤维化的组织，随后才能进行重建。重建方案选择端端吻合还是桥接移植，取决于残留面神经的可利用长度。如果长度足够，可选择端端吻合；当断端之间存在张力，即使张力非常小，也应采取桥接移植。

穿透伤

另一种不太常见的面神经损伤是颞骨的穿透伤。这种形式的颞骨损伤在临床上并不常见，通常来自头部的枪击。多数情况下病情都比较重。如果患者有幸存活并进入面神经重建阶段，则需要进行个性化的治疗。每一个病例都应进行全面的影像学评估。颞骨薄层 CT 及桥小脑角区的

CT、MRI 检查都必不可少。仔细阅片，以了解面神经损伤的程度、任何相关的脑损伤或脑疝，以及该区域主要累及的血管情况。如果怀疑有血管损伤，应行脑血管造影检查。根据检查结果决定手术方式，往往需要广泛的手术暴露。根据术中的确切发现，制定个体化的面神经处理策略。具体的处理原则与颞骨骨折导致的面神经损伤相一致。

■ 医源性创伤

在我们的专业中，最不幸和最可怕的并发症之一是医源性面神经损伤。损伤可发生在面神经的任何部位，损伤发生的频率取决于病变本身的病理和术者的经验。医源性面神经损伤可发生在三个不同的层面，即颞骨外、颞骨内和硬膜内。

■ 颞骨外医源性损伤

此类面神经损伤最常见于腮腺手术后。在腮腺恶性肿瘤的切除中是否会损伤面神经，或者更确切地说，是否需要切除面神经，应在术前就做好规划。另外，出人意料的是，尽管保留了面神经的所有分支，但患者术后仍可能出现完全性面瘫。当然，最常见的仍然是面神经功能减退，可累及全部分支或局限于一个或多个分支。

腮腺切除术后面神经损伤的治疗方案主要取决两个因素。如果面神经只是功能减退而非完全瘫痪，就必须安抚患者，对其进行随访，因为这些患者绝大多数都可以获得很好的功能恢复。如果是完全性面瘫，那么接下来的处理方案在很大程度上取决于手术医生。如果术者确信手术顺利，面神经主干和所有分支均完整保存，则在该阶段除了对患者进行安抚和临床随访外，不应采取进一步治疗。若经过术后 6~12 个月的随访，面神经功能依然没有改善，则需行手术探查。相反，如果术者心存疑虑，则应重新探查手术区域，明确面神经是否有断裂。应积极地向更有经验的同事寻求意见甚至术中协助。手术探查应尽早进行，

以免延误病情。

一种特殊情况是，就诊的患者已存在面瘫。如果可能，应联系之前的手术医生询问术中情况。否则，最合适的方案是对患者进行为期 6 个月的随访，如果在这期间没有好转，则应探查面神经。

探查所见可包括如下情况：神经水肿但未断裂，神经部分断裂，神经纤维化或神经完全断裂。对于神经水肿，无须特殊处理，仅需重新关闭切口并进行随访。对于部分断裂的神经，处理方案取决于断裂的程度，如果断裂超过神经横截面的 1/3，则应切除受累节段并进行吻合；若断裂范围不到 1/3，则通常有较好的耐受性，预后与桥接移植相仿。当未能及时对面神经进行探查时，可出现面神经受累节段的纤维化；这部分神经已无功能，应予以切除，随后进行重建。对于面神经完全断裂者，需在修整残端后进行神经重建。吻合应实现无张力。若直接端端吻合存在张力，则应行神经桥接移植。用带 8-0 尼龙线的三角针进行缝合，随后可用一片干筋膜予以加固。

■ 颞骨内医源性损伤

此类损伤常见于中耳手术。最常见的术式包括乳突切开术、镫骨手术和耳道成形术。

损伤部位

损伤的位置取决于手术的种类。在乳突切开术中，最常见的损伤部位是面神经第二膝周围。外半规管损伤也常与面神经损伤相伴，这反映了上述两个结构的毗邻关系，也很能体现术者的操作经验。乳突手术中其他不太常见的面神经损伤部位包括二腹肌嵴附近的乳突段下端；这种情况可发生在术者试图识别二腹肌嵴时，或者在狭小的乳突腔内使用过大的磨钻进行面后气房的开放时。当术者在分离中耳胆脂瘤或肉芽组织时，若未注意到鼓室段面神经呈裸露状态，也可造成该段面神经损伤。镫骨手术时也可能损伤鼓室段面神经，这通常发生在此段裸露且遮挡前庭窗时。另外，当面神经走行存在变异时可被误认为黏膜

皱褶而被切断。面神经的下段是耳道成形术常见的损伤部位。如第 1 章所述，此段面神经可能位于鼓环的前方，导致磨外耳道壁时受到直接损伤。由于位置紧邻，损伤也可来自磨钻的热传导。

除了上述情况，还存在面神经走行的变异，这使得面神经的任意节段都易于发生损伤。当患者存在其他先天性畸形或典型特征，尤其是发生在头部和外耳区域时，应警惕面神经变异的存在；此时应行术前 CT 以减少损伤发生。若 CT 检查后仍不明确，可利用术中面神经监测来配合精细操作。孤立的面神经变异极为罕见，通常伴有较高的面神经损伤率。

治疗策略

应在手术结束后即刻评估面神经状态，局麻手术者在伤口包扎后进行，全麻手术者则在麻醉苏醒时进行。该步骤非常重要，即使是最有经验的医生也不应忽略，因为这类医源性面瘫的治疗在很大程度上取决于其发病时间。迟发性面瘫时有发生，主要由缓慢发展的水肿压迫了受损的面神经引起。造成水肿的可能原因包括对面神经裸露段（通常是鼓室段）的操作，或者是由于在面神经附近进行磨钻操作时未予以充分的生理盐水冲洗而出现的热损伤所致。

有种情况可能会困扰术者，即由手术开始阶段麻醉剂浸润导致的术后面瘫，尤其见于复杂的乳突手术中，当肉芽组织丰富而视野不清时容易发生。当面神经的全部分支均表现为相同程度的非完全性麻痹时，即需要考虑上述情况。几个小时的观察足以明确这一问题。如果在这几个小时内（所用麻醉剂的预期作用时间）面神经功能没有开始改善，则说明这种情况不是由药物浸润引起的，很可能源于手术造成的神经损伤。为避免这种困境，浸润性麻醉剂的浸润深度不应低于乳突尖层面，此处是面神经主干出茎乳孔之处；另外，对外耳道后下象限的浸润也应控制在最低程度。麻醉剂浸润 2min 后，在手术铺巾之前必须再次检查面神经功能。

对这些情况的处理方案取决于几个因素。首先是面瘫发生的时间。若在出现面瘫前曾有一段时间神经功能正常，那么如上所述，面瘫很可能是水肿所致。此时只需对患者安抚并定期随访；绝大多数都会好转。然而，若面神经功能在术后即刻受损，下一步处理将由术者决定。如果术者确信术中未曾损伤面神经，那么此时的面神经功能减退可能是由于麻醉剂浸润或上述的水肿所致，处理方法同前述。如果术者心存疑虑，则应探查乳突腔以明确面神经是否完整。当面神经证实完好无损，则不采取其他措施，只需进行与迟发性面瘫一样的随访；若面神经确实受损，处理方案则取决于损伤的程度。对损伤面积不到 1/3 横截面者，可不进行处理，也可取纵劈后的移植神经进行桥接修复；对损伤超过 1/3 横截面积者，切除受累节段并予以重建是更好的方案。神经完全断裂者，显然需进行重建。

我们再次强调，当出现任何疑问时，外科医生决不可盲目自大，应该向经验更为丰富的同事咨询或寻求术中援助。无论是探查切口还是等待随访，不及时请教都可能导致进一步的损害。面瘫发生很久后才来就诊的病例通常更难处理，因为存在大量的肉芽和纤维化组织。这些病例需首先进行冠状位和轴位的薄层 CT 扫描进行影像学评估。面神经管的骨性缺损很可能提示损伤的位置。随后可进行乳突腔的探查。小心剔除肉芽组织，注意不要增加新的创伤，然后再对面神经进行仔细的检查。应强调的是，有时会发现多处损伤，因此，应对原手术涉及的所有面神经节段进行充分的显露和探查。其中所能看到的病理变化，包括单纯的面神经水肿，到部分甚至完全面神经断裂，也可能会遇到由于长期缺血或神经断裂后再生时发生的纤维化。这些情况的处理原则同上文所述。

面神经硬膜内部分的医源性损伤通常见于颅后窝肿瘤术中。我们将在其他章节详细讨论各种病变下对面神经损伤的相应处理。

■ 临床病例

■ 病例1（图6.1.1~6.1.12）

对一例颞骨纵向骨折患者行右侧经乳突面神经减压术。

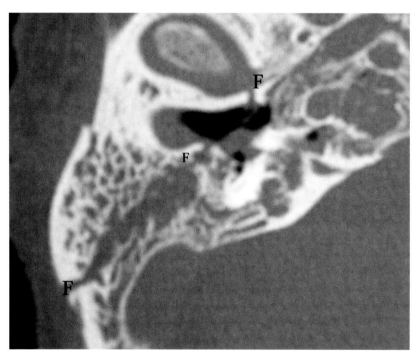

图6.1.1 一名36岁男子在头部外伤后立即出现面瘫。轴位CT显示一条骨折线（F-F-F）平行于面神经乳突段

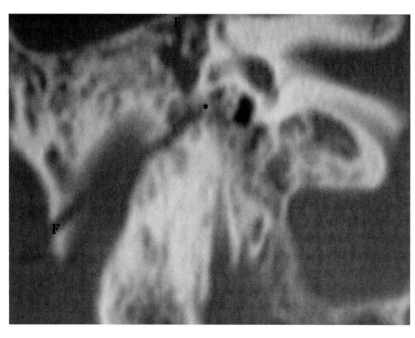

图6.1.2 该患者的冠状位CT显示一条可疑的骨折线，到达面神经膝部，但未穿过它（F到*），然后弯向上方。接诊的医生决定对患者进行随访。伤后6个月，面神经功能未见改善，患者转诊至我们中心。因为听力未受损，故拟采用经乳突入路进行手术探查

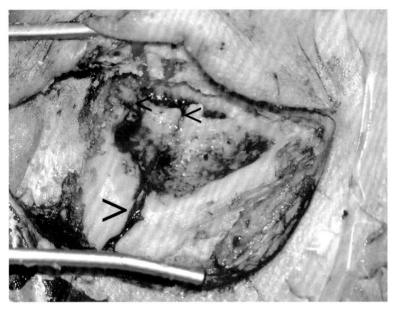

图 6.1.3　开始行乳突切开术。注意骨折线（箭头标记处）

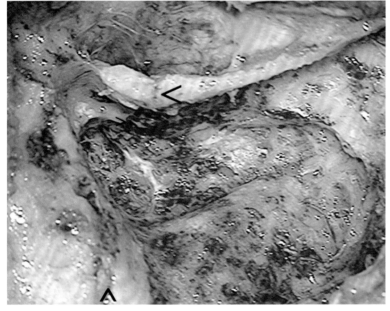

图 6.1.4　乳突切开术已完成。注意骨折线穿过颅中窝脑板（∧），然后到达外耳道后壁，恰位于面神经膝部外侧（＞到＜）。

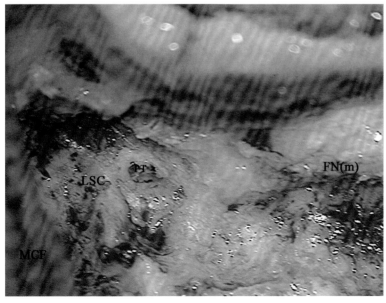

图 6.1.5　已开始对面神经乳突段 [FN（m）] 轮廓化。开始行后鼓室开放术，以暴露可疑的面神经受累区域。FN（m）：面神经乳突段；LSC：外半规管；PT：后鼓室开放；MCF：颅中窝

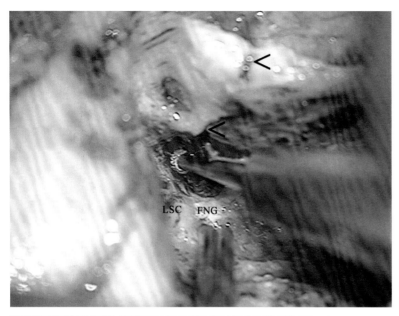

图 6.1.6 进一步扩大鼓室开放的范围，正在磨除鼓室段的面神经管。LSC：外半规管；FNG：面神经膝部；＜到＜：骨折线

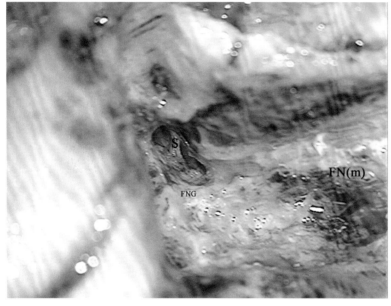

图 6.1.7 面神经管的骨性减压基本完成；面神经膝部（FNG）围成的凹陷处骨质有待磨除。FN（m）：面神经乳突段；S：镫骨

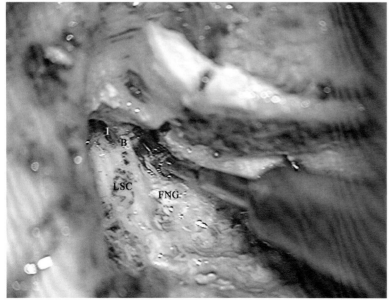

图 6.1.8 使用金刚砂钻头非常仔细地磨除面神经膝部（FNG）围成的凹陷处骨质。与图 6.1.7 对比，可以理解此步骤所用磨钻的大小，应选用鼓室开放术中以不接触镫骨为前提下的最大尺寸。注意保留拱柱（B）以防止鼓室开放术时磨钻对砧骨（I）的损伤。LSC：外半规管

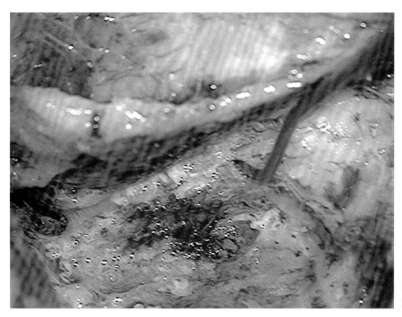

图 6.1.9 轮廓化面神经后，取下所有骨片，完成面神经管减压术

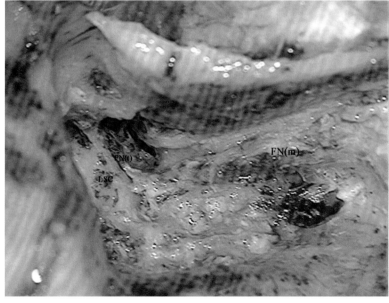

图 6.1.10 已完成面神经乳突段 [FN（m）] 和鼓室段 [FN（t）] 的减压。请注意，面神经完好无损。LSC：外半规管

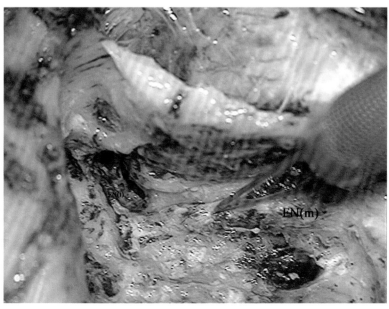

图 6.1.11 用尖刀切开面神经外膜，以减轻水肿造成的张力。FN（m）：面神经乳突段；FN（t）：面神经鼓室段

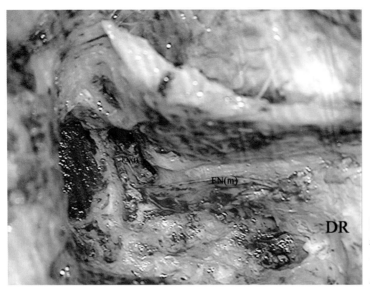

图 6.1.12 减压后的术野。注意切开外膜处膨出的神经，这印证了水肿是导致面瘫的因素。FN（m）：面神经乳突段；FN（t）：面神经鼓室段；DR：二腹肌嵴

■ 病例 2（图 6.2.1~6.2.14）

对一例颞骨横向骨折患者行右侧经耳囊面神经减压术。

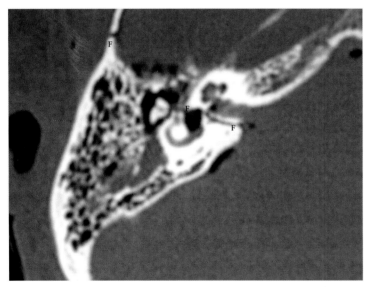

图 6.2.1 这名 30 岁男子在头部外伤后有即刻面瘫的病史。轴位 CT 扫描显示一条横穿面神经鼓室段并累及内听道后壁的骨折线（F-F-F）

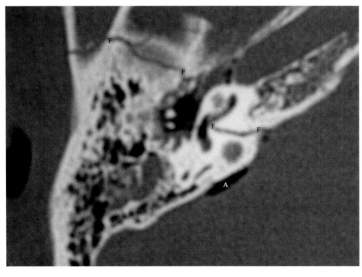

图 6.2.2 该层面显示骨折线穿过迷路（F-F）。因为患者已经耳聋，所以计划采用经耳囊/经耳蜗入路来探查神经。A：气颅

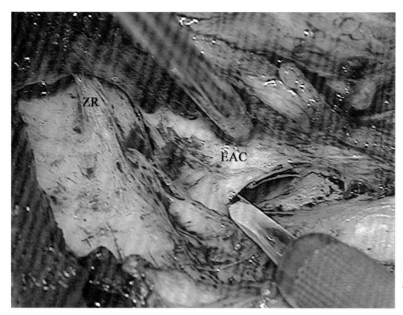

图 6.2.3 切开并提起皮瓣后，锐性切开外耳道（EAC）皮肤，以进行盲囊闭合。ZR：颧突根部

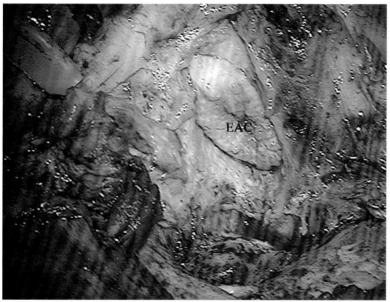

图 6.2.4 将外耳道（EAC）皮肤从外耳道软骨上分离出来并外翻，已完成外耳道盲囊闭合

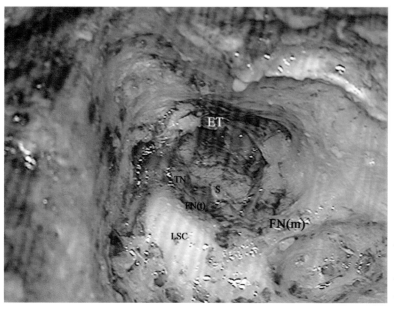

图 6.2.5 已行扩大的开放式乳突切开术，暴露出面神经乳突段 [FN（m）] 和鼓室段 [FN（t）]。注意鼓室段近端的肿胀，这是一个创伤性神经纤维瘤（TN）。S：镫骨；ET：咽鼓管；LSC：外半规管

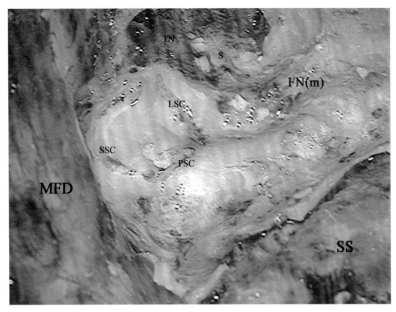

图 6.2.6　进一步轮廓化面神经 [FN（m）]，并开放半规管。注意迷路组织在管内呈纤维化。LSC：外半规管；SSC：上半规管；PSC：后半规管；TN：创伤性神经纤维瘤；S：镫骨；MFD：颅中窝硬脑膜；SS：乙状窦

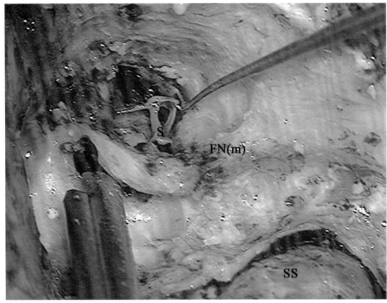

图 6.2.7　前庭（V）已被打开，并去除镫骨（S），以便于进一步轮廓化面神经鼓室段。FN（m）：面神经乳突段；SS：乙状窦

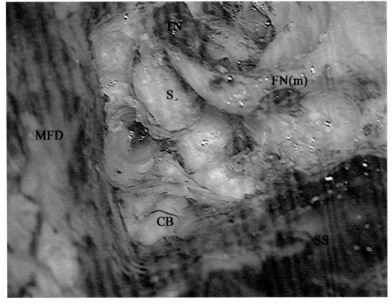

图 6.2.8　内听道已被轮廓化，内听道后壁骨片（S）上可见 CT 显示的骨折线。注意窦脑膜角区存在颅后窝硬脑膜的缺损，经此可见小脑（CB）。FN（m）：面神经乳突段；TN：创伤性神经纤维瘤；MFD：颅中窝硬脑膜；SS：乙状窦

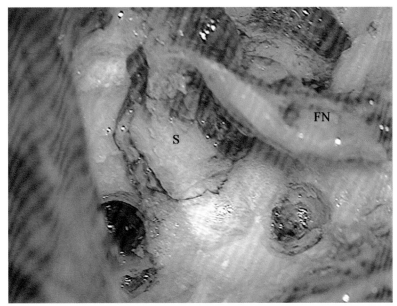

图 6.2.9　在高倍镜下可以清楚看到内听道后壁的骨折线。S：骨片；FN：面神经

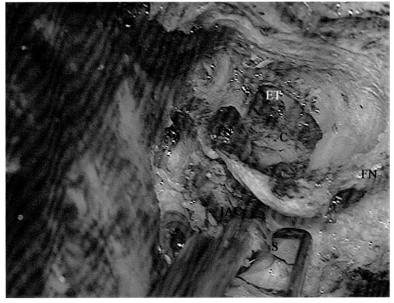

图 6.2.10　去除覆盖内听道（IAC）的骨片（S），检查内听道内面神经的完整性。ET：咽鼓管；C：耳蜗；TN：创伤性神经纤维瘤；FN：面神经

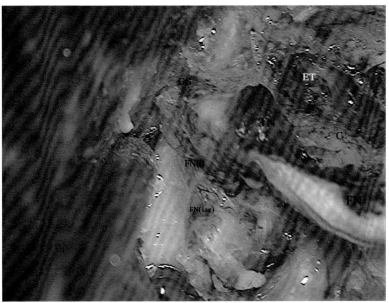

图 6.2.11　面神经的膝状神经节（GG）、迷路段 [FN（1）] 和内听道段 [FN（iac）] 均已暴露，神经完好。TN：创伤性神经纤维瘤；C：耳蜗；ET：咽鼓管；FN：面神经

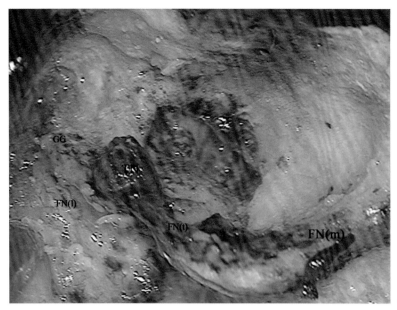

图 6.2.12 在高倍镜下，可见位于创伤性神经纤维瘤（TN）远端的面神经鼓室段 [FN（t）] 变得纤细。GG：膝状神经节；FN（m）：面神经乳突段；FN（l）：面神经迷路段

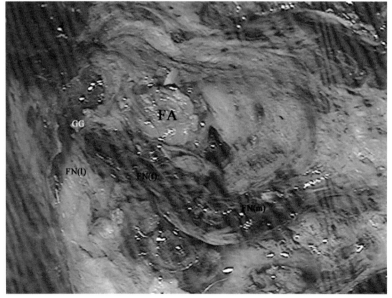

图 6.2.13 创伤性神经纤维瘤已与面神经鼓室段 [FN（t）] 分离，尽管后者受压，但尚完好。FN（m）：面神经乳突段；GG：膝状神经节；FN（l）：面神经迷路段；FA：封闭咽鼓管的筋膜

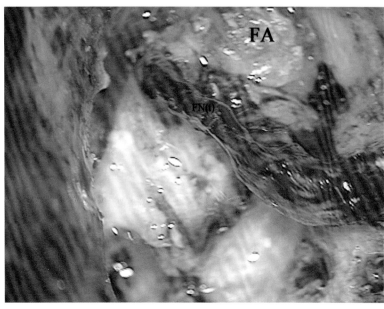

图 6.2.14 高倍镜下观察面神经鼓室段 [FN（t）] 的完整性。FA：筋膜

■ **病例 3（图 6.3.1~6.3.19）**
对一例颞骨横向骨折患者行右侧经耳蜗面神经减压术并行吻合术。

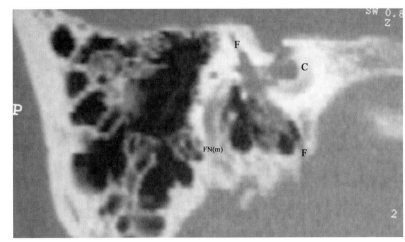

图 6.3.1 矢状位 CT 重建显示颞骨骨折（F-F）穿透面神经鼓室段。患者在外伤后立即出现完全性面瘫，距术前已有 4 个月时间。FN（m）：面神经乳突段；C：耳蜗

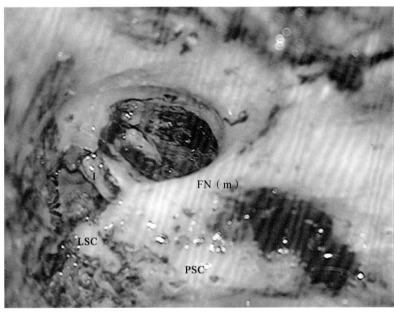

图 6.3.2 已显露面神经乳突段 [FN（m）]。注意骨折线（>）穿过砧骨（I）外侧的外耳道上壁。LSC：外半规管；PSC：后半规管

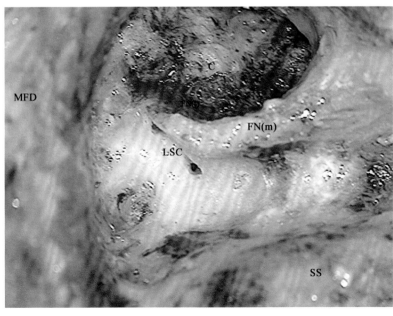

图 6.3.3 进一步轮廓化面神经乳突段 [FN（m）] 和鼓室段 [FN（t）]。外半规管（LSC）已开放。C：耳蜗；SS：乙状窦；MFD：颅中窝硬脑膜

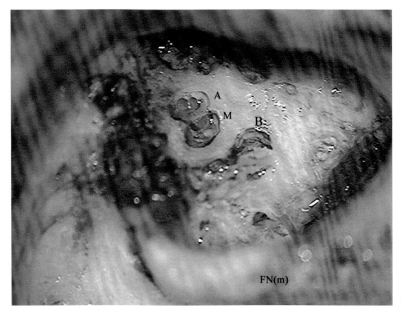

图 6.3.4 耳蜗已经打开,可见耳蜗的底转(B)、中转（M）和顶转（A）。FN（m）：面神经乳突段

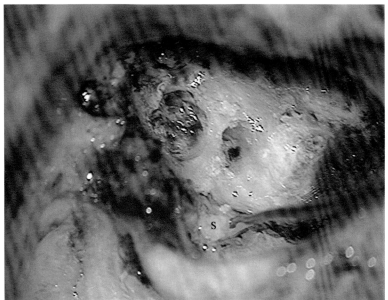

图 6.3.5 正在去除碎骨片（S），其前方可见骨折线

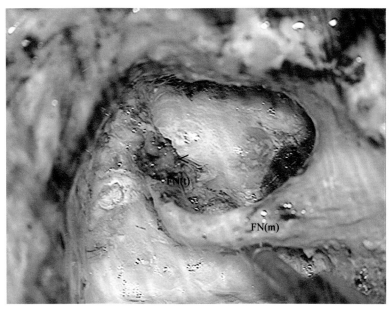

图 6.3.6 已切除耳蜗，轮廓化面神经乳突段 [FN（m）] 和鼓室段 [FN（t）]。注意鼓室段的肉芽组织（<），提示面神经损伤可能发生在此处

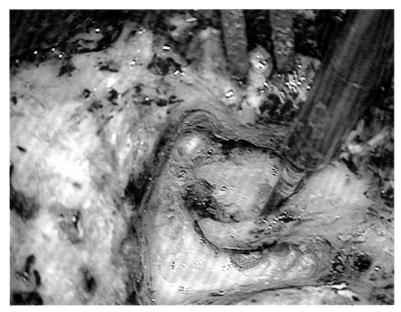

图 6.3.7　小心磨除颈静脉球和内听道之间的骨质。应特别注意防止钻杆接触已轮廓化的面神经

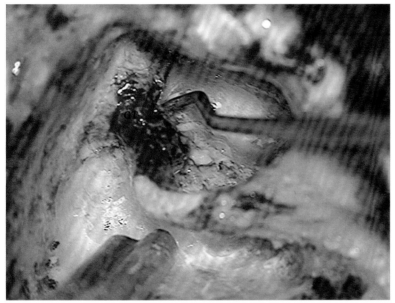

图 6.3.8　去除位于面神经鼓室段的肉芽组织（GT），以进一步检查其覆盖下的面神经

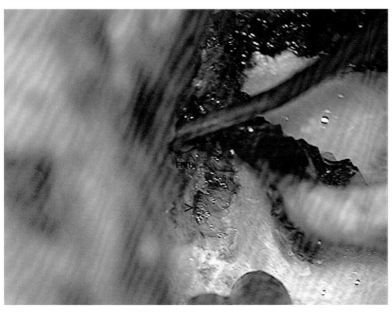

图 6.3.9　去除覆盖面神经迷路段 [FN（1）] 的碎骨片。可见骨折线穿越内听道（＞）

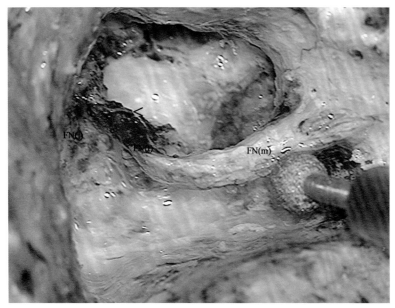

图 6.3.10　用一个大号的金刚砂钻头将面神经表面的骨质进一步打薄呈透明化。FN（m）：面神经乳突段；FN（t）：面神经鼓室段；FN（l）：面神经迷路段；<：肉芽组织

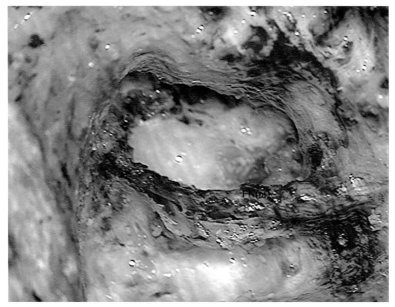

图 6.3.11　已完成面神经减压，可见鼓室段近端（>）呈纤维化。FN（m）：面神经乳突段

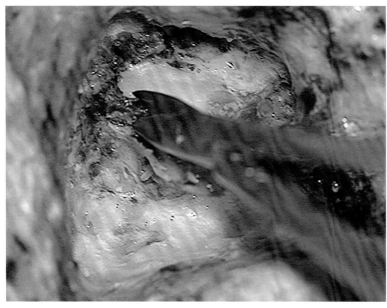

图 6.3.12　锐性切除面神经纤维化的部分

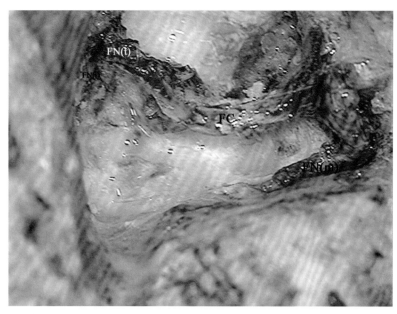

图 6.3.13 面神经乳突段 [FN（m）] 被改道。
FC：面神经管；FN（t）：面神经鼓室段；
FN（l）：面神经迷路段

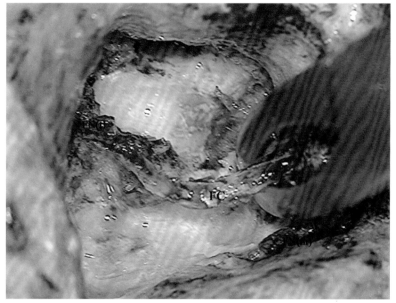

图 6.3.14 咬骨钳咬除面神经管（FC）。
FN（m）：面神经乳突段；FN（t）：面神经
鼓室段

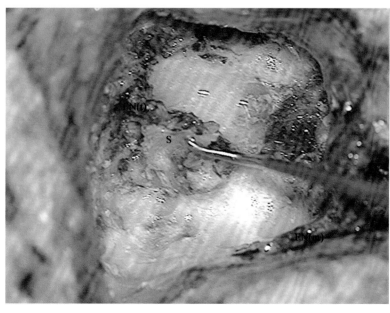

图 6.3.15 去除接触内听道的碎骨片（S）。
FN（t）：面神经鼓室段；FN（m）：面神经
乳突段

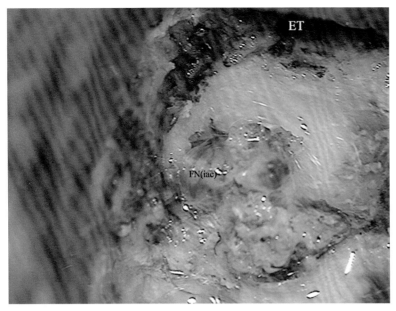

图 6.3.16　充分轮廓化内听道，可见其内的面神经 [FN（iac）]。ET：咽鼓管

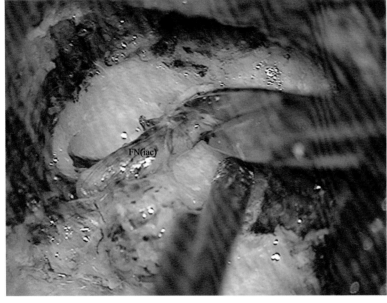

图 6.3.17　修剪内听道内的面神经残端 [FN（iac）]，准备桥接移植

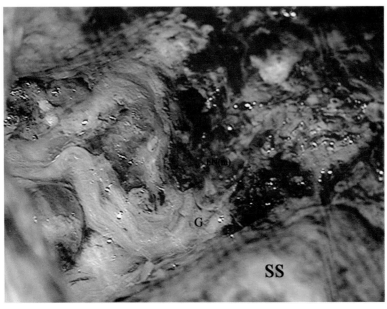

图 6.3.18　腓肠神经移植物（G）与面神经乳突段 [FN（m）] 的吻合已完成。SS：乙状窦

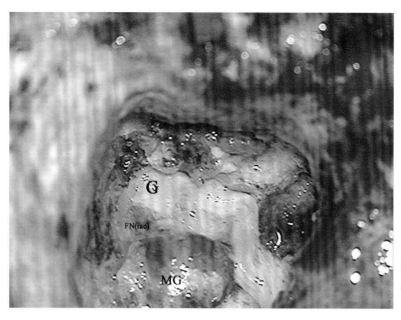

图 6.3.19　面神经内听道段 [FN（iac）] 与腓肠神经移植物（G）的吻合已完成，用小肌块（MG）封堵内听道缺损

■ **病例 4（图 6.4.1~6.4.5）**

对一例医源性乳突段面神经损伤患者行左侧经乳突面神经减压并行桥接移植。

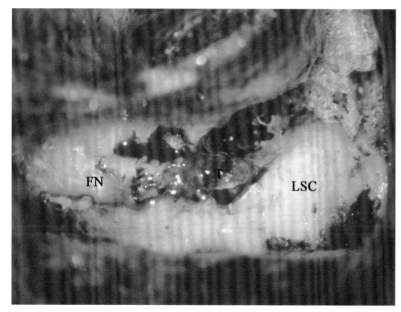

图 6.4.1　该 35 岁男性患者鼓室成形术后即刻出现面瘫，3 周后来就诊。图片显示面瘫的原因是面神经乳突段（FN）上 1/3 处的医源性损伤（T）。LSC：外半规管

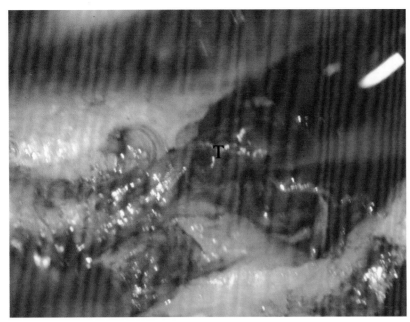

图 6.4.2　对面神经乳突段、第二膝和鼓室段远端进行了减压。经探查，损伤处（T）面神经缺失的厚度已超过一半

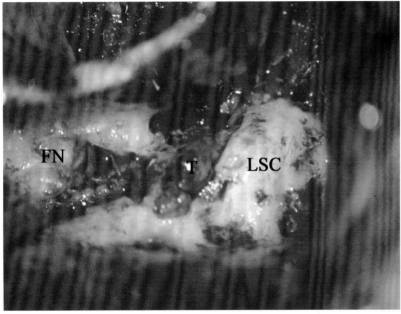

图 6.4.3　切除损伤处（T）的神经并修整残端。FN：面神经远侧残端；LSC：外半规管

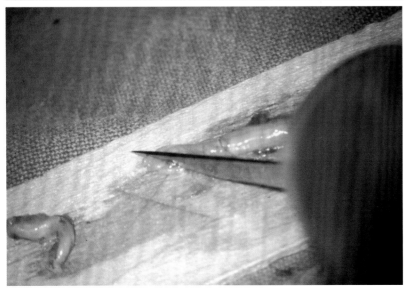

图 6.4.4　准备腓肠神经行桥接移植

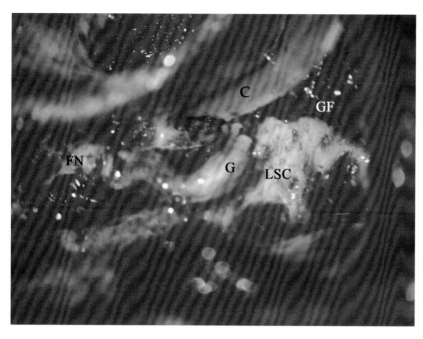

图 6.4.5　面神经残端（FN）与腓肠神经（G）的吻合已完成。软骨袖套（C）包裹可防止吻合口受损，并用吸收性明胶海绵（GF）加固。LSC：外半规管

■ **病例 5（图 6.5.1~6.5.9）**

对一例医源性右侧迷路段损伤患者行面神经重建。

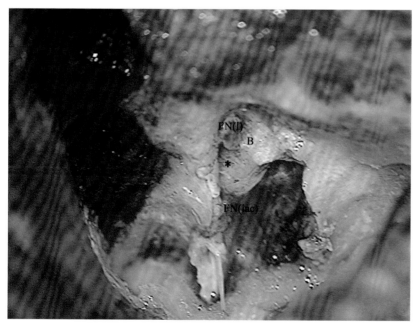

图 6.5.1　在此例中，面神经受损部位为 Bill 嵴前方，位于迷路段 [FN（1）] 和内听道段 [FN（iac）] 之间。*：面神经受损部位。损伤的具体原因是对内听道底的错误轮廓化

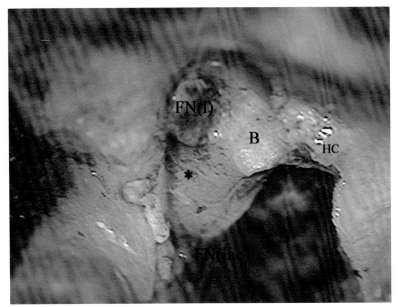

图 6.5.2　高倍镜下可更清楚地显示失误之处。在轮廓化内听道底时，术者本应在内听道后表面辨认 Bill 嵴（B）和水平嵴（HC）之间的上壶腹神经，但却太靠前上方，误将面神经迷路段 [FN（l）] 当成了上壶腹神经从而将其损伤。FN（iac）：面神经内听道段；*：面神经受损处

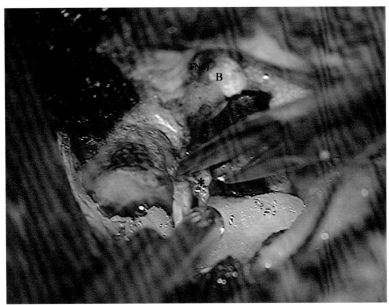

图 6.5.3　修整面神经远侧残端 [FN（l）]，近侧残端（*）予以锐性修剪以准备桥接移植。B：Bill 嵴

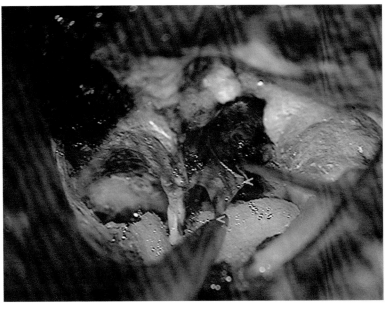

图 6.5.4　面神经近侧残端已行锐性修剪（>至 >）

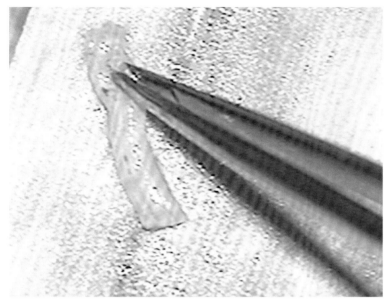

图 6.5.5 准备好适当长度的腓肠神经用于桥接移植

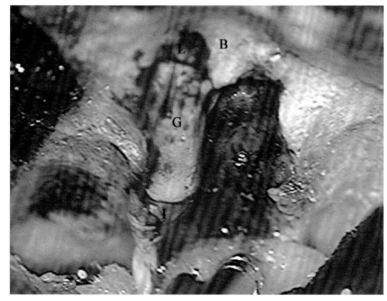

图 6.5.6 已行桥接移植。腓肠神经移植物（G）与面神经迷路端（L）和内听道端（I）完美接合。B：Bill 嵴

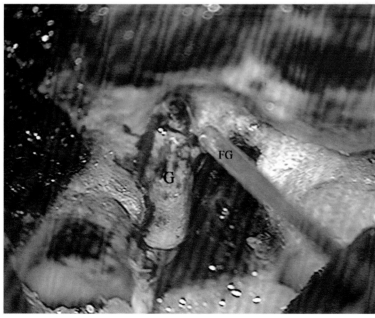

图 6.5.7 滴注纤维蛋白胶（FG）以固定移植的神经（G）

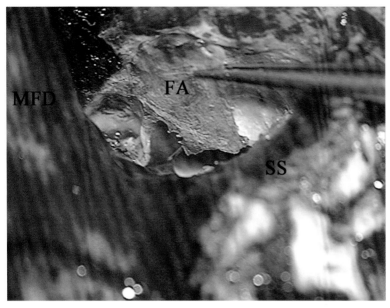

图 6.5.8　在吻合口用一块筋膜（FA）加固。SS：乙状窦；MFD：颅中窝硬脑膜

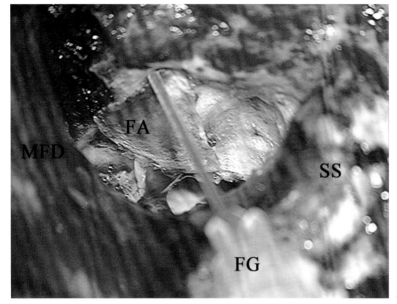

图 6.5.9　将纤维蛋白胶（FG）滴注在筋膜（FA）上，以进一步加固吻合口。SS：乙状窦；MFD：颅中窝硬脑膜

■ 经验与教训

· 须首先稳定患者的一般情况，优先处理危及生命的病情和创伤，随后才考虑面神经重建。

· 根据我们的经验，神经变性的比例与面神经的功能恢复无关，我们不将此作为治疗决策的依据。

· 面瘫出现的时间究竟是即刻还是迟发意义重大，应详细询问相关病史。因为对于迟发性面瘫，观察随访即是处理方案。

· 只要怀疑颞骨骨折，就应该行颞骨高分辨率 CT。与面神经平行的骨折线多见于纵向骨折，无须手术探查。相反，穿过面神经的骨折线多见于横向骨折，若存在面瘫，则应尽快行手术探查。

· CT 发现碎骨片卡压面神经，是进行面神经探查以取出碎骨片的指征。

· 在减压术中，面神经水肿可通过单纯减压术获得满意疗效。若发现面神经断裂或纤维化，则应修剪面神经断端，剪除炎性或纤维化的组织，随后再进行重建。

·若在术后出现面瘫，下一步的处理方案取决于手术医生。如果术者确定神经未受损，则可采取随访策略；如果术者心存疑虑，则应交由更资深的上级医生进行手术探查。

·在医源性面神经损伤中，对损伤超过横截面积 1/3 者，治疗方案为切除受累节段并予以神经重建。

（译者　赵　华　朱　晋）

第7章
面神经肿瘤

颅底肿瘤与面神经密切相关，是颅底手术中的常见问题。实际上，成功进行颅底手术的基础之一就是具备处理面神经的能力。然而，面神经肿瘤包绕或侵犯面神经的情况并不常见。根据我们的经验，在笔者所在中心进行的1500例颅底肿瘤手术中，只有40例面神经肿瘤，占2.7%。

在大多数情况下，影响面神经的肿瘤是神经鞘瘤。在我们的病例中，神经鞘瘤占72%；占第二位的是血管瘤，为18%；其次是脑膜瘤和神经纤维瘤，分别占5%。其他病理类型，例如副神经节瘤和神经母细胞瘤很少见，通常在文献中以病例报道的形式出现。

面神经肿瘤的解剖位置取决于其组织学（图7.1~7.3）。神经鞘瘤可起源于从桥小脑角（CPA）到腮腺内段的面神经全程。在大多数情况下，肿瘤累及面神经的多个节段。面神经的颞骨内段是最常见的受累部位。但是不同文献关于面神经各节段受累率的报道并不一致。最常见的受累部位是膝状神经节，文献报道的发生率为50%~75%，其次是第一和第二段，受累率几乎相同。也有一些病例报道认为肿瘤完全起源于面神经分支，包括岩浅大神经、鼓索神经和镫骨肌神经。在极少数情况下，面神经肿瘤可能起源于中间神经。

在我们的病例中，膝状神经节是最常见的受累部位，其次是第一节段和第二节段，比例相同。第三段占32%，位列第三；再次是内听道段，占25%。桥小脑角和腮腺内段最少受累，均占10%。

面神经瘤可从起源部位延伸到相邻区域。迷路段的肿瘤可侵犯至颅中窝，第二段和第三段的肿瘤

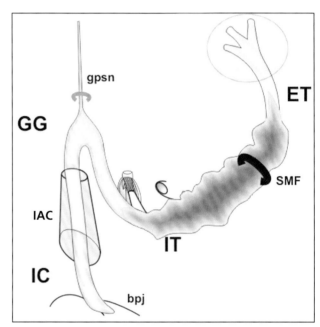

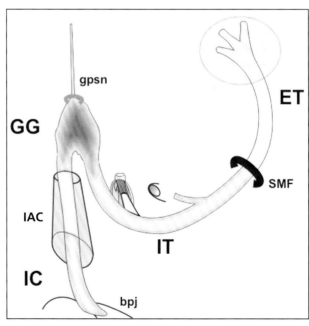

图7.1 肿瘤可能累及面神经的部位。GG：膝状神经节；ET：颞骨外；IAC：内听道；IC：脑池内；IT：颞骨内；SMF：茎乳孔；bpj：延髓脑桥交界；gpsn：岩浅大神经

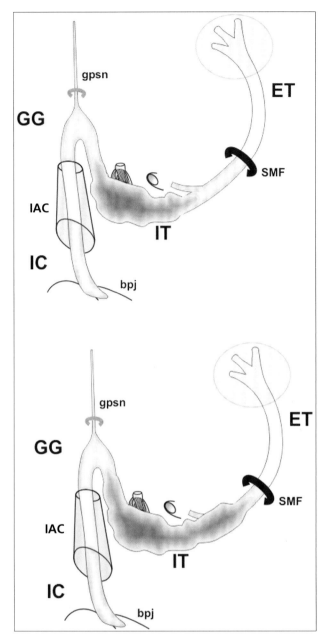

图 7.2　肿瘤可能累及面神经的部位。GG：膝状神经节；ET：颞骨外；IAC：内听道；IC：脑池内；IT：颞骨内；SMF：茎乳孔；bpj：延髓脑桥交界；gpsn：岩浅大神经

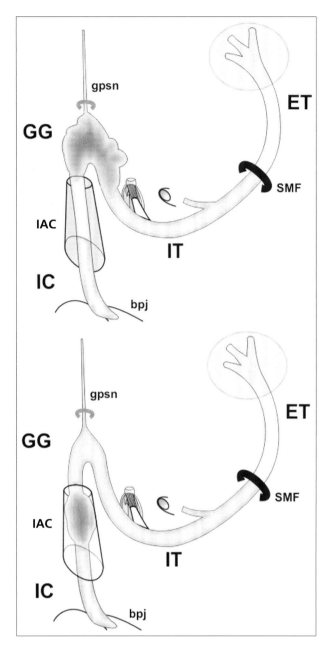

图 7.3　肿瘤可能累及面神经的部位。GG：膝状神经节；ET：颞骨外；IAC：内听道；IC：脑池内；IT：颞骨内；SMF：茎乳孔；bpj：延髓脑桥交界；gpsn：岩浅大神经

可延伸到中耳腔，膝状神经节的肿瘤可延伸到颅中窝和中耳。从四个节段中任一节段起源的肿瘤均可侵蚀迷路。当然，面神经桥小脑角段的肿瘤可表现为颅后窝病变，与前庭神经鞘瘤难以区分。

　　面神经血管瘤起源于沿面神经分布的血管丛区域。大多数血管瘤起源于膝状神经节。从那里，它们可向近端有限地累及迷路段，但向远端不会超出匙突处的鼓室段。内听道内起源的血管瘤比

膝状神经节起源者少见，虽然距离相近，但并不向迷路段和膝状神经节延伸。内听道血管瘤除了起源于面神经外，也有起自前庭上神经或前庭下神经的病例报道。随着体积的增大，血管瘤往往会引起神经周围的破坏性反应，从而使起源部位显得模糊不清。该肿瘤在面神经上的另一个相对少见的起源部位是面神经第三段发出鼓索神经处。血管瘤往往引起早期症状，因此通常在肿瘤还很

小时就被发现。尽管如此，仍有侵蚀中耳和迷路的病例报道。

面神经脑膜瘤起源于膝状神经节，根据肿瘤的生长时间和大小，可向近端延伸至面神经迷路段，向远端延伸至鼓室段。

神经纤维瘤更倾向于累及面神经乳突段和颞骨外段。大多数面神经纤维瘤是 I 型神经纤维瘤病的一部分。

临床症状

面神经肿瘤的症状可分为面神经相关症状、听力和平衡相关症状，以及其他散发症状。绝大多数患者的症状与面神经有关。其中，超过 3 周、缓慢进展的面瘫被认为是面神经肿瘤最常见和最典型的表现。其他需怀疑面神经肿瘤的面瘫类型是波动性面瘫和静息状态轻瘫，且持续数月无好转。虽然突发性和完全性面瘫通常被诊断为 Bell 麻痹，但文献中报道的以此为表现的面神经肿瘤发生率为 10%~25%。鉴于症状的多样性，所有面瘫病例均有排除肿瘤性病因的必要性。另一种少见表现是面部抽搐或面肌痉挛。干眼症和口干症也有零星报道。

听力和平衡相关的问题是第二常见的一组症状。听力下降可以是传导性或感音性的，这取决于肿瘤的位置和大小。膝状神经节和面神经第二、第三节段的肿瘤可延伸至中耳，扰乱听觉传导机制。另外，它们也会侵蚀耳蜗，导致感音性耳聋。颅内部分的面神经肿瘤（内听道段和桥小脑角段）则通常导致蜗后型感音性耳聋。由于无法从影像学鉴别颅内部分的面神经肿瘤和前庭神经鞘瘤，所以症状出现的先后顺序有时可提供线索。一般来说，颅内段面神经的神经鞘瘤听力下降晚于面瘫出现，而内听道内血管瘤，其表现与那些存在内听道和（或）桥小脑角占位的前庭神经鞘瘤相类似，表现为蜗后型听力下降。10%~20% 的患者伴有耳鸣和眩晕。少数患者可能仅有耳鸣和眩晕表现，如果不加以考虑，就会延误治疗。

5%~10% 的患者存在耳痛和耳漏。当肿瘤起源于面神经颞骨外段，或起源于颞骨内段的远端并生长至颞骨外时，可表现为腮腺肿块。由于失去了颞骨内骨性管道的限制，在这些情况下，肿瘤可自由生长而不出现面瘫症状。当起源于膝状神经节或面神经鼓室段的肿瘤累及中耳时，可在检查中发现鼓膜后肿块。在早期，这种肿块呈粉红色，从上鼓室延伸至完好的鼓膜后方。另一种情况是，来源于面神经第三段的肿瘤可侵蚀鼓骨，并通过乳突后壁突入外耳道（图 7.4）。

诊 断

面神经的拓扑诊断试验

拓扑诊断指通过检测各种面神经功能来预判

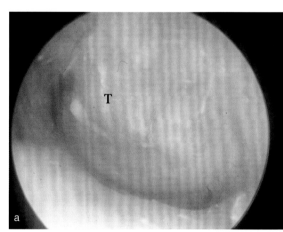

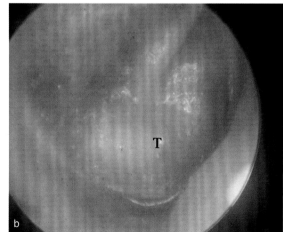

图 7.4 a. 面神经肿瘤的典型耳内镜下表现，从上鼓室延伸而来的鼓膜后肿块（T）。b. 该面神经肿瘤侵蚀面神经乳突段并进入鼓室，可见从后壁下部延伸而来的鼓膜后肿块（T）

面神经损伤的部位。最常见的例子是 Schirmer 泪液分泌试验、镫骨肌反射和唾液分泌试验。这些试验耗时，且给患者带来了诸多不便，而检测结果与实际损伤部位关系不大。因此，这些试验已被广泛弃用。电生理检测的效用在面神经肿瘤中的应用一直受到许多学者的质疑。在实践中，我们也并不依赖这些检测来诊断或处理面神经病变。

■ 听力学检查

应对每名患者进行完整的听力评估，包括纯音听阈图、言语识别评分和脑干诱发电位。虽然结果无特异性，对诊断没有太多帮助，但了解患者的听力状况对手术入路的规划很重要。

■ 影像学检查

面神经肿瘤的最终诊断取决于肿瘤的影像学表现。为此，需进行 CT 和 MRI 检查。两者互补，是充分评估肿瘤的大小和范围所必需的检查手段。

CT

CT 可显示面神经肿瘤引起的骨性管道的扩张和侵蚀。因此，CT 是检查面神经颞骨内段的理想手段（图 7.5 ~7.12）。

根据骨质破坏的类型，膝状神经节血管瘤可与其他膝状神经节肿瘤（主要是神经鞘瘤和脑膜瘤）相鉴别。在神经鞘瘤和脑膜瘤中，骨性扩张

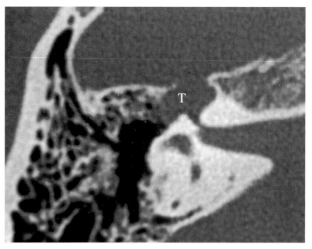

图 7.6 轴位扫描显示该肿瘤（T）侵蚀了面神经的膝状神经节和迷路段外侧部的骨管。注意骨质破坏的边缘是光滑的

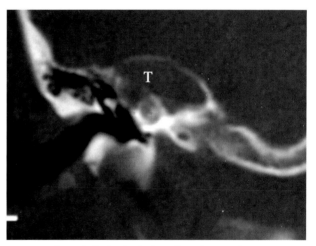

图 7.7 本例肿瘤（T）对膝状神经节及面神经迷路段和内听道段有明显侵蚀

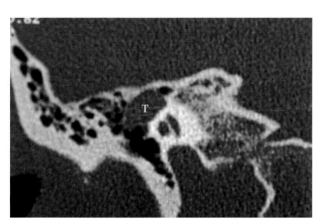

图 7.5 肿瘤（T）造成膝状神经节区域扩张

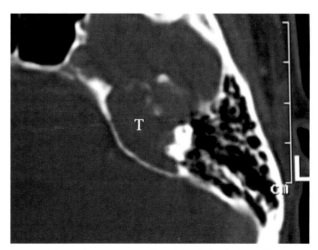

图 7.8 轴位片显示图 7.5 病例中的肿瘤（T）向中耳侵犯

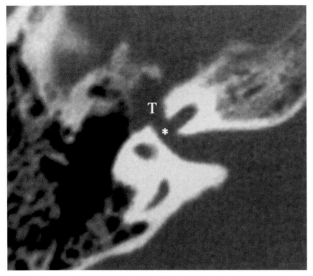

图 7.9　本例肿瘤（T）对膝状神经节区域的侵蚀很小，而对迷路段（＊）侵蚀明显

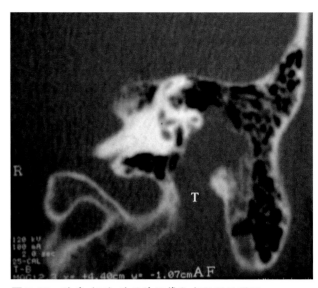

图 7.12　肿瘤（T）对面神经管乳突段侵蚀明显

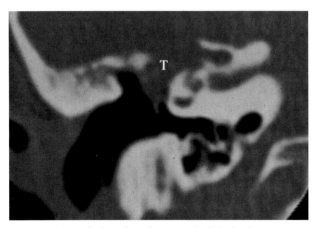

图 7.10　本例中膝状神经节和耳蜗被肿瘤（T）侵蚀

的边缘往往平滑，而膝状神经节血管瘤常造成蜂窝状的骨质破坏，骨性边缘不规则，肿瘤团块内包裹有碎骨片（图 7.13）。这种差异仅见于 50% 的病例，其余病例在 CT 上并无上述骨质破坏的差异。

另一条有助于诊断的线索是，脑膜瘤和血管瘤都容易出现早期症状。因此，膝状神经节区病变虽小但伴有面瘫的情况更倾向于血管瘤或脑膜瘤的诊断，而非神经鞘瘤。

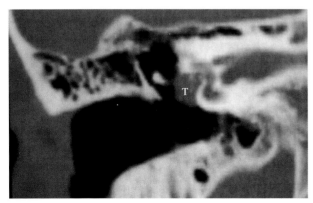

图 7.11　肿瘤（T）起源于面神经鼓室段，呈软组织影，并破坏该区域的面神经管

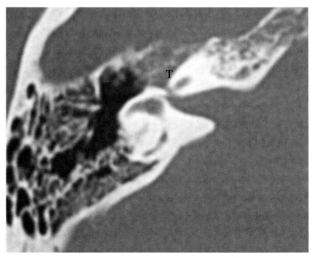

图 7.13　膝状神经节血管瘤（T）导致的蜂窝状骨质破坏

CT扫描的另一功能是对中耳腔内软组织团块显影。在肿瘤累及面神经迷路段的病例中，由于覆盖此段面神经的骨质较为菲薄，所以在早期就可看到肿瘤向中耳的侵犯。相反，起源于膝状神经节或面神经第三段的肿瘤需要长得更大方能侵入中耳。若内耳结构受到侵蚀，也可在CT中看到（图7.14、图7.15）。

磁共振成像

MRI在面神经肿瘤诊断中的作用与CT互补。CT可以清楚地显示骨性解剖结构和受侵情况，进而显示肿瘤在颞骨内的范围，而MRI则可准确地显影颞骨外的肿瘤，即桥小脑角、颅中窝和腮腺内的部分。另外，也有助于确定肿瘤在颞骨内的实际范围。由于CT仅显示骨管的扩张以间接反映肿瘤的范围，因此它不会显示未引起骨质侵蚀的那部分肿瘤。而MRI可显示肿瘤本身，因此即使没有引起明显的骨性扩张，MRI也能更准确地反映肿瘤范围（图7.16~7.19）。

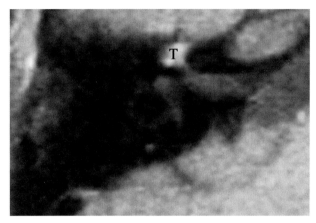

图7.16　膝状神经节层面的小肿瘤（T）

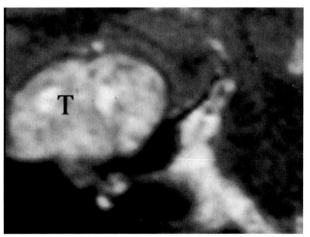

图7.17　本例肿瘤（T）主体位于颅中窝，仅通过一个小蒂与膝状神经节相连

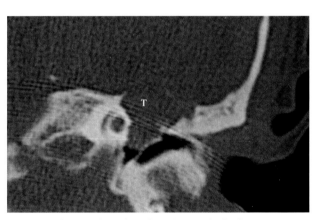

图7.14　起源于膝状神经节区域的肿瘤（T）需生长至较大体积才会累及中耳

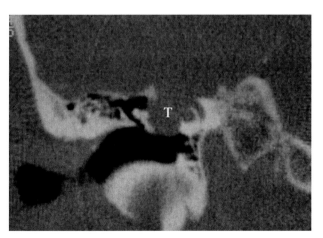

图7.15　起源于膝状神经节周围区域的肿瘤（T）可侵蚀耳蜗

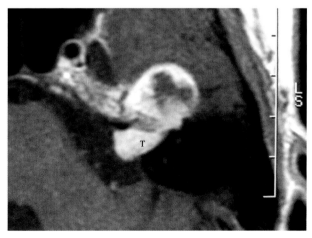

图7.18　肿瘤（T）累及面神经内听道段、迷路段和膝状神经节，并向前延伸累及岩浅大神经

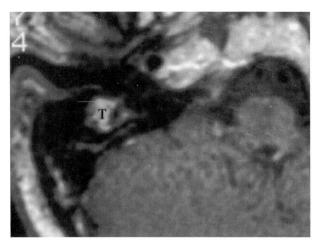

图 7.19 本例病变（T）位于面神经乳突段层面

用于检查面神经肿瘤的 MRI 序列为 T1 加权伴或不伴钆（Gd）增强以及 T2 加权。神经鞘瘤和脑膜瘤的特征与相应的颅内病变相同。在 T1 加权像上，它们表现为低信号或等信号，都呈显著的 Gd 强化显影。在 T2 加权像上，神经鞘瘤表现为高信号或等信号，而脑膜瘤信号从低到高均可出现。

面神经血管瘤的强化方式因部位的不同而不同。膝状神经节血管瘤往往与神经鞘瘤的强化特征相似，而大多数病例报道中，颅内 [内听道和（或）桥小脑角] 面神经血管瘤在 T1 和 T2 加权像上均表现为高信号和均匀的 Gd 强化。这一差异可作为颅内面神经血管瘤与桥小脑角区更常见病变（前庭神经鞘瘤和脑膜瘤）之间重要的鉴别依据。

面神经神经鞘瘤若起源并局限于面神经颅内段，在影像学上不能与前庭神经鞘瘤相区分。鉴别诊断的唯一线索是桥小脑角病变伴面瘫，这种情况在前庭神经鞘瘤中很少见，而在报道的局限于颅内的面神经瘤病例中，绝大多数出现了面瘫。

由于缺乏特异的症状和体征，孤立的颞骨外面神经肿瘤通常需在术中确诊。只有那些伴有向颞骨内生长的病例才可通过影像学诊断，CT 上至少存在面神经第三段的扩张，以及可从颞骨内段面神经追踪至颞骨外团块的肿瘤强化影。

面神经肿瘤的治疗策略

面神经肿瘤的治疗是一项精密而危险的任务。全面的知识和完备的手术技能缺一不可。由于全切肿瘤后能保留的面神经功能最好也只不过Ⅲ级，因此，在切瘤和保面神经之间如何寻求平衡并非易事。这一矛盾在那些面神经功能尚好的患者中尤为突出。进行治疗决策时，需考虑以下因素：患者是否知情同意，年龄和一般状况，肿瘤的大小和位置，术前的面神经功能以及症状已出现的时长。

对于那些表现为颅内巨大占位而威胁患者生命的病例，治疗策略反而直截了当，挽救患者生命是主要目的，这是最优先考虑的。若肿瘤并未危及生命，就需考虑其他因素。当患者年龄大于 65 岁，肿瘤较小，面神经功能达Ⅲ级或更佳时，应采取保守策略，进行影像学和临床随访。若发现肿瘤持续生长或面神经功能恶化，则应尽早行手术治疗。然而，在其余病例中，需对术前尚存和术后可能残存的面神经功能进行权衡。我们的经验和文献中的结果都证实了两个基本现象：

1. 桥接移植重建可获得的最佳结果为面神经功能Ⅲ级。

2. 神经功能的重建效果取决于术前症状已持续的时长。如果症状已有 1 年以上，术后达到Ⅲ级面神经功能的可能性将显著减小。

基于这些发现，我们建议，对所有症状持续时间超过 1 年和（或）面神经功能为Ⅲ级或更差的患者都应进行手术治疗。对于出现症状时间较短且面神经功能优于Ⅲ级的患者，进行一段时间的密切观察更合理。如果在此期间面神经功能变差，或病程满 1 年，应立即进行手术干预。这样，患者也能在尽可能长的时间内拥有较为正常的面神经功能。然而，对于那些病程已超 1 年，但面神经功能仍优于Ⅲ级的患者，如何处理仍是一个问题。对于这样的病例，我们建议尽早进行手术，因为等待的时间越长，面神经重建后的效果越差。

在治疗决策时另一个充满争议的因素是面神经肿瘤的类型。有些文献报道称，早期发现的面神经血管瘤可在全切肿瘤的同时完整保留面神经。之所以能做到这一点，是因为在这些病例中，起源于神经外膜的肿瘤尚未侵犯神经纤维。尽管对面神经血管瘤进行术前诊断并非易事（见上文影像学检查），但对于早期确诊的病例，在肿瘤继续生长导致解剖界面无法辨认之前，值得进行早期手术。

术前考虑为前庭神经鞘瘤，但在术中确诊为面神经肿瘤的情况罕有发生（图 7.20、图 7.21），

此时是否继续行肿瘤切除取决于诸多因素。一般情况下，面神经功能多为正常，否则术前早应对诊断产生怀疑。此时，已无法获得患者本人对于离断面神经的知情同意。如果肿瘤较小并且可从面神经上安全分离，则建议将其切除。但若肿瘤累及面神经所有纤维，需将受累神经切除并做移植修复时，那么最好的办法是终止手术，随后与患者进行沟通。

■ 手术切除

选择何种手术入路切除面神经肿瘤，取决于肿瘤大小、面神经受累节段和听力状况。无论术前听力状况如何，通过经乳突或岩骨次全切入路

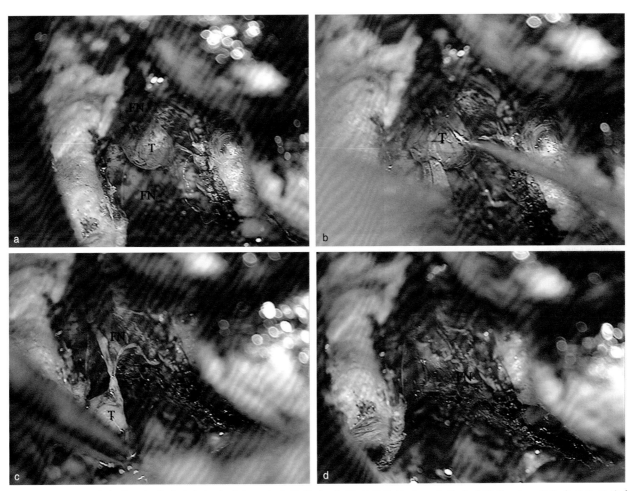

图 7.20　a. 一例前庭神经鞘瘤的手术切除过程：发现肿瘤（T）累及面神经（FN）的内听道段。b. 首先尝试从肿瘤表面分离出神经束膜，从而将肿瘤与面神经分离。c. 肿瘤在面神经上的最后一处附着。d. 成功切除肿瘤，完整保留面神经解剖

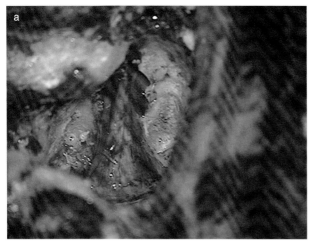

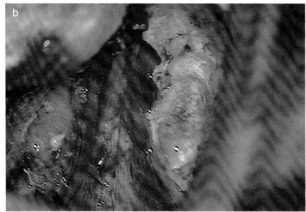

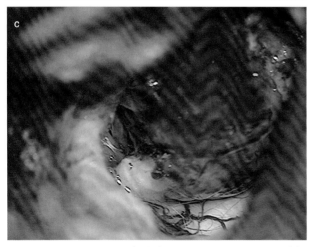

图 7.21　a. 一例桥小脑角肿瘤,打开硬脑膜后,发现其起源于面神经。b. 高倍镜下可明确肿瘤起源于面神经。c. 桥小脑角,在肿瘤内侧可见蜗神经

均可安全地切除累及鼓室段和(或)乳突段的面神经肿瘤,具体选择何种入路由肿瘤的大小及乳突和中耳受累的范围决定。

对于术前尚有听力的患者,可经颅中窝入路切除起源于膝状神经节和(或)面神经迷路段的

肿瘤。若肿瘤进一步向远端累及鼓室段和乳突段,经乳突 – 颅中窝联合入路是最佳选择。

对于听力差或缺失的患者,累及内听道的肿瘤最好通过经迷路入路切除。若肿瘤进一步向远端延伸,则需使用改良的经耳蜗入路实现肿瘤的全切。

表现为听力下降但无面瘫的颅内肿瘤,很少会在术前诊断为面神经肿瘤。由于这些病例的主要鉴别诊断是前庭神经鞘瘤,因此,自然会遵循前庭神经鞘瘤的诊疗指南进行处理。在我们的实际工作中,前庭神经鞘瘤主要通过经迷路入路切除,除非肿瘤体积小于 1.5cm,且听力水平好于30dB(分贝)和 70% SDS(言语识别评分)。对于这些病例,当肿瘤的桥小脑角延伸部分小于0.5cm 时可采用颅中窝入路,当桥小脑角部分小于 1.5cm 且未累及内听道底时可采用乙状窦后联合迷路后入路。

■ 手术入路

本节只讨论涉及软组织的手术步骤。对于骨质的处理,读者可参考第 1 章,详细了解每种入路。

■ 颅中窝入路

适应证
·面神经肿瘤位于膝状神经节,无论是否向近端累及迷路段;术前听力完好。

禁忌证
·术前听力差或损失。
·肿瘤累及内听道和桥小脑角。
·肿瘤向远端累及面神经鼓室段。在这种情况下,对于听力尚存者,应采用颅中窝入路联合经乳突入路,否则应采用经耳蜗入路。

手术技术
患者取仰卧位,转头使患侧朝上。半侧头部备皮,用稀释的利多卡因 – 肾上腺素溶液(2%

利多卡因 30ml，蒸馏水 30ml， 0.1% 肾上腺素 2ml）渗透皮肤切口区域。术者坐在手术床头端，皮肤切口从耳屏前方开始，垂直向上延伸到耳轮的上止点，此后弯向后方，再向前弯曲，形成一个问号状切口。切口总长度应为 8~10cm（图 7.22）。

皮肤与颞肌筋膜之间行钝性分离，皮瓣翻向前方。提取部分颞肌筋膜用于面神经重建和手术缺损的封闭。仅提取筋膜的中心部分，周边的筋膜可在缝合颞肌时提供张力。使用单极电刀在颞肌切开相似但稍小的切口，直至颅骨（图 7.23）。使用 Lempert 骨膜剥离子将肌瓣掀起，并与皮瓣一起翻向前方。在颧突根部区域剥离肌肉时，应注意不要损伤面神经的颞支，其于筋膜浅层跨过颧突。用双极或单极电凝对肌皮瓣和切缘止血。

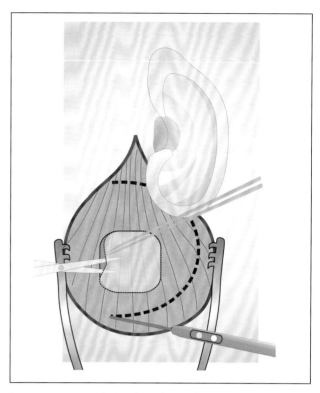

图 7.23　取颞肌筋膜以备面神经重建

然后用丝线缝合切口边缘，进一步减少整个手术过程的出血。用自动牵开器固定皮瓣可增加下方骨质的暴露。

在完成骨瓣开颅后（图 7.24），即可掀起颅中窝硬脑膜。在进行这一步骤时，应注意脑膜中动脉，其为术野的前界。确保此动脉完好可保留硬脑膜的血供，并保持术野清晰。如果术野出血较多，可将其安全地电凝，然后将一块止血纱填入前方的硬膜外夹角内。用一棉片固定止血纱直到手术结束。术野后方的夹角也可用相同方法控制出血。

对于前庭神经鞘瘤，手术暴露内听道已足够；但对于面神经肿瘤，颅中窝入路暴露的范围应向远端扩展，以涵盖面神经迷路段、膝状神经节和鼓室段的起始部。这样暴露的必要性主要有两点：一是为了充分显露肿瘤的界限，二是为了肿瘤切除后的面神经重建。

在显露了膝状神经节和面神经鼓室段之后，迷路段的起始部可在膝状神经节的最内侧显露，此处可见膝状神经节的前后缘汇聚形成一锐角。但当肿瘤累及此区域时，这一锐角就会消失，该

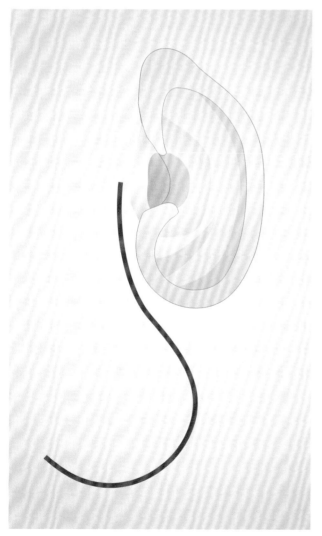

图 7.22　颅中窝入路皮肤切口

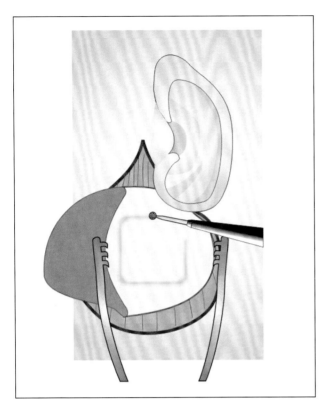

图 7.24　用小号磨钻行骨瓣开颅

节段所在的狭窄骨管会扩张。当肿瘤累及面神经更近端而需进一步扩大暴露时，也可经此入路打开内听道。

　　一旦充分暴露受肿瘤累及的面神经全程后（图 7.25），就可去除覆盖于面神经的最后一层骨片。接下来应明确肿瘤的界限。肿瘤组织与面神经相连之处应行锐性离断。为此，在面神经鼓室段层面可使用全新的尖刀，在肿瘤的近端可使用锋利的显微剪。可基于组织的形状和颜色区分肿瘤组织与正常未受累的面神经。肿瘤组织通常呈粉红至红色，表面不规则。未受累的面神经呈浅灰色的管状。需检查岩浅大神经（GPSN）是否受肿瘤累及，并在无肿瘤的层面与膝状神经节离断。当吻合口位于 GPSN 远端时，上述步骤也有助于防止神经纤维沿 GPSN 方向（阻力最小方向）再生不良（图 7.26、图 7.27）。

　　若肿瘤向颅中窝内显著生长，面神经管通常会变宽并开裂，在掀起硬脑膜时就会遇到肿瘤。在这种情况下，应在硬脑膜充分抬起之后再开始

肿瘤切除。应采用双极电凝和锐性分离相结合的方法进行肿瘤分块切除，确保术野清晰，从而更为安全地切除肿瘤。

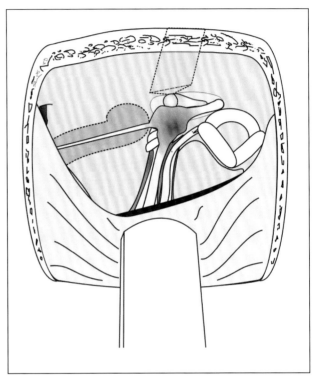

图 7.25　充分暴露肿瘤累及的区域

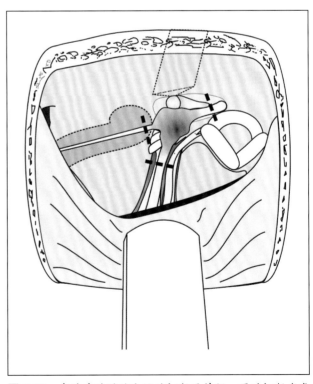

图 7.26　在肿瘤的近端和远端切断面神经，同时切断岩浅大神经，防止移植神经再生不良

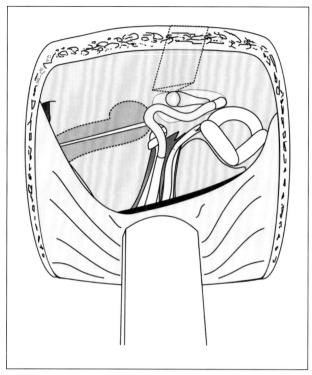

图 7.27　肿瘤切除后用腓肠神经移植桥接修复面神经

■ 经乳突入路

适应证

·不论术前听力状况如何，肿瘤局限于面神经鼓室段和（或）乳突段者。

禁忌证

·肿瘤向膝状神经节延伸者。在这种情况下，如果术前听力尚存，则应联合颅中窝入路。对于术前听力较差或已缺失的病例，应采用经耳囊入路。

·肿瘤向颞骨外延伸者。在这种情况下，乳突切开需联合腮腺切开术以完全切除肿瘤。

手术技术

患者取仰卧位，头部向一侧旋转，患侧朝上。将耳后 3~4cm 区域的头发剔除，用稀释的利多卡因 – 肾上腺素溶液浸润皮肤切口区域。在耳后 1cm 处做皮肤切口。在头皮和骨膜组织之间行锐性分离，留下足够的骨膜组织层覆盖于颅骨上，以供随后修补手术缺损。在切口的上缘，在头皮和颞肌之间行钝性分离。用自动牵开器固定，取一块合适大小的颞肌筋膜用于面神经重建。用电刀在乳突表面的骨膜组织上做两个切口。第一个

切口为水平方向，从后方的皮肤切缘延伸至外耳道前缘水平。为避免出血，切口应在颞肌下缘水平。该层面的标志是位于骨膜层深面的颞嵴和外耳道上缘。颞嵴可用手扪及，外耳道的位置可通过向后翻转耳郭显露。另一骨膜切口呈斜行，从第一个切口的后缘延伸到乳突尖，后者也可用手扪及。使用 Lempert 骨膜剥离子，将骨膜剥离至外耳道皮肤层面，然后向上剥离颞肌。使用两个自动牵开器固定，暴露所需的术野。

乳突切除术及鼓室段和乳突段的面神经减压详见第 1 章，完成上述步骤后，肿瘤的大体边界即可显现，将肿瘤连同几毫米正常神经组织一起切除，以确保肿瘤全切。

面神经的远、近侧残端均应做斜向的锐性修剪，以获取最大的接触面与桥接移植神经接合。面神经乳突段和鼓室段的面神经管可用作移植神经的基床。面神经移植修复的原则详见第 5 章。

■ 联合经乳突 – 经腮腺入路

适应证

·肿瘤同时累及面神经乳突段和颞骨内段者。

手术技术

该入路的准备和皮肤切口与经乳突入路相同，不同的是，该入路中皮肤切口的下缘需向前下方延伸至舌骨大角处。耳后皮瓣的分离见上文。下部切口的深度应达腮腺筋膜。面神经的暴露从乳突段开始，随后结合使用钝、锐性分离追踪至腮腺内。在这些病例中，此处的面神经由于受肿瘤侵犯而变得肿胀。

■ 联合经乳突 – 经颅中窝入路

适应证

·肿瘤以膝状神经节为中心，同时向面神经近端和远端延伸，且术前听力完好者。

禁忌证

·延伸至桥小脑角和内听道。

·术前听力差或丧失。

手术技术

患者取仰卧位，头部向一侧旋转，患侧朝上。半侧头部备皮，用稀释的利多卡因 – 肾上腺素溶液（2% 利多卡因 30ml，蒸馏水 30ml，0.1% 肾上腺素 2ml）渗透皮肤切口区域。皮肤切口呈 "S" 形，从乳突尖开始，弯曲至耳郭后方 3~4cm，至耳郭附着点上方 1cm，继续弯向耳郭前方 4cm，最后向上 5~6cm 处弯向后方（图 7.28）。

锐性剥离皮肤和皮下组织。切取颞肌筋膜并置于生理盐水中。颞肌瓣分成两部分。电刀在颞线层面做一水平切开，随后从其中点至乳突尖做另一切口。在术区的上半部分，沿皮肤切缘弧形切开肌肉。与上半部分的皮瓣不同，肌瓣以前方

为蒂。这样，两者缝合时相互错开，有利于伤口愈合（图 7.29）。

切口下部的皮肤和骨膜瓣向前翻开，用弹性牵开器固定，切口上部用自动牵开器固定。其余步骤详见第 1 章。

肿瘤切除的原则与经乳突入路和经颅中窝入路相同。肿瘤完全切除后，面神经管可作为移植神经的基床，后者应有足够的长度（图 7.30）。

■ 经耳蜗入路

这是唯一可显露任意尺寸和部位的面神经肿

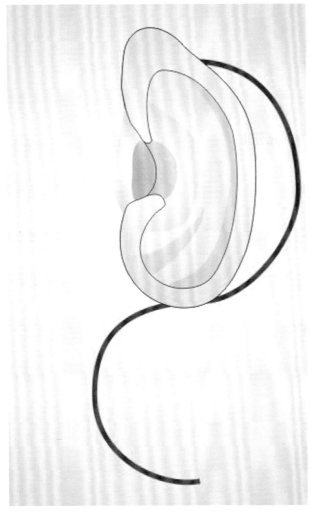

图 7.28　经乳突 – 经颅中窝联合入路切口

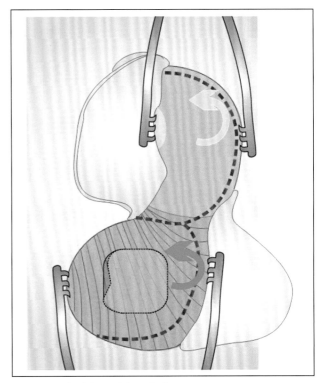

图 7.29　皮瓣和肌瓣翻开方式

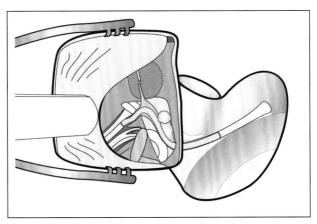

图 7.30　经乳突 – 经颅中窝联合入路示意图

瘤的入路。但由于需磨除迷路，因此仅用于术前听力差或丧失的病例。

适应证

· 在术前听力已丧失的情况下，可用于以膝状神经节和（或）鼓室段为中心的面神经肿瘤，无论肿瘤大小或向近端、远端扩展的程度如何。

· 体积巨大的肿瘤，虽术前尚存听力，但手术预计难以保留听力者。

禁忌证

· 面神经肿瘤小，术前听力尚存。

· 面神经肿瘤位于迷路段的近侧，伴有听力下降。这些肿瘤最好采用较为微创的经迷路入路。

· 面神经肿瘤位于膝状神经节远端。这些肿瘤最好采用经乳突入路或岩骨次全切除术来切除。

手术技术

患者取仰卧位，头部向一侧旋转，患侧朝上。半侧头部备皮，用稀释的利多卡因 – 肾上腺素溶液（2% 利多卡因 30ml，蒸馏水 30ml，0.1% 肾上腺素 2ml）渗透皮肤切口区域。术者坐在手术台一侧。做一耳后"C"形切口，切口应达耳后沟后方三指、乳突尖上方两指，并向下到达乳突尖。切口上端应向前到达耳郭附着点。在皮肤和颞肌筋膜之间以钝、锐性相结合的方式进行分离。皮瓣翻向前，用弹性牵开器固定。取部分颞肌筋膜用于面神经重建。用单极电刀做"T"形骨膜切开。水平切口的前缘应向前延伸至外耳道前壁层面。从水平切口的中部做一垂直切口延伸至乳突尖。

从耳蜗前方的骨膜瓣中单独分离出一小块，用于加强外耳道盲端闭合。用 Lempert 骨膜剥离子分离骨膜瓣。前部的骨膜瓣与皮瓣一起翻向前方，切口边缘用丝线缝合固定，确保术中止血。

在骨 – 软骨交界处横切外耳道。将外耳道软骨部的皮肤与软骨壁仔细分离，并经外耳道向外翻转。外翻的皮肤切缘使用带 3-0 可吸收线的三角针缝合。将蒂部位于前方的小块骨膜瓣缝合于外耳道软骨部的切缘，完成盲端闭合。在显微镜下，将覆盖外耳道骨性部分的皮肤连同鼓膜和听小骨一起切除。

随后进行扩大乳突切除术，显露硬脑膜。在将骨质与硬脑膜分离的过程中，出血通常发生在两个部位。一是在术区的前部，此处可有脑膜中动脉的分支穿过硬脑膜到达颅骨。若双极电凝不能有效止血，在硬脑膜和颅骨之间填塞一片止血纱通常可奏效。另一处位于窦脑膜角，此处硬脑膜与颅骨粘连紧密，是出血好发的原因。在剥离此处岩上窦表面的骨质时，应先进行双极电凝灼烧。若电凝后仍然出血，则应保留覆盖窦脑膜角的残余骨片，并可在骨片和出血点之间小心填塞止血纱。然后转向其他区域行骨质磨除，让出血慢慢停止。去除乙状窦和后半规管之间的骨质后，会遇到内淋巴囊。该结构越过半规管向后进入硬脑膜两层之间，牵拉硬脑膜时会产生张力阻碍操作。用尖刀的刀刃抵着迷路骨质切开内淋巴囊，可松解此处的硬脑膜。在此阶段遇到的任何肿瘤组织都应通过双极电凝和锐性分离予以切除，以确保充分止血、术野清晰。

在这一阶段，可显露从二腹肌嵴前缘的茎突孔至位于外半规管 C 形弯曲内的第二膝之间的面神经乳突段。面神经鼓室段在外半规管下方向前走行，在匙突上方到达膝状神经节。轮廓化此段面神经时应首先选用大号金刚砂钻头，磨钻移动方向应平行于神经走行，并保持充分的冲洗，直至神经表面仅存透明化的薄层骨质。为防止锐性骨片在面神经改道时损伤神经，应完全去除茎乳孔区域尤其是其后方的骨质。

是否打开内听道硬脑膜取决于肿瘤向近端延伸的范围。若未累及内听道内段面神经，保留硬脑膜的完整性有利于维持神经残余部分的血供，并防止术后脑脊液漏。但若肿瘤向近端侵犯，则必须打开硬脑膜，探查肿瘤直至遇到健康的神经组织。

■ 经迷路入路

适应证

·面神经瘤累及颅内段且术前听力下降，无论肿瘤大小。

·面神经瘤向桥小脑角延伸，无论术前听力如何。

禁忌证

·肿瘤向远侧累及迷路段及更远段（见上文）。

·患者仅存留术侧听力。

·同侧慢性中耳炎也需进一步考虑。单纯鼓膜穿孔而无活动性感染时，可采用一期扩大经迷路入路，对外耳道做盲袋封闭。如果为感染活动期，则应行岩骨次全切以根除感染，用腹部脂肪填塞术腔，对外耳道做盲袋封闭。2 或 3 个月后再采用扩大经迷路入路二期行肿瘤切除。

手术技术

在耳后做一"C"形皮肤切口，位于耳后沟后方 4~5cm，耳上 2~3cm，下方至乳突尖。用电刀将肌骨膜层"T"形切开，深度直达颅骨。

肌骨膜瓣用骨剥离子分离。在乳突尖层面，使用单极电刀沿骨面分离。通常在此步骤可遇乳突导静脉出血，用骨蜡即可控制。肌骨膜瓣用 2-0 丝线固定于皮肤。将前方的骨膜瓣缝合至相应的皮瓣上。将这两个瓣用一对拉钩固定至前方。

虽然肿瘤体积可能很小，对硬脑膜做小切口甚至不用切开就可处理肿瘤，但重建面神经则需要足够的空间。因此，除了局限于内听道底的极小的肿瘤，否则均需打开硬脑膜。

■ 临床病例

■ 病例 1（图 7.1.1~7.1.13）

经乳突切除右侧面神经瘤。

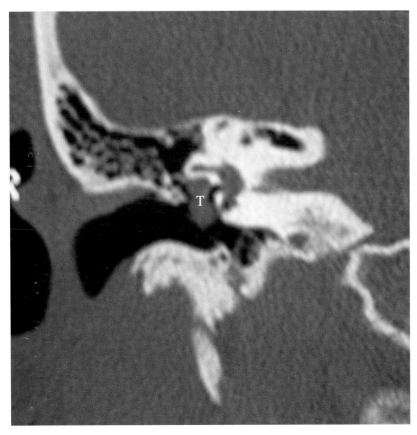

图 7.1.1　3 岁患儿，18 个月前出现面瘫表现。冠状位 CT 显示位于面神经鼓室段的软组织肿块（T）

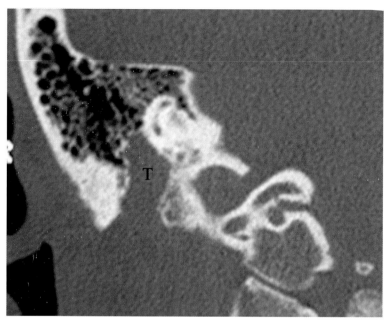

图 7.1.2　在更后方的层面上，肿块（T）累及面神经乳突段，使骨管扩张。拟经乳突入路开展手术

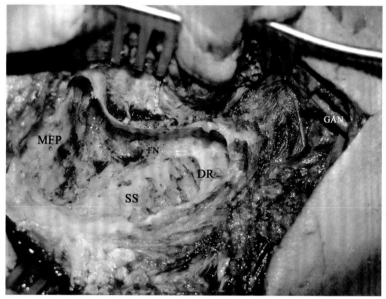

图 7.1.3　切口直至上颈部，包括腮腺区。保留完整的耳大神经（GAN）用于重建。已行乳突切除术，面神经乳突段（FN）已显露。DR：二腹肌嵴；SS：乙状窦；MFP：颅中窝脑板

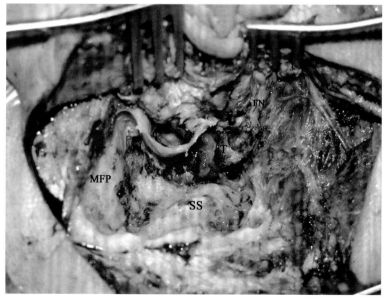

图 7.1.4　面神经减压已完成，范围包括面神经（FN）鼓室段至腮腺内段起始部。可见肿瘤范围从砧骨短突（I）内侧的面神经膝部直至腮腺内段的起始部。SS：乙状窦；MFP：颅中窝脑板

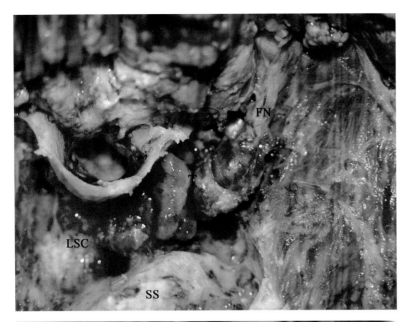

图 7.1.5 高倍镜下可更好地观察肿瘤（T）的范围。FN：面神经；I：砧骨短突；LSC：外半规管；SS：乙状窦

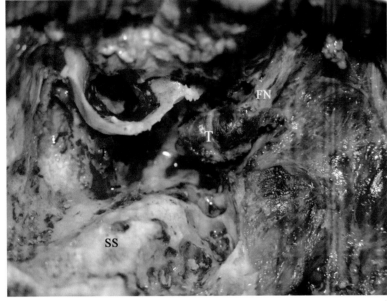

图 7.1.6 开始切除肿瘤（T）。注意：面神经膝部层面的剩余肿瘤也应切除。FN：面神经；SS：乙状窦

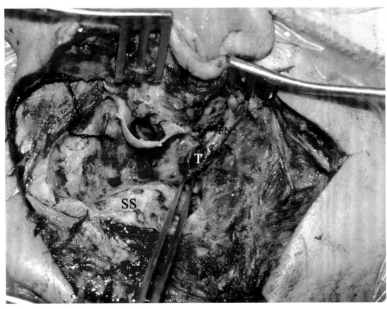

图 7.1.7 面神经膝部层面的肿瘤已被切除，用钳子夹住肿瘤远侧残端，显示肿瘤（T）与正常面神经（FN）的交界处。SS：乙状窦

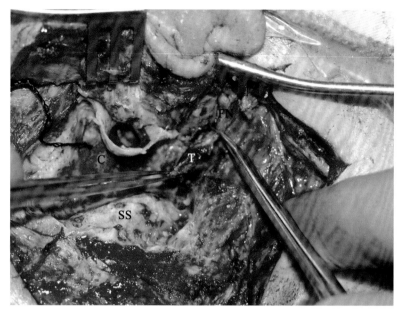

图 7.1.8 在正常区域离断面神经，切除最后一块肿瘤（T）。FN：正常面神经组织；C：覆盖面神经近段的棉片；SS：乙状窦

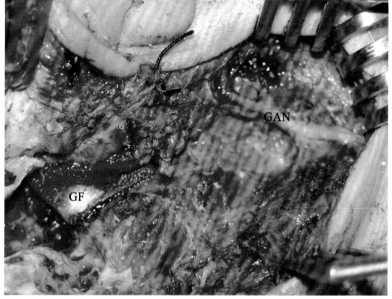

图 7.1.9 在面神经远段覆盖一片吸收性明胶海绵（GF），取耳大神经（GAN）作为移植物

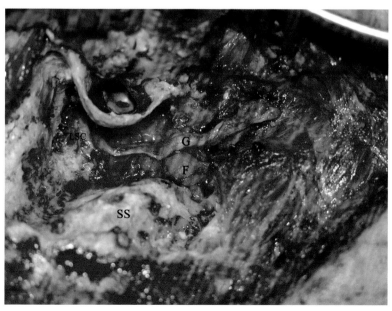

图 7.1.10 取脂肪（F）用作移植桥接的基床。取足够长度的耳大神经（G），连接面神经远、近侧的残端。LSC：外半规管；SS：乙状窦

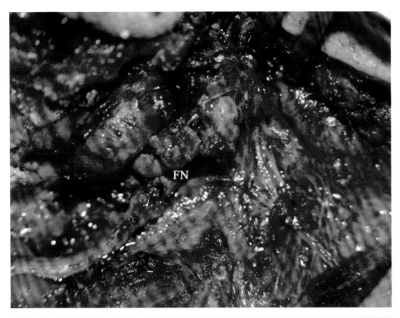

图 7.1.11 用细尼龙线将面神经远侧残端（FN）与移植物（G）缝合

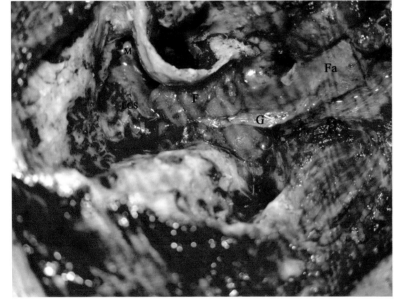

图 7.1.12 用纤维蛋白胶固定近侧吻合口；另取一块脂肪（F）置于移植物（G）的外侧予以加固。在远侧吻合口周围包裹一片筋膜(Fa)。M：锤骨；LSC：外半规管

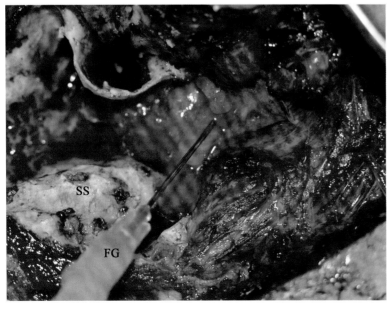

图 7.1.13 滴注纤维蛋白胶（FG）以固定远侧吻合口和脂肪。SS：乙状窦

■ 病例2（图7.2.1~7.2.10）

经乳突-经腮腺联合入路切除右侧面神经瘤。

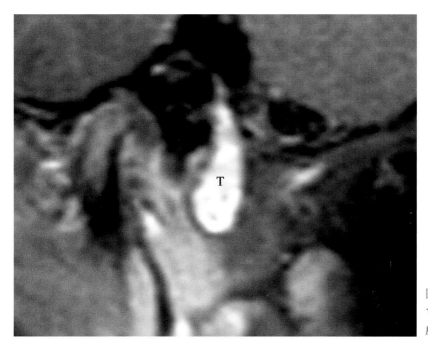

图 7.2.1　5 岁男性患儿，面瘫 2 年。MRI 可见一肿瘤（T）从面神经乳突段延伸到腮腺区域

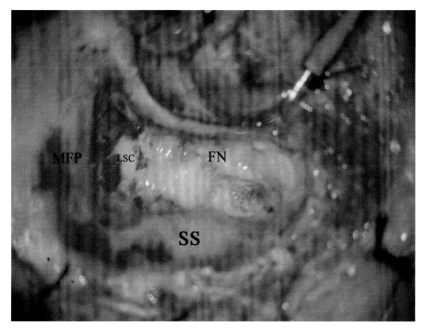

图 7.2.2　行乳突切除术，显露面神经乳突段。SS：乙状窦；MFP：颅中窝脑板；LSC：外半规管

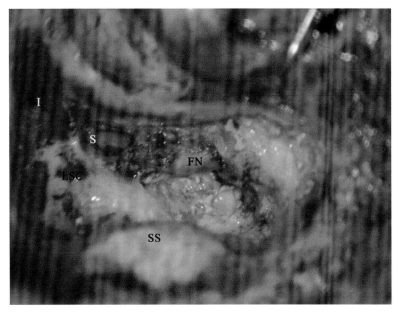

图 7.2.3 行后鼓室开放术，将面神经（FN）进一步轮廓化。注意乳突段下部的扩张。S：镫骨；LSC：外半规管；I：砧骨；SS：乙状窦

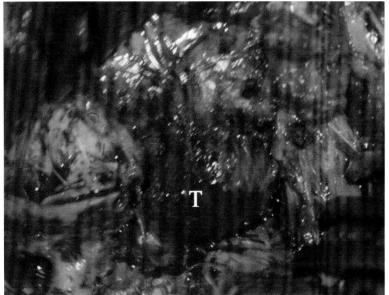

图 7.2.4 已对面神经乳突段行减压。神经下部的肿胀是侵蚀茎突孔并累及腮腺区的肿瘤（T）所致

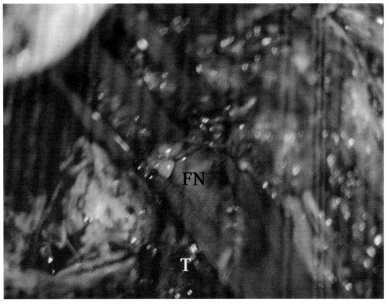

图 7.2.5 在肿瘤（T）与面神经移行区追踪远端面神经（FN），直至腮腺内

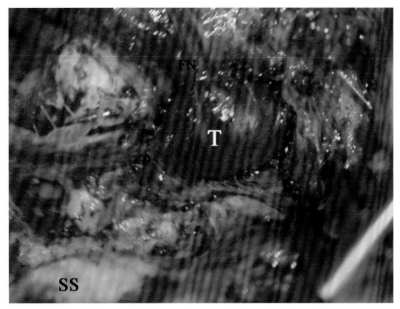

图 7.2.6　显露远端的面神经（FN）。T：肿瘤；
SS：乙状窦

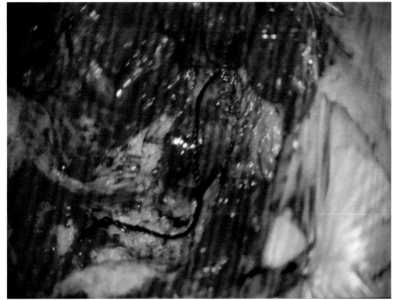

图 7.2.7　测量所需腓肠神经移植物的长度

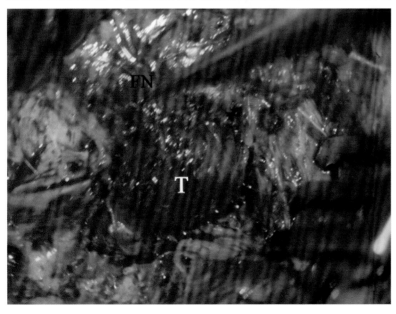

图 7.2.8　将肿瘤（T）与健康面神经（FN）
离断

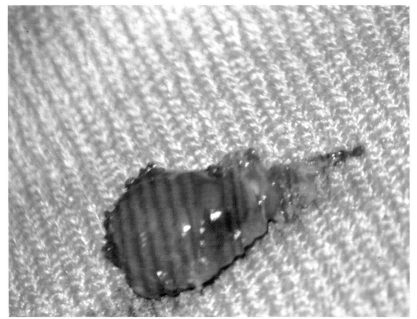

图 7.2.9　切除的肿瘤

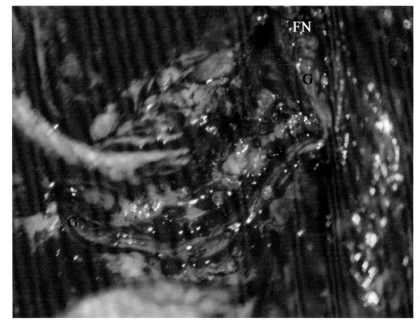

图 7.2.10　采用腓肠神经移植物（G）完成离断神经的吻合，颞骨外部分用细尼龙线缝合。FN：面神经

■ 病例3（图7.3.1~7.3.8）

经乳突 – 经腮腺联合入路切除左侧面神经瘤。

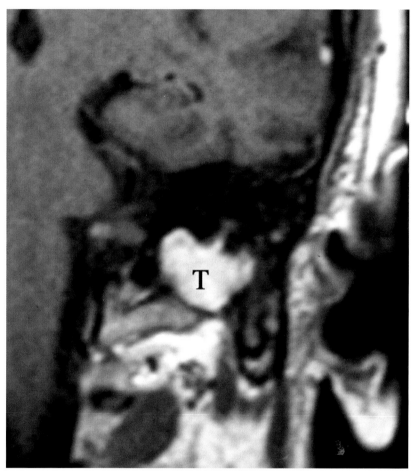

图7.3.1 MRI 显示面神经肿瘤（T）从乳突段进入腮腺内

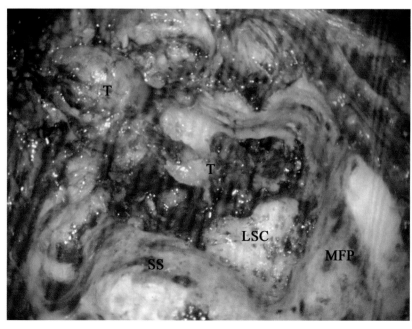

图7.3.2 对乳突段至腮腺内段的面神经行减压，肿瘤（T）累及面神经全段。可见肿瘤也累及中耳。LSC：外半规管；MFP：颅中窝脑板；SS：乙状窦

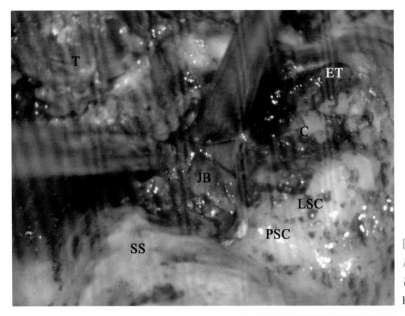

图 7.3.3 肿瘤（T）侵蚀面神经管内侧的骨质，与颈静脉球（JB）接触，已将其与之分离。ET：咽鼓管；C：耳蜗；LSC：外半规管；PSC：后半规管；SS：乙状窦

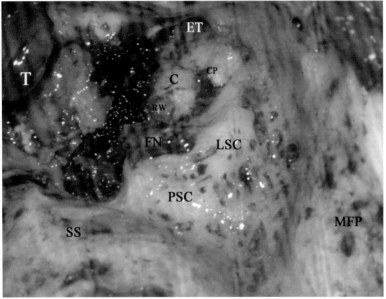

图 7.3.4 切除肿瘤。注意：面神经膝部（FN）仍有肿瘤侵犯，此节段也应予以切除。另注意观察肿瘤（T）的下极。ET：咽鼓管；C：耳蜗；CP：匙突；RW：蜗窗；LSC：外半规管；PSC：后半规管；SS：乙状窦；MFP：颅中窝脑板

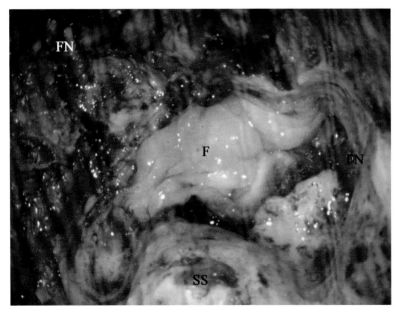

图 7.3.5 肿瘤切除完毕，范围从鼓室段（黑色 FN）直至腮腺内段（白色 FN），中耳内填充脂肪（F）作为移植物的支撑。SS：乙状窦

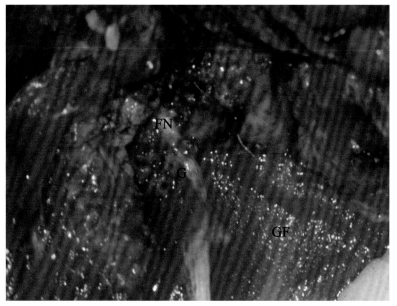

图 7.3.6 用细尼龙线对远侧残端进行吻合（FN-G）。GF：吸收性明胶海绵

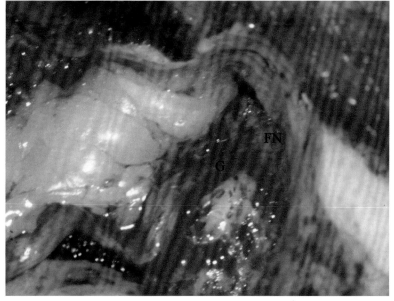

图 7.3.7 面神经（FN）鼓室段的近侧残端与腓肠神经移植物（G）进行吻合

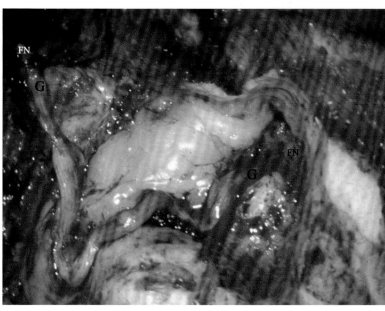

图 7.3.8 吻合完成后的术野。G：腓肠神经移植物；黑色 FN：面神经的鼓室段残端；白色 FN：面神经腮腺段残端

■ 病例4（图 7.4.1~7.4.14）

经颅中窝 – 经乳突 – 经腮腺联合入路切除右侧面神经瘤。

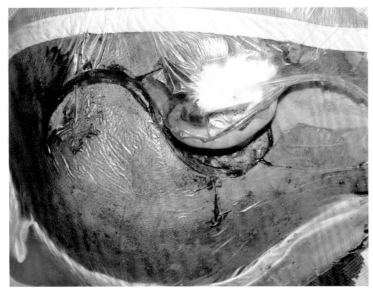

图 7.4.1 切口呈 "S" 形，围绕耳郭上下延伸

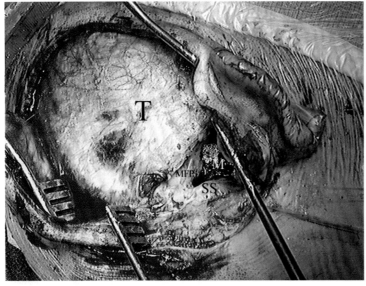

图 7.4.2 已行乳突切除术，切口上半部分的皮瓣已被翻开。M：乳突切除术；MFP：颅中窝脑板；SS：乙状窦；T：颞肌

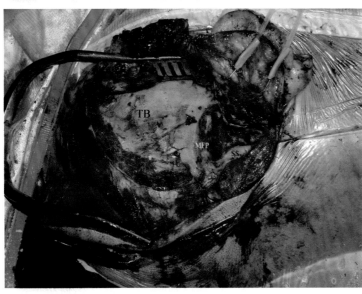

图 7.4.3 将颞肌及其深面的骨膜组织作为单一肌瓣向前翻开。TB：颞骨；MFP：颅中窝脑板；SS：乙状窦

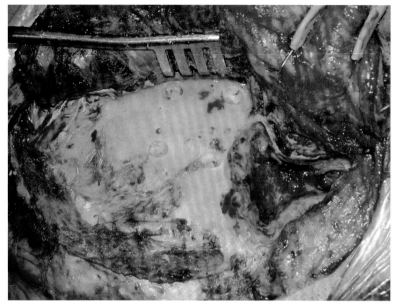

图 7.4.4　通过钻孔标记颅中窝开颅骨瓣的 4 个角

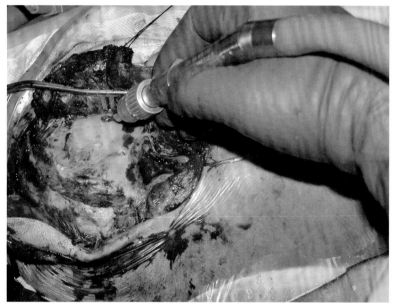

图 7.4.5　用 Midas Rex 铣刀开颅

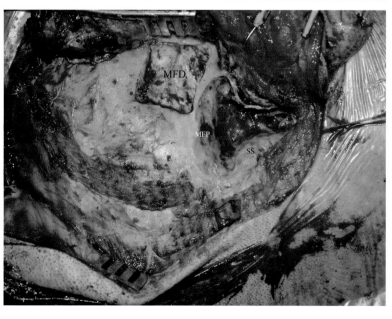

图 7.4.6　开颅后可见颅中窝硬脑膜（MFD）。注意保留菲薄的颅中窝脑板（MFP），将两个术腔分开。SS：乙状窦

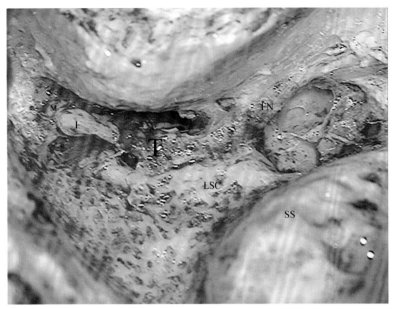

图 7.4.7 面神经（FN）减压已完成，可见肿瘤（T）从膝部向鼓室段蔓延，后者位于砧骨（I）和锤骨（M）内侧。LSC：外半规管；SS：乙状窦

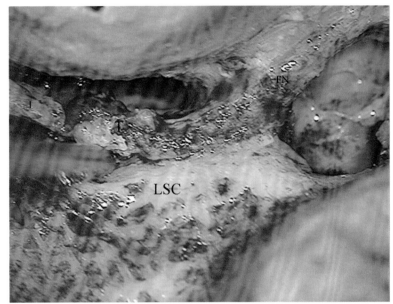

图 7.4.8 高倍镜下更清晰地显示肿瘤（T）。FN：面神经；I：砧骨；LSC：外半规管

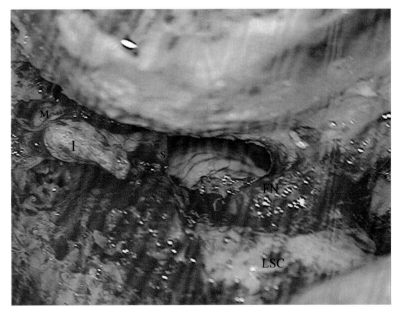

图 7.4.9 肿瘤已切除，听骨链保留完整。FN：面神经；S：镫骨；M：锤骨；I：砧骨；LSC：外半规管

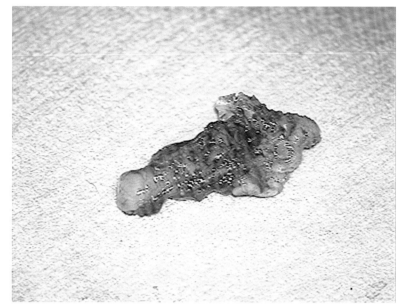

图 7.4.10　切除的肿瘤

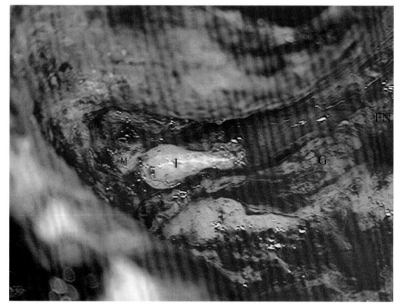

图 7.4.11　将腓肠神经移植物（G）置于由面神经管形成的基床上。FN：面神经；I：砧骨；M：锤骨

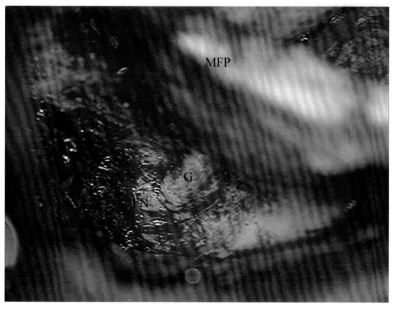

图 7.4.12　从颅中窝视角观察到的近端吻合情况。G：腓肠神经移植物；FN：面神经；MFP：颅中窝脑板

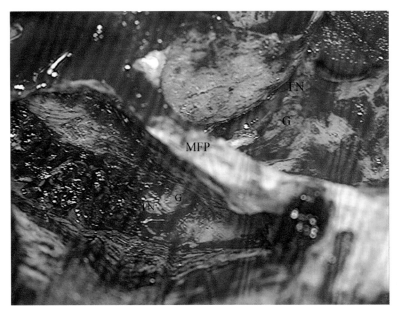

图 7.4.13　此图同时显示了两端的吻合。MFP：颅中窝脑板；G：腓肠神经移植物；FN：面神经

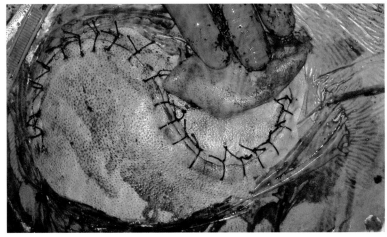

图 7.4.14　缝合伤口

■ **病例 5（图 7.5.1~7.5.15）**

经颅中窝 – 经乳突 – 经腮腺联合入路切除右侧面神经瘤。

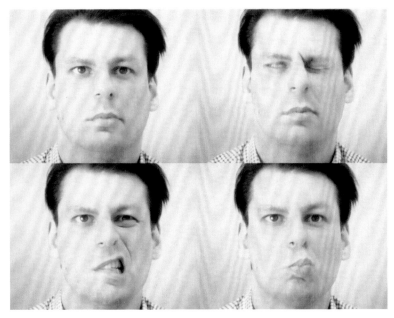

图 7.5.1　患者面瘫 8 个月

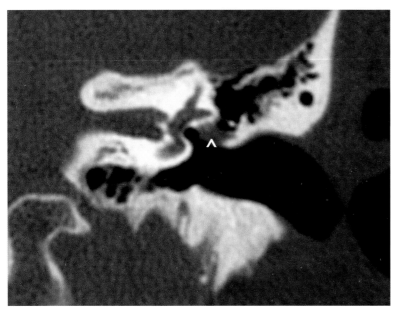

图 7.5.2　冠状位 CT 显示外半规管下表面下方有一软组织肿块影（∧）

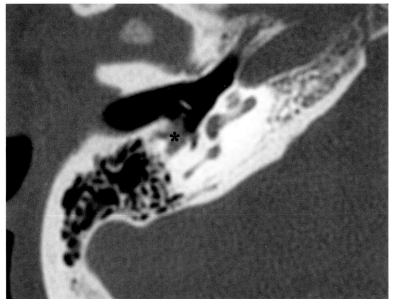

图 7.5.3　轴位 CT 显示面神经乳突段软组织肿胀影（*），诊断为面神经肿瘤。由于听力正常，计划通过经颅中窝－经乳突联合入路切除肿瘤

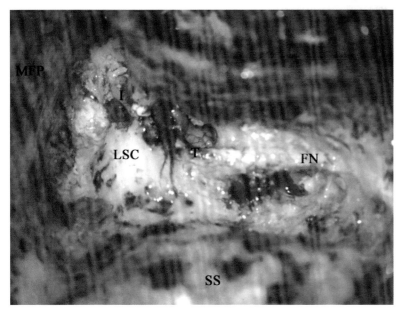

图 7.5.4　经乳突入路完成面神经（FN）乳突段及鼓室段的减压。注意：肿瘤（T）开始于膝部水平，并在鼓室腔内进一步增大。I: 砧骨；LSC: 外半规管；MFP: 颅中窝脑板；SS: 乙状窦

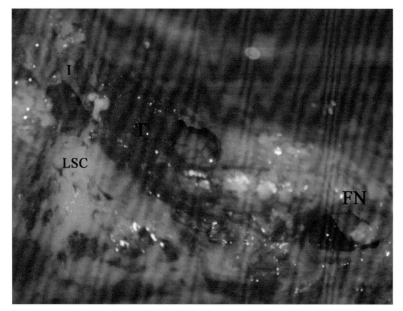

图 7.5.5　高倍镜下可更好地显示鼓室腔内的肿瘤（T）。I：砧骨；LSC：外半规管；FN：面神经

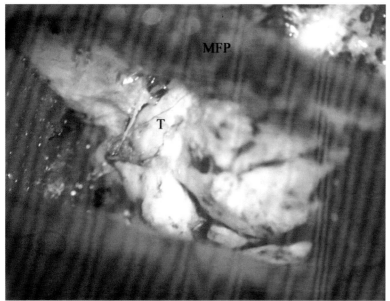

图 7.5.6　颅中窝入路开颅已完成。打开鼓室盖，可见肿瘤（T）累及面神经鼓室段和膝状神经节。MFP：颅中窝脑板

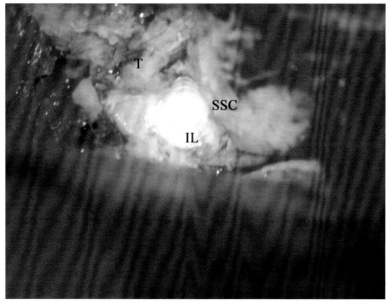

图 7.5.7　开始使用磨钻暴露面神经迷路段。T：膝状神经节水平的肿瘤；SSC：上半规管；IL：面神经迷路段的预计位置

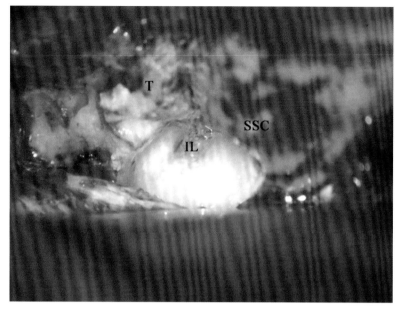

图 7.5.8　已显露迷路内段（IL），未见肿瘤累及。T：膝状神经节水平的肿瘤；SSC：上半规管

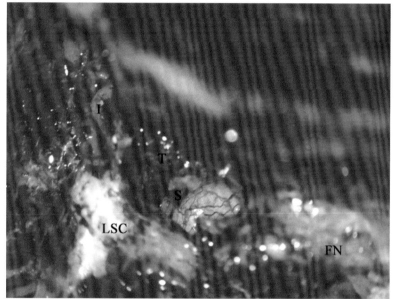

图 7.5.9　在正常组织处切断面神经（FN）。注意：肿瘤（T）仍然存在于镫骨（S）下方的中耳腔中。LSC：外半规管；I：砧骨

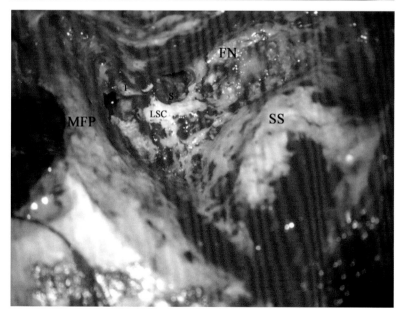

图 7.5.10　肿瘤完全切除，听小骨保留完整。SS：乙状窦；FN：面神经远侧残端；S：镫骨；I：砧骨；LSC：外半规管；MFP：颅中窝脑板

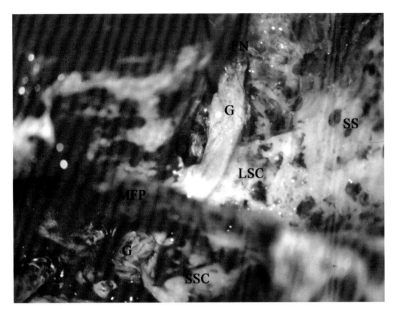

图 7.5.11 采用腓肠神经移植物（G）在面神经（FN）残端之间建立吻合。面神经管可充当移植基床。LSC：外半规管；SS：乙状窦；MFP：颅中窝脑板；SSC：上半规管

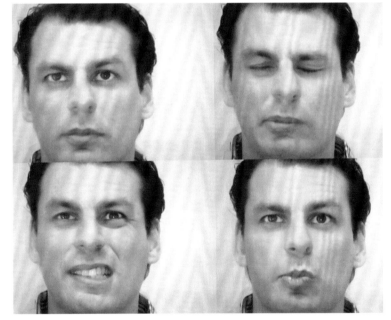

图 7.5.12 术后 2 年患者面神经功能为Ⅲ级

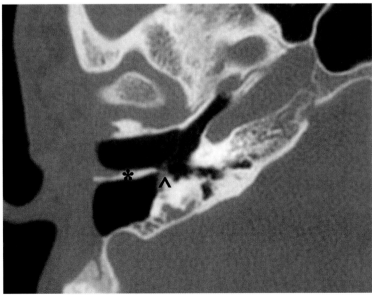

图 7.5.13 轴位 CT 显示乳突切除，内听道后壁保留（＊）。后壁后方的软组织（＾）为面神经管内的面神经移植物

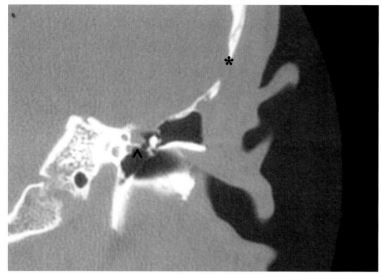

图 7.5.14　可见颅中窝开颅的骨质缺损（＊）。
在中耳内，在原膝状神经节处可见软组织影（∧），
为面神经移植物，其外侧为听小骨

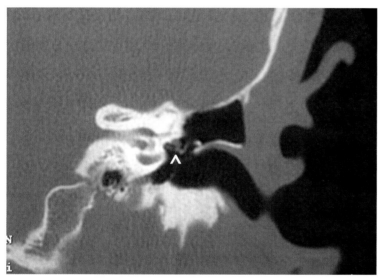

图 7.5.15　在该层面上，可见面神经移植物位于
镫骨（∧）上方的原面神经管内

■ 病例 6（图 7.6.1~7.6.16）

经耳蜗入路切除右侧面神经瘤。

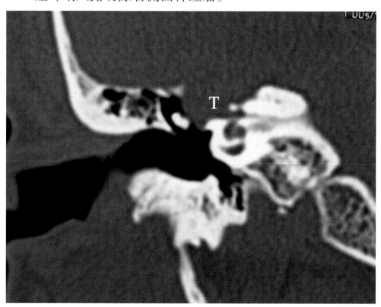

图 7.6.1　可见膝状神经节层面的肿瘤（T）侵蚀
耳蜗及颅中窝脑板

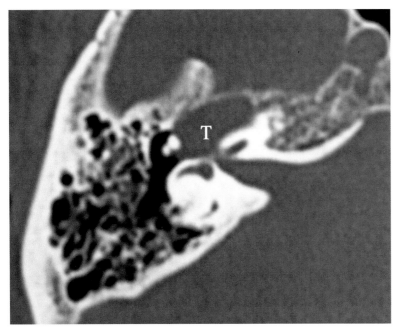

图 7.6.2　轴位 CT 显示肿瘤（T）以膝状神经节为中心，对迷路段的侵蚀很小

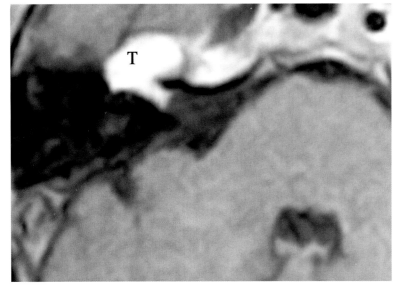

图 7.6.3　与上图同一层面的轴位 MRI 证实肿瘤（T）累及迷路段

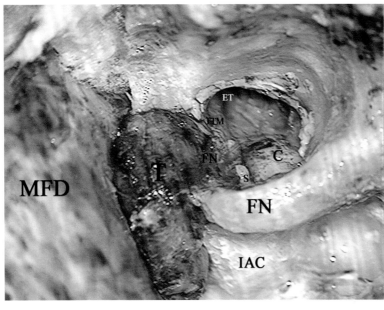

图 7.6.4　轮廓化面神经（FN），可见肿瘤（T）累及面神经广泛区域，包括鼓室段、膝状神经节、迷路段、内听道段。ET：咽鼓管；TM：鼓膜张肌肌腱；S：镫骨；C：耳蜗；MFD：颅中窝硬脑膜；IAC：内听道

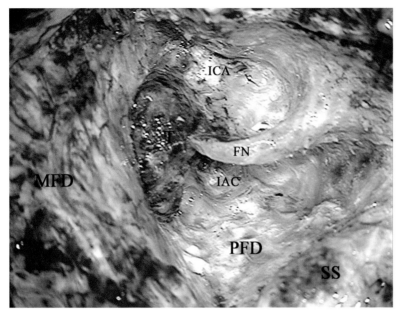

图 7.6.5 进一步轮廓化内听道（IAC）。
FN：面神经；T：肿瘤；ICA：颈内动脉；
MFD：颅中窝硬脑膜；PFD：颅后窝硬脑膜；
SS：乙状窦

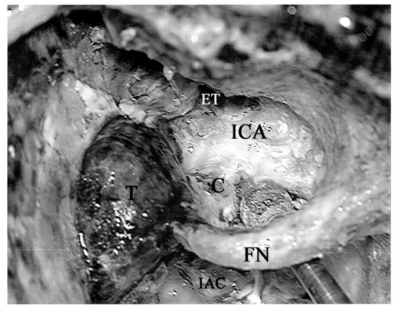

图 7.6.6 磨除内听道（lAC）和耳蜗（C）
的下表面。注意金刚砂钻头的大小。进行这
一步时必须小心，避免旋转的钻头或其转杆
损伤神经。ICA：颈内动脉；ET：咽鼓管；T：
肿瘤；FN：面神经

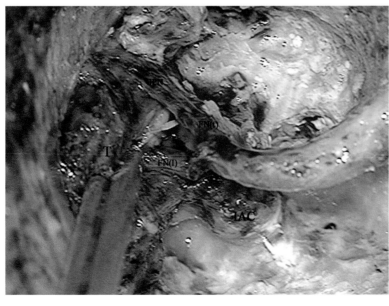

图 7.6.7 将膝状神经节层面的肿瘤（T）与
面神经鼓室段 [FN（t）] 分离。同时注意肿瘤
与迷路段 [FN（I）] 的联接。IAC：内听道；
GPN：岩浅大神经

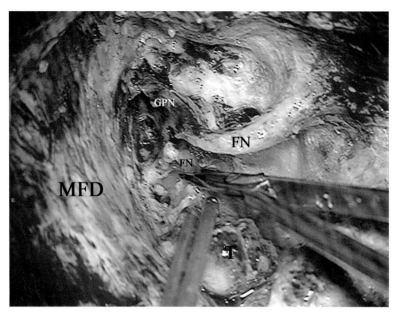

图 7.6.8　将肿瘤（T）向后翻转，将其与面神经迷路段锐性离断。GPN：岩浅大神经；MFD：颅中窝硬脑膜；FN：面神经

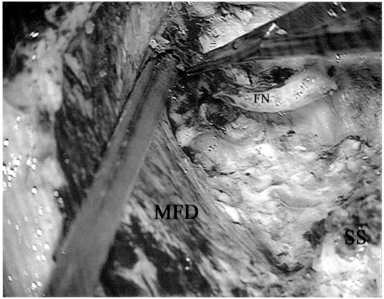

图 7.6.9　切断岩浅大神经，防止神经纤维的无效再生。FN：面神经；MFD：颅中窝硬脑膜；SS：乙状窦

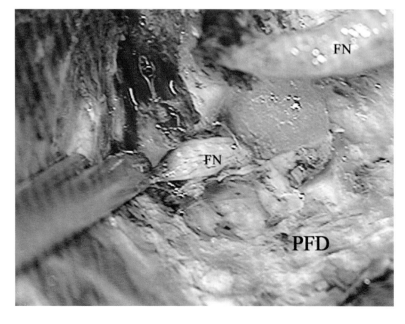

图 7.6.10　用吸引器固定内听道层面的面神经。注意：神经残端的颜色由深红色变为浅灰色，提示神经残端仍受肿瘤累及。PFD：颅后窝硬脑膜；FN：面神经

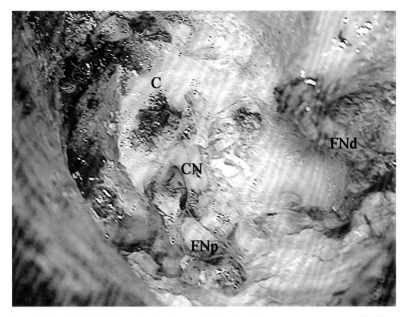

图 7.6.11 将面神经向后方改道。FNd：面神经远侧段；FNp：面神经近侧段；CN：蜗神经；C：耳蜗

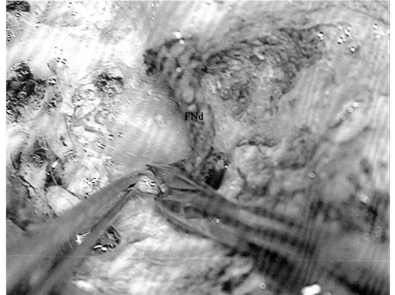

图 7.6.12 修剪面神经远侧段

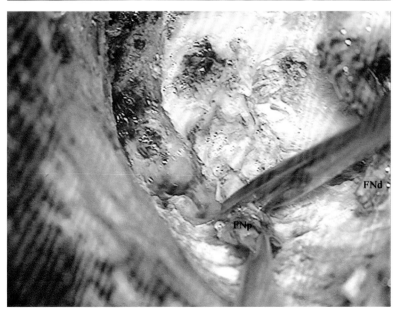

图 7.6.13 切除累及面神经近侧段的肿瘤。FNd：面神经远侧段

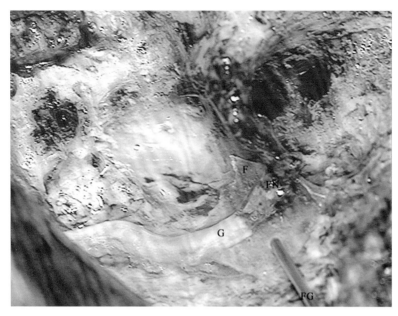

图 7.6.14　面神经（FN）的远端与腓肠神经移植物（G）相吻合，下方垫以筋膜（F），并用纤维蛋白胶（FG）固定

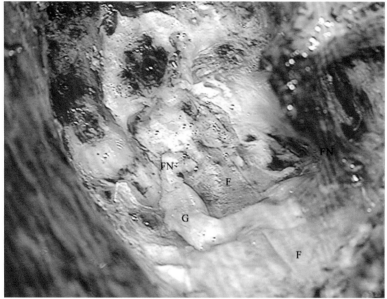

图 7.6.15　近端按相同方法进行吻合。FN：面神经；G：腓肠神经移植物；F：筋膜

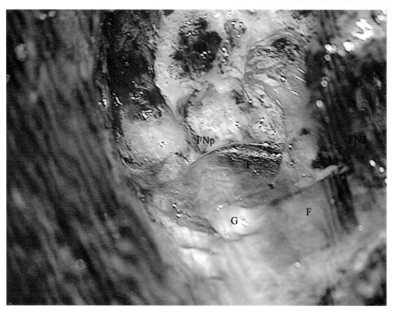

图 7.6.16　另加一块筋膜（F）同时覆盖远、近端吻合口的外表面。FNd：面神经远侧段；FNp：面神经近侧段；G：腓肠神经移植物

■ 病例 7（图 7.7.1~7.7.13）

经耳蜗入路切除左侧膝状神经节脑膜瘤。

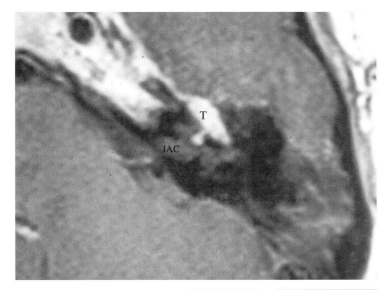

图 7.7.1　一名 47 岁男性，表现为面瘫和听力下降，其轴位 MRI 显示肿瘤（T）累及面神经迷路段、膝状神经节和鼓室段。IAC：内听道

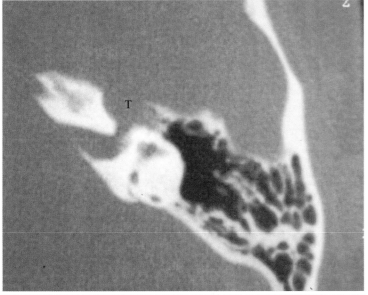

图 7.7.2　同一层面的轴位 CT 示软组织肿块（T）累及并引起膝状神经节和迷路段所在面神经管的扩张

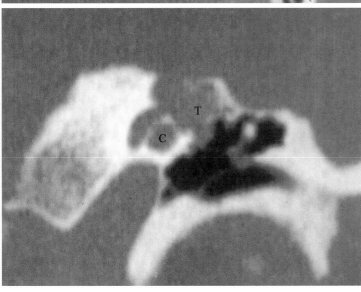

图 7.7.3　肿瘤（T）侵蚀耳蜗（C），由于患者已丧失该侧听力，故采用经耳蜗入路切除肿瘤

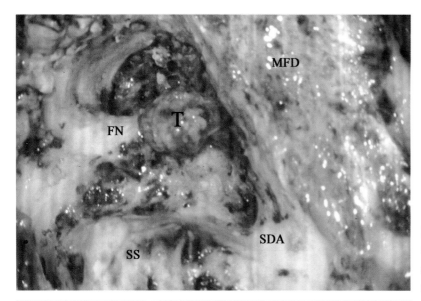

图 7.7.4 暴露颅中窝硬脑膜（MFD）和乙状窦（SS）。已显露面神经乳突段。可见肿瘤（T）位于面神经膝部。FN：面神经；SDA：硬膜窦角

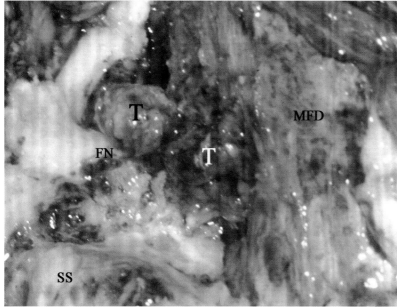

图 7.7.5 抬起颅中窝硬脑膜（MFD），可见肿瘤（T）向内侧进一步侵犯。FN：面神经；SS：乙状窦

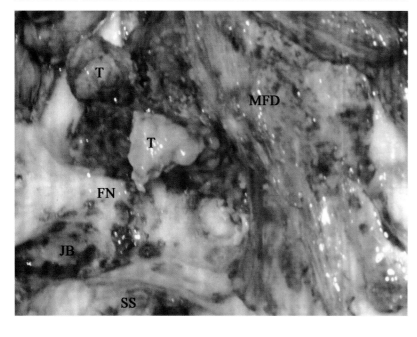

图 7.7.6 开始切除肿瘤（T）。MFD：颅中窝硬脑膜；FN：面神经；JB：颈静脉球；SS：乙状窦

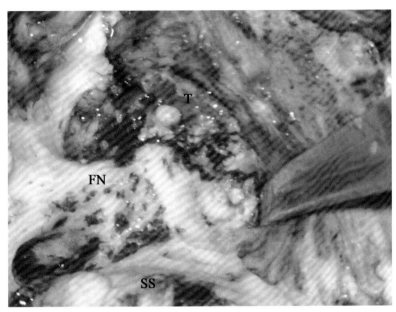

图 7.7.7　进一步切除肿瘤，显露面神经膝部和鼓室段所在的面神经管。T：肿瘤；FN：面神经；SS：乙状窦

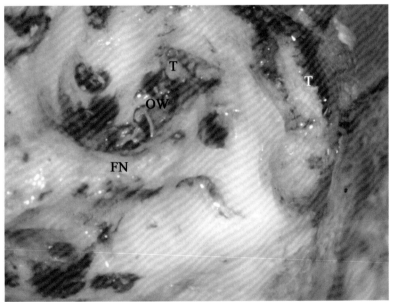

图 7.7.8　进一步轮廓化面神经（FN）。可见肿瘤累及膝状神经节区域（黑色 T），并向内延伸至硬脑膜和岩骨上表面之间（白色 T），此部分被薄层骨质覆盖。OW：前庭窗

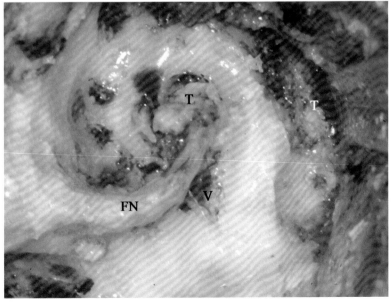

图 7.7.9　打开前庭（V），磨除耳蜗，进一步轮廓化面神经管。可见肿瘤累及面神经膝状神经节和迷路段（黑色 T）。FN：面神经；白色 T：向内侧延伸的肿瘤

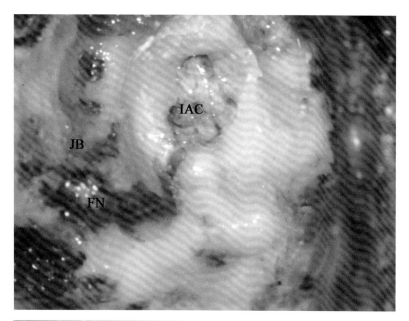

图 7.7.10　全切肿瘤，面神经受累节段也予以切除。IAC：内听道；JB：颈静脉球；FN：面神经乳突段

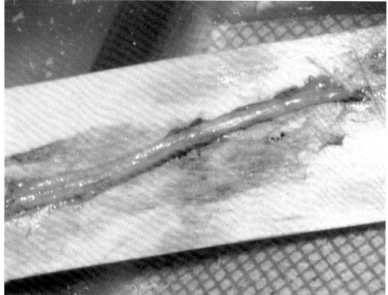

图 7.7.11　准备腓肠神经移植物

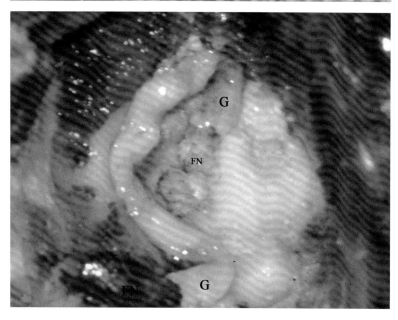

图 7.7.12　将腓肠神经移植物（G）置于围绕内听道残端钻凿的新管道中，并与面神经残端（FN）完成吻合

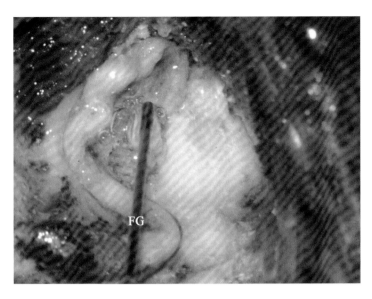

图 7.7.13 滴加纤维蛋白胶（FG）固定吻合口

■ 病例 8（图 7.8.1~7.8.19）

经耳蜗入路切除右侧面神经瘤。

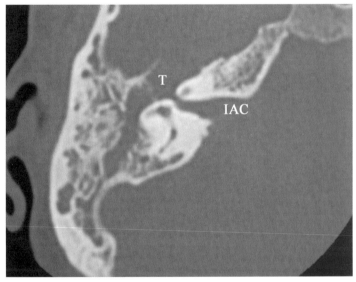

图 7.8.1 轴位 CT 显示面神经膝状神经节和迷路段扩张（T）。患者表现为听力下降和Ⅲ级面神经功能障碍，最近 1 年缓慢进展。IAC：内听道

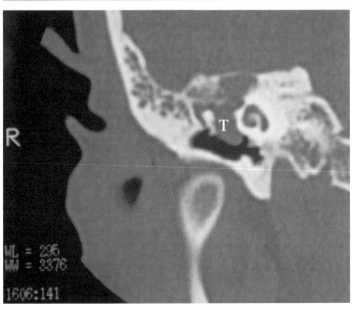

图 7.8.2 耳蜗层面冠状位 CT 显示软组织肿块（T）及其对膝状神经节的侵蚀

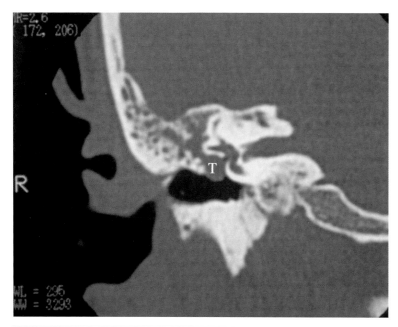

图 7.8.3　在面神经鼓室段水平也能看到软组织肿块（T）。计划经耳蜗入路切除肿瘤

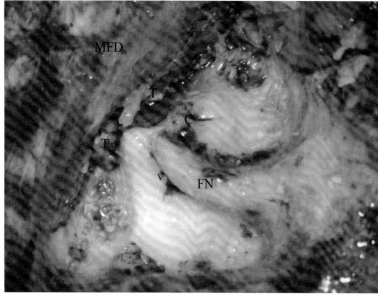

图 7.8.4　轮廓化面神经乳突段（FN），打开迷路至前庭（V）。可见肿瘤（T）从颅中窝硬脑膜（MFD）的下方突出。C：耳蜗

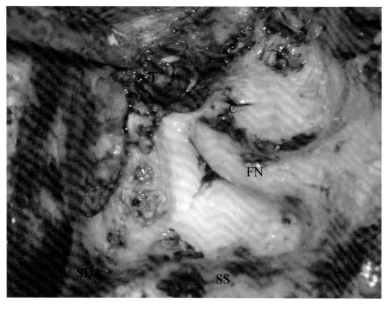

图 7.8.5　抬起硬脑膜显示肿瘤主体（T），以膝状神经节为中心。C：耳蜗；FN：面神经；SDA：硬膜窦角；SS：乙状窦

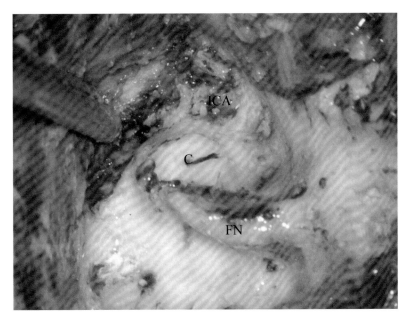

图 7.8.6 大部分肿瘤已被切除。C：耳蜗；
FN：面神经；ICA：颈内动脉

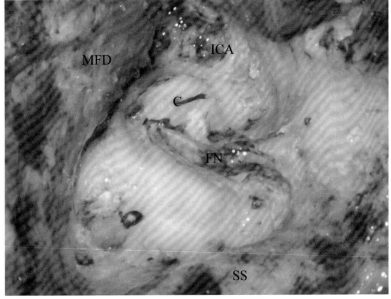

图 7.8.7 进一步对面神经（FN）行轮廓化。
ICA：颈内动脉；C：耳蜗；MFD：颅中窝
硬脑膜；SS：乙状窦

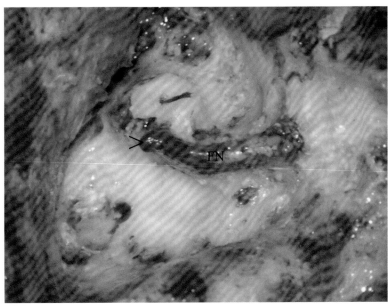

图 7.8.8 箭头（＞）显示了肿瘤起源的位置，
肿瘤切除后将此处切断。FN：面神经

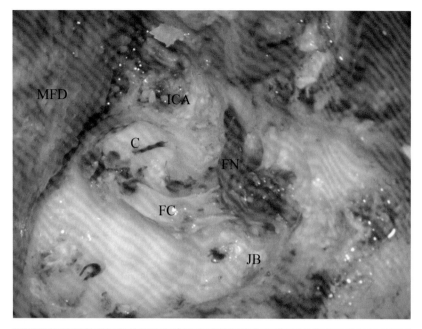

图 7.8.9　将面神经远侧残端改道。FC：面神经管；C：耳蜗；ICA：颈内动脉；MFD：颅中窝硬脑膜；JB：颈静脉球

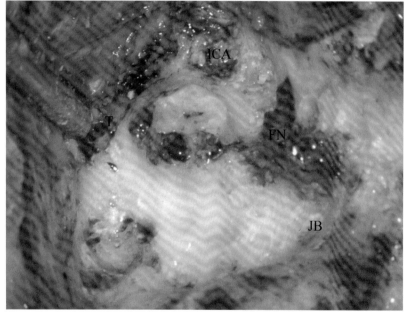

图 7.8.10　磨除面神经管。注意硬脑膜和内听道之间残留的肿瘤（T）。FN：面神经；JB：颈静脉球；ICA：颈内动脉

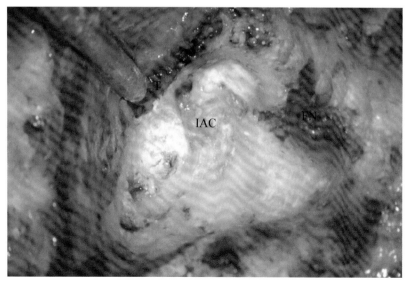

图 7.8.11　开始轮廓化内听道（IAC）。T：肿瘤；FN：面神经

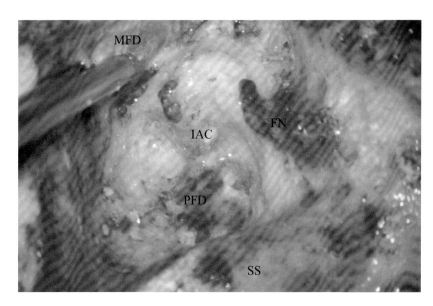

图 7.8.12　切除残留肿瘤，已轮廓化内听道（IAC）。FN：面神经；PFD：颅后窝硬脑膜；MFD：颅中窝硬脑膜；SS：乙状窦

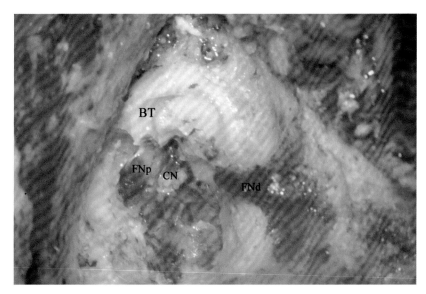

图 7.8.13　保留耳蜗底转（BT）作为移植腓肠神经的基床；显露面神经内听道段（FNp）。注意神经残端的颜色由深红色变为灰黄色，红色段提示有肿瘤累及。CN：蜗神经；FNd：面神经乳突段

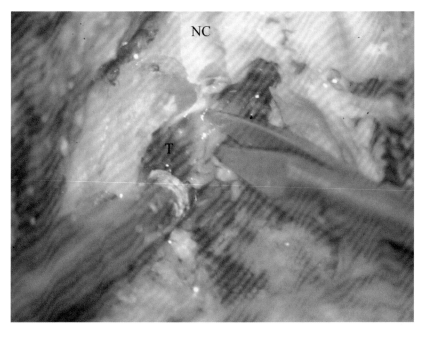

图 7.8.14　切除肿瘤（T）累及的面神经近侧残端。NC：新管道

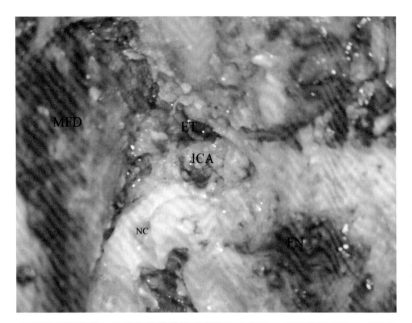

图 7.8.15　肿瘤全切后术野。ET：咽鼓管；ICA：颈内动脉；FN：面神经；MFD：颅中窝硬脑膜；NC：新管道

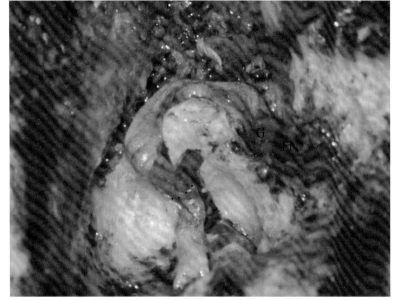

图 7.8.16　腓肠神经移植物已放置于耳蜗底转腔内。注意：面神经远侧段（FN）与移植物（G）完美对接。然而，移植物的另一端超出了所需的长度，应予以缩短（虚线）

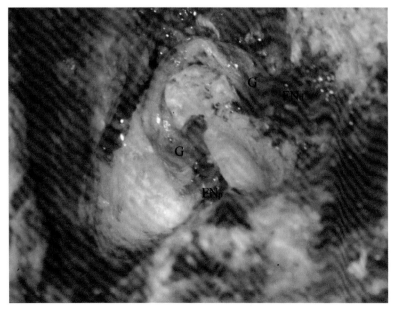

图 7.8.17　缩短移植物长度后，面神经近侧段与移植物（G）完美对接。FNd：面神经远侧段

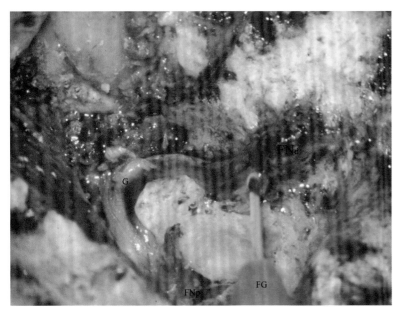

图 7.8.18　纤维蛋白胶（FG）用于加固吻合口。FNd：面神经远侧段；FNp：面神经近侧段；G：腓肠神经移植物

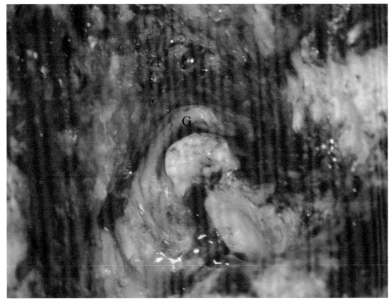

图 7.8.19　面神经移植完成后术野。G：腓肠神经移植物

■ 病例 9（图 7.9.1~7.9.17）

经耳蜗入路切除左侧面神经肿瘤。

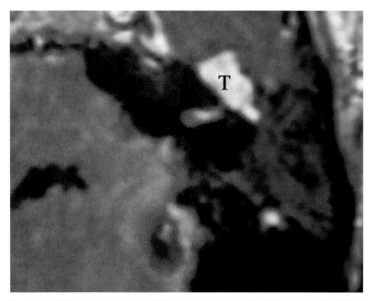

图 7.9.1　轴位 MRI 显示沿面神经鼓室段、膝状神经节、迷路段和内听道段分布的高信号肿块（T）

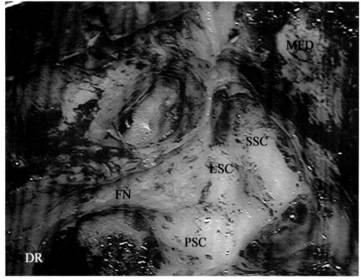

图 7.9.2　行完壁式乳突切除术。显露面神经乳突段（FN）和颅中窝硬脑膜（MFD）。SSC：上半规管；LSC：外半规管；PSC：后半规管；DR：二腹肌嵴

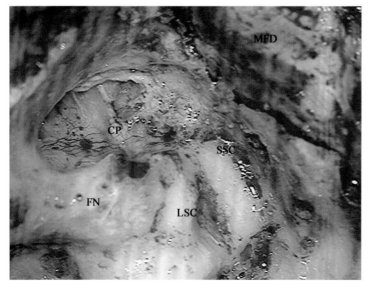

图 7.9.3　磨除外耳道后壁和上壁骨质，进一步显露面神经（FN）乳突段。CP：匙突；LSC：外半规管；SSC：上半规管；MFD：颅中窝硬脑膜

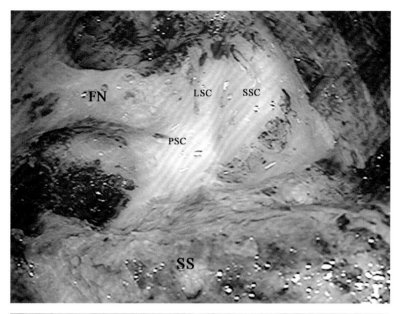

图 7.9.4　进一步轮廓化面神经（FN），开始切除迷路。LSC：外半规管；PSC：后半规管；SSC：上半规管；SS：乙状窦

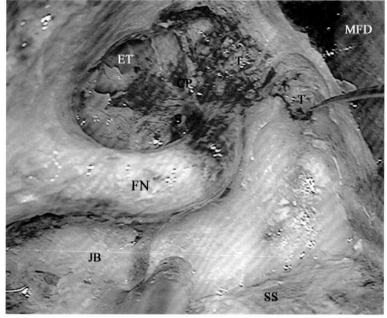

图 7.9.5　迷路已切除，清晰显露面神经（FN）乳突段和鼓室段。可以显露面神经膝状神经节和鼓室段区域的肿瘤。S：镫骨；CP：匙突；ET：咽鼓管；MFD：颅中窝硬脑膜；SS：乙状窦；JB：颈静脉球

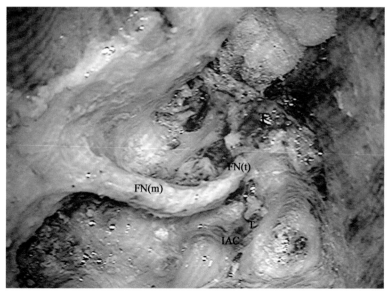

图 7.9.6　已轮廓化面神经全程，仅剩一薄层骨质覆盖面神经。注意：从内听道（IAC）至面神经鼓室段 [FN(t)] 近端均受肿瘤（T）侵犯。FN（m）：面神经乳突段

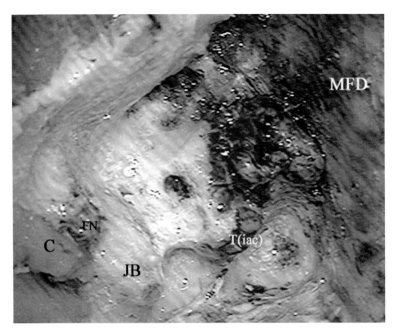

图 7.9.7　面神经远侧段与肿瘤分离并改道，覆盖棉片（C）进行保护。内听道内的肿瘤 [T(iac)] 清晰可见。MFD：颅中窝硬脑膜；JB：颈静脉球；T：肿瘤

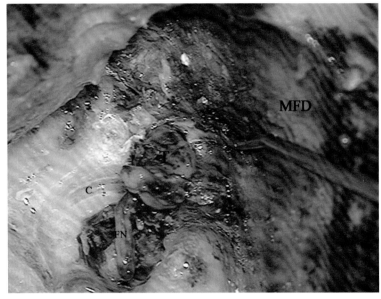

图 7.9.8　将颅中窝硬脑膜（MFD）抬离肿瘤（T），以观察肿瘤的内侧延伸及完成后续的切除。注意：虽然面神经鼓室段（FN）看起来完全正常，但由于 MRI 显示其明显受累，所以需将其连同肿瘤一起切除。保留耳蜗各转（C），用作移植基床

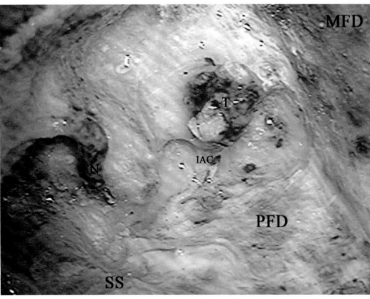

图 7.9.9　肿瘤（T）已部分切除；接下来将处理累及内听道（IAC）的部分。MFD：颅中窝硬脑膜；PFD：颅后窝硬脑膜；FN：改道后的远侧段面神经；SS：乙状窦

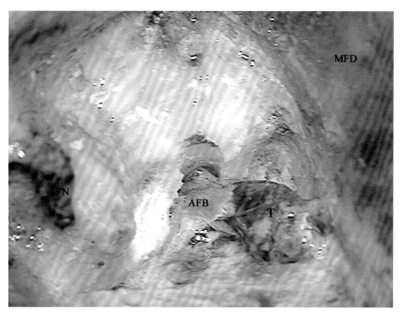

图 7.9.10 将面听神经束（AFB）连同其硬膜从内听道中分离，可见残余的肿瘤（T）突破内听道的硬膜。FN：改道后的远侧段面神经；MFD：颅中窝硬脑膜

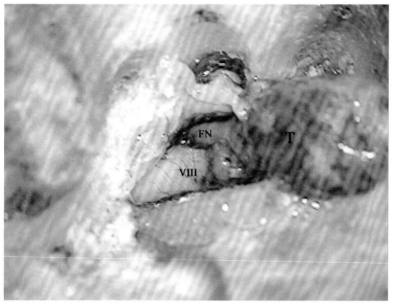

图 7.9.11 打开内听道硬膜。可见前庭蜗神经（Ⅷ）与面神经（FN）紧邻，后者由于与肿瘤（T）的附着关系非常清晰，所以很容易识别

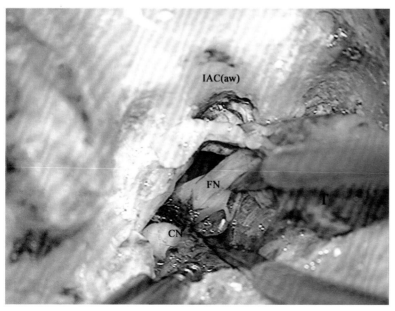

图 7.9.12 将面神经（FN）与蜗神经（CN）仔细分离，以实现肿瘤（T）的全切除，保留面神经近侧残端，以行后续的吻合。IAC（aw）：内听道前壁

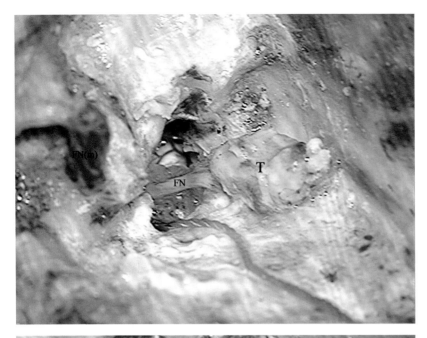

图 7.9.13　肿瘤（T）附着于面神经近侧段（FN），经颅后窝硬脑膜开口生长。FN（m）：面神经乳突段

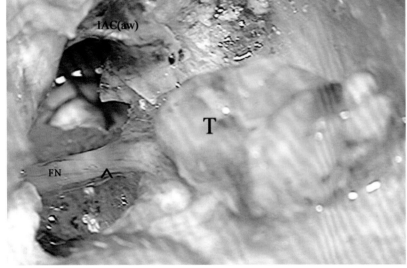

图 7.9.14　高倍镜下，肿瘤（T）与正常面神经（FN）组织的交界处清晰可见。在箭头（∧）所示层面，颜色从粉红色变为灰色，提示两者移行区所在，并非凭借直径的变化来判断，这一点非常重要。如果残端长度足够，甚至应将切断点继续向近端挪几毫米。IAC（aw）：内听道前壁

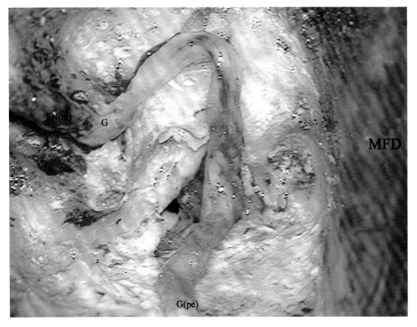

图 7.9.15　肿瘤切除完毕。已将腓肠神经移植物（G）与面神经乳突段 [FN（m）] 吻合（注意两者在直径和对接上完美匹配），并置于由耳蜗各转形成的新管道内。注意移植物的近端 [G（pe）] 超出了所需的长度，应相应地截短。MFD：颅中窝硬脑膜

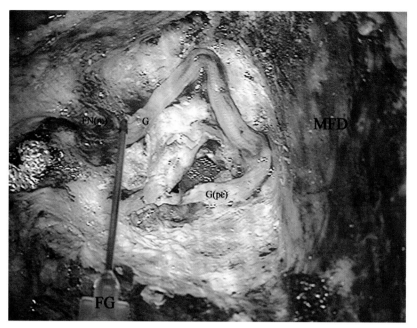

图 7.9.16　将腓肠神经移植物近端 [G
（pe）] 的长度按需调整，用纤维蛋白胶
（FG）固定远侧吻合口。MFD：颅中窝
硬脑膜；G：腓肠神经移植物远端；FN
（m）：面神经乳突段

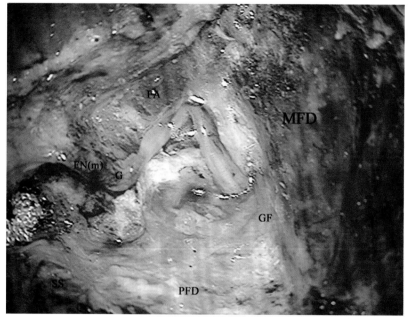

图 7.9.17　完成近端吻合，滴加纤维蛋白
胶（FG）固定。用一块筋膜（FA）封堵
咽鼓管。MFD：颅中窝硬脑膜；FN（m）：
面神经乳突段；G：腓肠神经移植物；
PFD：颅后窝硬膜；SS：乙状窦

■ 病例 10（图 7.10.1~7.10.16）

经迷路入路切除右侧内听道层面的面神经肿瘤。

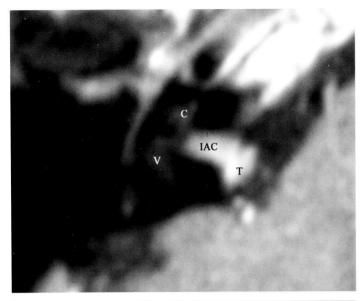

图 7.10.1　52 岁女性，有听力下降和耳鸣，但没有任何面神经症状。轴位 MRI 显示肿瘤（T）累及内听道（IAC）和桥小脑角，但未向外侧进一步扩展。基于临床和影像学检查，最终诊断为前庭神经鞘瘤，由于听力差，计划经迷路入路切除。C：耳蜗；V：前庭

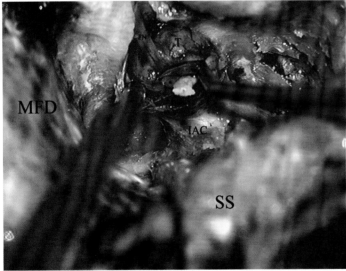

图 7.10.2　经迷路入路打开内听道（IAC）硬膜，发现肿瘤（T）延伸至面神经（FN）前方。MFD：颅中窝硬脑膜；SS：乙状窦

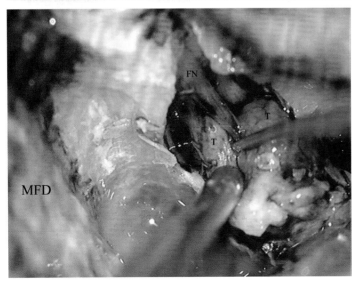

图 7.10.3　进一步向内侧分离发现肿瘤（T）完全包裹面神经（FN）。MFD：颅中窝硬脑膜

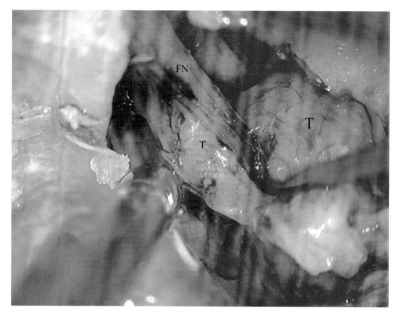

图 7.10.4 高倍镜下，肿瘤（T）来源于面神经（FN）内

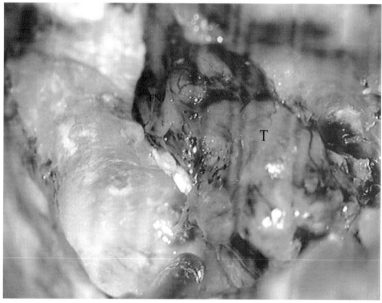

图 7.10.5 进一步向内侧分离肿瘤（T）和面神经（FN）

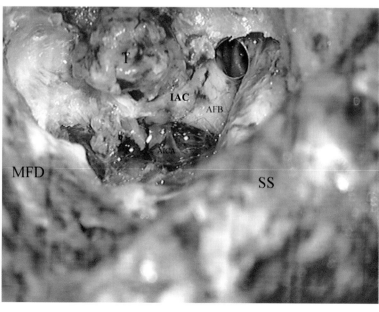

图 7.10.6 注意力转移到肿瘤的内侧面。颅后窝硬脑膜和内听道（IAC）硬膜均已打开。MFD：颅中窝硬脑膜；SS：乙状窦；AICA：小脑前下动脉；AFB：面听神经束；T：肿瘤

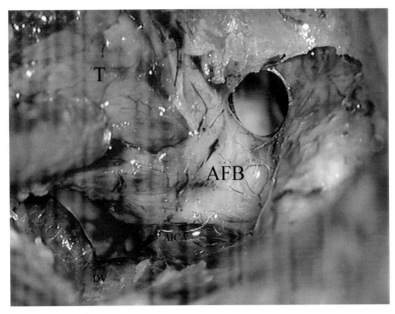

图 7.10.7　前庭蜗神经呈盖样结构环抱肿瘤（T）内侧面，可见小脑前下动脉（AICA）与上述结构紧邻，操作需非常谨慎。AFB：面听神经束；DV：岩静脉

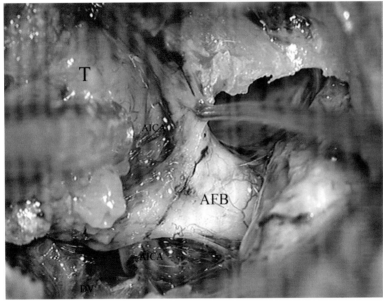

图 7.10.8　将肿瘤（T）与盖样结构分离，可在肿瘤与神经之间显露小脑前下动脉（AICA）。AFB：面听神经束；DV：岩静脉

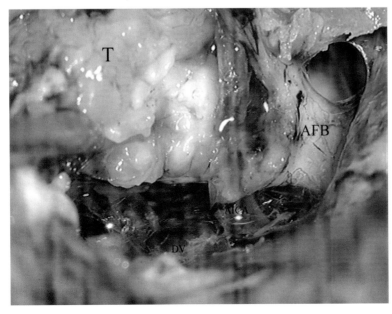

图 7.10.9　被肿瘤（T）累及的小脑前下动脉（AICA）已全部游离。AFB：面听神经束；DV：岩静脉

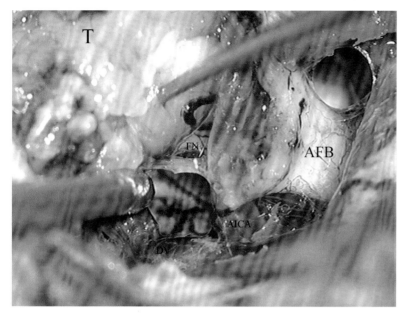

图 7.10.10 进一步分离肿瘤（T），可在肿瘤前表面显露面神经近端（FN）。AICA：小脑前下动脉；AFB：面听神经束；DV：岩静脉

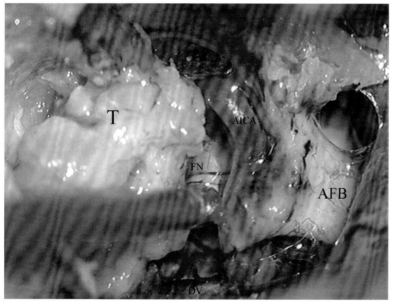

图 7.10.11 松解肿瘤（T）与小脑前下动脉（AICA）之间的最后一处粘连，接下来可安全地处理面神经。AFB：面听神经束；DV：岩静脉

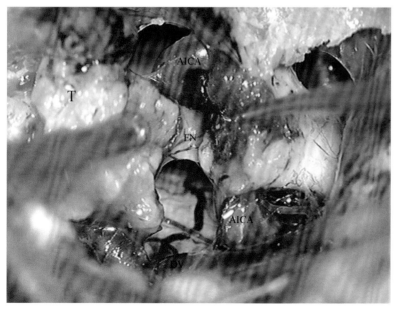

图 7.10.12 用吸收性明胶海绵覆盖小脑前下动脉（AICA）予以保护，肿瘤（T）与面神经（FN）的分离仍在继续。DV：岩静脉

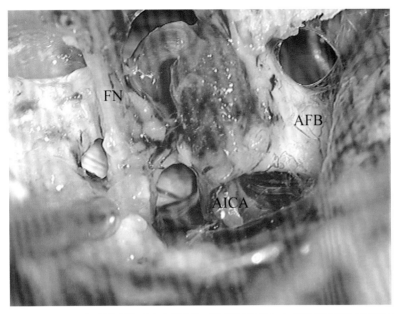

图 7.10.13　肿瘤与面神经（FN）的最后一处连接。AICA：小脑前下动脉；AFB：面听神经束

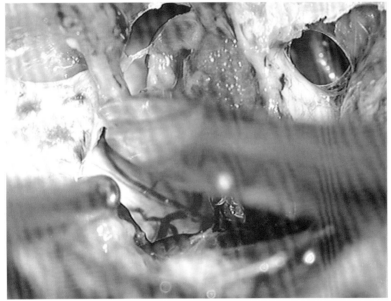

图 7.10.14　切断肿瘤与面神经的最后一处连接

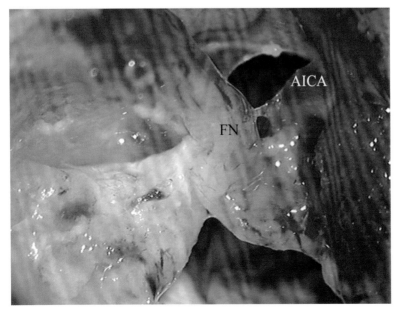

图 7.10.15　肿瘤与面神经（FN）完全分离后的术野。AICA：小脑前下动脉

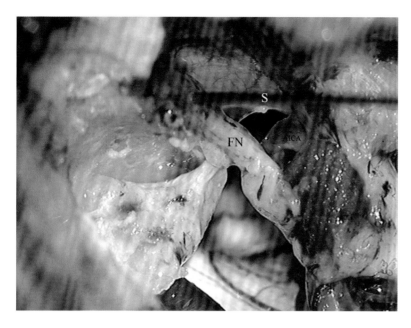

图 7.10.16　使用刺激电极（S）检测面神经（FN）的完整性。AICA：小脑前下动脉

■ 经验与教训

·任何存在面瘫或后组脑神经麻痹的病例都应排除面神经肿瘤。

·在我们的实践中，面神经病变的诊疗过程中不使用神经电生理检测。

·面神经肿瘤的诊断依赖于 CT 和（或）MRI 所获取的肿瘤影像学信息。

·面神经瘤起源并局限于面神经颅内段者，在影像学上无法与前庭神经鞘瘤区分。几乎所有病例都是在术中得到确诊的。

·由于桥接移植重建后可获得的最佳面神经功能为 Ⅲ 级，且前提是面瘫症状不足 1 年，因此手术切除肿瘤前，需对症状时长和术前尚存的面神经功能进行权衡。

·冷冻切片活检并不能准确判断肿瘤边界。在我们的实践中，切缘需至正常面神经组织，以避免肿瘤残留。

（译者　常博文　李世亭）

第 8 章
前庭神经鞘瘤手术中面神经的处理

前庭神经鞘瘤是桥小脑角区最常见的肿瘤。该肿瘤的主要治疗方式是手术切除。这也使其成为最常见的需要术中处理面神经的颅底肿瘤。鉴于肿瘤与面神经的关系密切，充分掌握术中面神经的处理技术在本病的治疗过程中具有重要意义。

治疗策略

治疗方案的选择

治疗前庭神经鞘瘤的最佳方法是彻底切除病变。然而，是否手术取决于以下几个因素：年龄、一般情况、肿瘤大小和患者意愿。

对于年龄大于 65 岁的老年患者，如果肿瘤较小的话，每年进行 MRI 复查即可。如果肿瘤出现增大趋势，则行肿瘤切除。如果随访过程中未见明显变化，则继续随访。然而，如果颅内肿瘤体积较大，即使是老年患者，肿瘤切除仍然是更佳选择。对于一般情况较差的患者，如果条件允许，手术一般在患者一般情况好转后进行。当肿瘤本身引起的颅内压升高是导致患者一般情况较差的原因时，则属于例外情况，此时切除肿瘤是有效的治疗方案。当然，患者的意愿是最重要的，在充分告知病情后，应该完全尊重患者本人的意愿。

治疗决策的另一个重要方面是肿瘤切除的入路选择，这主要取决于患者术前的听力水平，肿瘤的大小则是另一个次要参考因素。临床中应用的前庭神经鞘瘤手术入路包括扩大经迷路入路（ETL）、颅中窝入路（MCF）、乙状窦后 – 迷路后联合入路（RS-RL）和经耳囊入路（TO）。

计划性面神经离断

尽管保留面神经的完整性至关重要，应在每例手术中尽力做到，但在极少数情况下，术者可能会面临不得不切断面神经的情形。这些情况分为以下两类。

第一种情况是面神经成为手术径路上的阻碍。例如，面神经位于较大肿瘤的后方时，即在扩大经迷路入路中位于肿瘤和术者之间。在这种情况下，是否切断面神经应在术中尽早决定。如果危及手术的安全，那么将面神经切断是更佳的选择。另一个例子是，当面神经位于术者和出血点之间时，其阻碍了止血操作，此时患者的安全肯定是第一位的。

其次是在切除已引起明显蛛网膜炎的体积较大的肿瘤后偶尔会遇到的情况。此时，面神经已经明显被拉伸变薄（图 8.1），而将其分离保留已经非常困难。当存在蛛网膜炎时，从肿瘤表面分离面神经将更为困难。这种情况下，我们有时会发现面神经在肿瘤切除后有一部分已经断裂，而尚连接之处也已变得菲薄（图 8.2、图 8.3）。此时我们要分辨这些菲薄的组织是神经纤维还是蛛网膜。与神经移植修复相比，神经纤维完好者，其面神经功能可恢复到更佳水平。但是，如果术中将这些形似神经纤维的蛛网膜误当成面神经进行了保留，不仅会导致术后面神经功能低下，而且还会浪费至少 12 个月的面神经恢复时间，从而减少神经纤维再生的机会。另外，面 – 舌下神经吻合术的效果一般不如桥接移植术令人满意。区

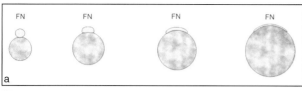

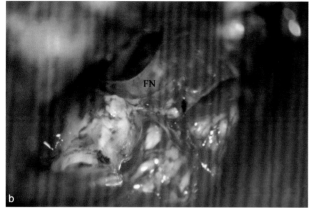

图 8.1 a. 肿瘤大小对面神经（FN）的影响。注意，随着肿瘤体积的增大，面神经变得更薄更脆弱。b. 肿瘤切除后，菲薄的呈透明状的面神经保留完好

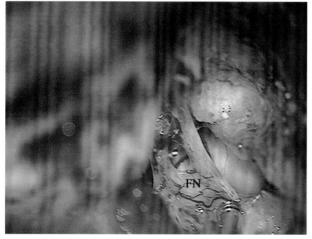

图 8.2 有时蛛网膜炎的存在使得肿瘤与面神经（FN）的分离变得非常困难，最终导致神经部分断裂

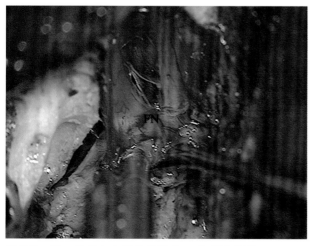

图 8.3 另一例术中出现面神经（FN）部分断裂

分神经纤维和蛛网膜并非易事，除了必备的手术经验外，还需要在高倍镜下仔细检查相关区域，并通过电生理刺激进行反复确认。

少见情况下，术中为了保留面神经完整性，不得不对肿瘤行次全切除。通常在术前就应该对此方案进行考虑并与患者进行充分讨论。在这些病例中，患者通常高龄，且肿瘤体积较大，MRI 显示肿瘤边界不清。术中再次评估时，如果发现情况与术前判断一致，则可在面神经表面保留小片肿瘤，以保护其功能。在绝大部分病例中，对残留的小片肿瘤进行双极低功率电凝后可使肿瘤的生长停滞。如果术中发现解剖界面良好，且术者自觉可在肿瘤全切的同时不损伤面神经，则可行小心谨慎的肿瘤全切。

■ 面神经的处理

■ 手术暴露

充分暴露是肿瘤切除的第一步（图 8.4）。暴露不充分不仅会阻碍肿瘤的切除，还会增加整个手术过程的风险，危及面神经和患者生命。因此，在试图切除肿瘤之前，术者应确保肿瘤暴露充分。

■ 面神经定位

保护面神经并将其与肿瘤分离的第一步首先

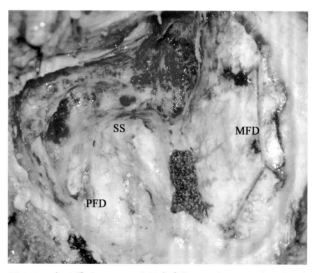

图 8.4 广泛暴露 2~3cm 的颅中窝（MFD）及乙状窦后（SS）硬膜。PFD：颅后窝硬脑膜

是定位面神经。了解面神经与肿瘤可能的相对位置关系，有助于在肿瘤切除过程中的面神经定位和保护。相关文献和术者的经验均表明，两者最常见的位置关系是面神经位于肿瘤的前下表面。约 70% 的病例可在此处找到面神经。面神经位于肿瘤前上表面者占 15%，面神经位于肿瘤上表面者占 10%。其余 5% 的病例中，面神经位于肿瘤的后表面（图 8.5、图 8.6）。

手术入路初步完成后，就应该定位面神经。在桥小脑角（CPA）手术中，面神经走行固定的两个部位是内听道底（图 8.7）和面神经出脑干层面（图 8.8）。在内听道口层面，面神经的位置不如上述两处固定。在此处识别面神经很重要，因为肿瘤在此处通常压迫面神经形成明显粘连，并导致面神经厚度和走行发生急剧变化（图 8.9）。由于上述困难，加上面神经的可移动度又在此处受到狭窄的内听道口限制，因此在内听道口辨认面神经是术中的一个重要节点。

在颅中窝入路中，只有内听道底可作为面神

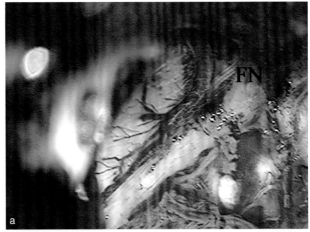

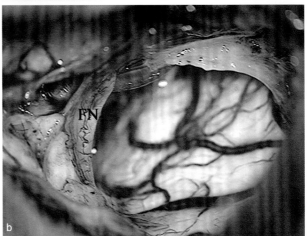

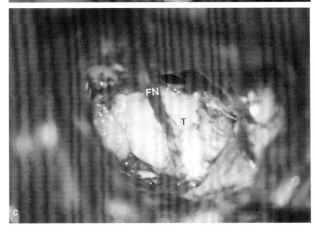

图 8.6　a. 被推向上方的面神经（FN）。b. 被推向下方的面神经（FN）。c. 被推向后方的面神经（FN）。T：肿瘤

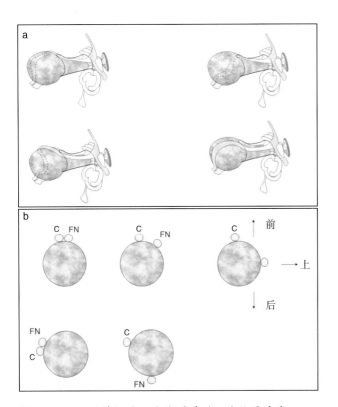

图 8.5a、b　面神经（FN）与肿瘤的可能位置关系。C：蜗神经

经定位的参考点。乙状窦后入路时主要利用面神经出脑干区为参考点，内听道口的参考价值小得多。扩大经迷路入路是唯一使用上述 3 个参照点的入路。对于向前方明显延伸的大型肿瘤，扩大经迷路入路联合经岩尖扩展是唯一可在内听道口

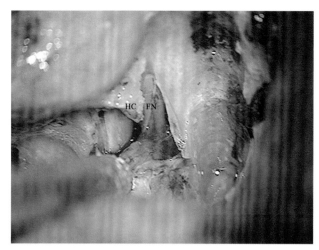

图 8.7　在内听道底识别面神经（FN）。HC：水平嵴

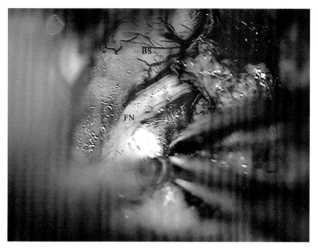

图 8.8　在脑干（BS）端识别面神经（FN）

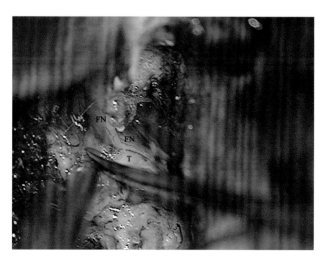

图 8.9　面神经（FN）在内听道口处位置不固定。此病例使用经迷路经岩尖扩展入路，可见面神经位于肿瘤（T）的前上界

水平识别面神经的方案。

面神经的识别

　　了解上述面神经可能的分布和用以定位的几个参考点后，即可开始探查面神经。在实践中，面神经的探查分为两部分。

　　首先，镜下辨认面神经。在中小型肿瘤中，可通过颜色和形状将神经与周围软组织进行区分。在上述可能存在面神经的部位，透过外层菲薄的膜性结构，呈浅灰色、带有纤维成分的管状结构即非常可能是面神经。然而，在大型肿瘤中，情况就不一定如此了。由于肿瘤生长使面神经被拉伸，从而形成扇形展开的菲薄的半透明结构，故将其与周围软组织区分是非常困难的。在这种情况下，识别面神经的诀窍在于严格依照其参考点，沿着神经边缘从一处追踪到另一处（图 8.10），同时进行瘤内减压以降低张力，并提供所需的手术视野。一旦识别面神经，对如此脆弱的结构进行保护，将是对术者的极大挑战，因此，大型前庭神经鞘瘤应由具备一定经验的医生处理。

　　其次，对面神经镜下识别后，需进一步用电生理刺激器进行确认。与远侧段的神经不同，桥小脑角中的面神经缺少厚实的神经束膜和纤维组织鞘，因此在刺激时应使用最低强度（0.05mV）。

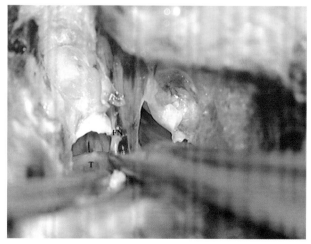

图 8.10　沿神经边缘将面神经（FN）从肿瘤（T）表面锐性分离

■ 手术操作与面神经保护

由于桥小脑角区的面神经没有纤维组织覆盖，使其对手术操作极其敏感。因此，分离面神经需具备极为细致的外科技术，并遵循一定的手术原则。

手术器械应特别精细，以便在面神经附近完成细致的操作。一旦面神经进入视野，在对其行进一步操作之前，首先需将吸引器更换为Brackmann 吸引器，它有数个侧孔，可避免直接对神经过度抽吸。然而，即使使用该吸引器，也应避免在神经表面直接吸引。如果确实有需要，可将吸引器置于邻近表面，利用表面张力吸除神经表面的液体。若要吸除神经上的血凝块，必须先冲洗使其松动。从肿瘤表面分离面神经时，应结合使用显微钩针、显微剪刀、精细剥离子和精细双极。大件器械很难在狭小术腔内完成精细操作，且会遮挡有限的术野，从而增加面神经的损伤风险。

除使用上述精细器械外，还必须遵循一定的手术原则。尽可能避免直接在神经表面进行操作。若不打算牺牲面神经，则严禁对其直接电凝。器械分离的方向也很重要。为避免不必要的神经纤维丢失，器械操作方向应始终与神经走向平行。跨越神经的操作会有很高的风险，即使镜下看起来神经完好。在内听道底层面神经穿入骨性管道移行为迷路段，此处面神经移动受限且脆弱，故对该处的任何牵拉都有神经纤维断裂的风险。从外向内的分离操作即存在上述风险，应予以避免，故主要采用从内向外的方向分离。然而，术者仍不可大意，任何不必要的过度牵拉都会损伤面神经。

在分离肿瘤时，应尽可能保护面神经的血供，以预防缺血性损伤。术中保护面神经表面的蛛网膜非常关键，因其可为神经提供重要的血供。故应始终在蛛网膜层和肿瘤之间进行分离（图8.11），而不是从神经上剥离蛛网膜，否则会减少血供而增加神经损伤风险。

肿瘤切除过程中的无血技术主要依靠双极电凝止血来实现，因此需应用特殊方法来保护蛛网膜，以免双极电凝热传导对其造成影响。当内听道内和内听道口处的面神经予以暴露后（图8.12），可以使用一块吸收性明胶海绵填入内听道，以覆盖暴露的面神经主干。由于明胶足够柔软，所以在此过程中不会损伤神经。用这种方法覆盖面神经有两个目的，一是吸收双极电凝产生的热量，二是当吸收性明胶海绵吸收了水和血液时，可以防止暴露的面神经过于干燥。因此，即使肿瘤切除完成后，仍需保留面神经表面覆盖的吸收性明胶海绵（图8.13）。

在脑干处识别面神经近端后，即开始分离肿瘤。为了在肿瘤切除过程中保护面神经，可在面

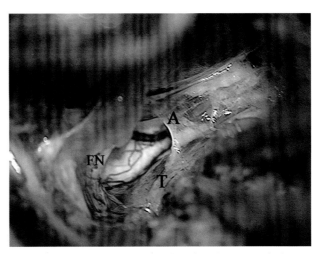

图 8.11　分离肿瘤（T）和面神经（FN）应始终在蛛网膜层（A）下进行，并尽可能保留蛛网膜

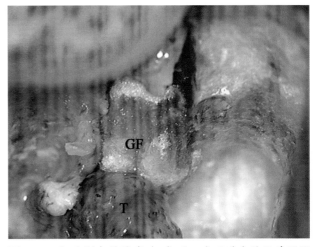

图 8.12　切除剩余的肿瘤（T）时，内听道内的面神经用吸收性明胶海绵（GF）覆盖

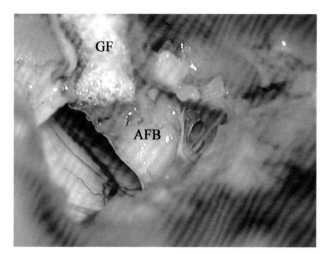

图 8.13 肿瘤切除后，保留覆盖面神经的吸收性明胶海绵（GF）。AFB：面听神经束

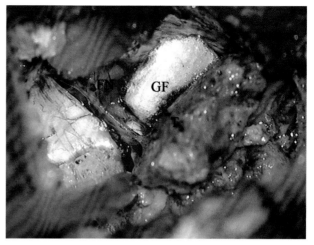

图 8.15 将吸收性明胶海绵（GF）置于面神经（FN）与肿瘤（T）之间，有助于面神经与操作界面保持一定距离

神经出脑干处用一块 Merocel 止血棉将其覆盖。除了吸收双极产生的热量，此处的棉片可避免器械直接接触神经而产生局部高压力，也有助于将某一点的压力分散至整个覆盖面，从而显著降低面神经受损的概率（图 8.14）。使用止血棉的另一个优点是，止血海绵具有多孔性，可以吸收包括血液在内的多余液体，避免了吸引器的直接吸引，从而减低了精细组织受损的风险。此外，这种材料不黏附在脑和神经组织上，肿瘤切除后可轻易取出而不造成额外损伤。随着向远端分离，位于肿瘤前方的面神经难以直视，操作难度增加。针对这一困难，可在肿瘤和面神经之间置入一小块湿润的吸收性明胶海绵（图 8.15），除了前面

讨论过的吸收传导热的优点外，它还具有自动撑开效应，在操作过程中始终在神经和肿瘤之间保持一定距离。

在近端充分减瘤后，可转向内听道口层面。在大多数情况下，面神经位于肿瘤的前表面，可在肿瘤和面神经之间置入一小块湿润的吸收性明胶海绵，其目的与近端操作时相同。

蜗神经是另一有助于保护面神经的结构。保护此神经是听力保留手术的主要目的之一。然而，在扩大经迷路入路和经耳囊入路中，听力必然下降。即便如此，除非在不得已的情况下，术者均不应主动将其牺牲。蜗神经解剖完整性的保留，不仅有助于保护面神经血供的重要来源，特别是在中小型肿瘤中还能充当保护面神经的物理屏障（图 8.16）。大多数情况下，脑干端的蜗神经位于面神经后方，故其介于肿瘤和面神经之间。因此肿瘤的分离可沿蜗神经表面进行，将其作为保护层，缓冲操作带来的损伤（图 8.17）。

肿瘤的无血分离技术

在桥小脑角手术中，即使再少的出血也会阻碍视野，导致面神经甚至是小脑前下动脉等重要结构损伤。当然，对于术中致死性大出血，即使要牺牲面神经等重要结构也应立即止血。保持术

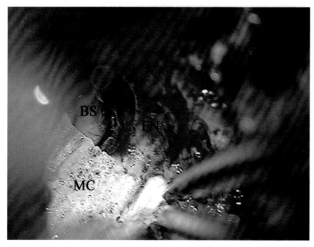

图 8.14 使用 Merocel 止血棉（MC）覆盖脑干（BS）端的面神经（FN），避免对面神经直接吸引和电凝

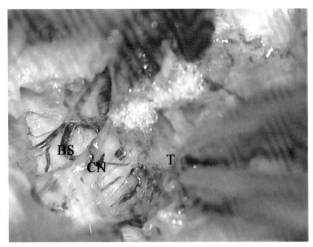

图 8.16 脑干（BS）附近的蜗神经（CN）介于肿瘤（T）和面神经之间，因此肿瘤的分离可沿蜗神经表面进行，减少对面神经不必要的干扰

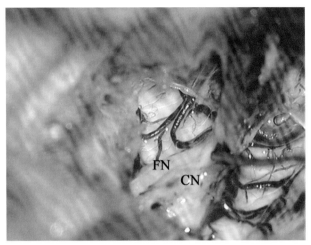

图 8.17 肿瘤全切除后术野，蜗神经（CN）完整保留于面神经（FN）表面。此图中，蜗神经被牵开，以显露面神经

野的无血对于手术安全的重要性无须赘言。

术中的每一步都有某些特定的止血技巧。颅骨出血，可在无冲洗的情况下使用钻头打磨出血点。旋转的钻头与干燥的骨质接触，通常会产生足够的热量来止血。如果该措施仍不能止血，那么采用骨蜡压迫出血点，即可控制绝大多数出血。在大血管附近使用骨蜡时应格外小心，因为骨蜡一旦进入血管后有可能会被血流冲走而形成栓子。

硬脑膜和静脉窦出血可用双极电凝止血。如果不成功，或出血点较大，则用止血棉填塞出血点往往可奏效。

肿瘤切除过程中的出血在所难免，应将其控制到最少量。我们在肿瘤切除中用到的主要技术是对局部区域用双极电凝，随后将其锐性切除。通过这种预处理，出血已显著减少。然而，有时会遇到血供极为丰富的肿瘤，单独使用双极电凝也无法有效止血。这种情况下，可使用止血棉填塞出血点，再用棉条加固。

处理面神经表面或邻近的出血需要特别小心。一般而言，这个部位的出血不会很汹涌，医生有足够的时间进行冷静处理。除非危及生命，否则绝对不能在面神经表面电凝，这是首要原则。绝大多数情况下，均可用湿润的吸收性明胶海绵或止血棉轻轻压迫即可，但切勿用力过度，并需等待数分钟。

■ 临床病例

■ 病例 1（图 8.1.1~8.1.35）

扩大经迷路入路切除左侧前庭神经鞘瘤。

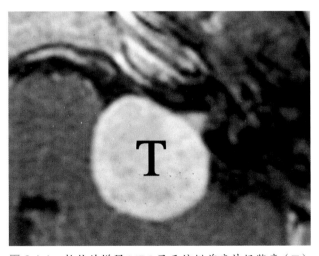

图 8.1.1 轴位的增强 MRI 显示该例前庭神经鞘瘤（T）累及左侧桥小脑角和内听道。可见内听道底未受肿瘤累及。基于肿瘤的大小和术前较差的听力水平，计划采用扩大经迷路入路切除肿瘤

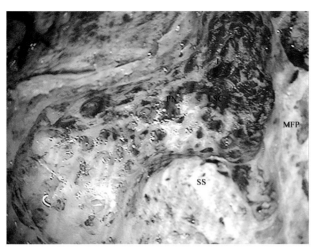

图 8.1.2　扩大的乳突切除术已完成，暴露颅中窝脑板（MFP）和乙状窦（SS）。面神经乳突段（FN）由膝部延续而来，后者位于砧骨（I）和外半规管（LSC）之间

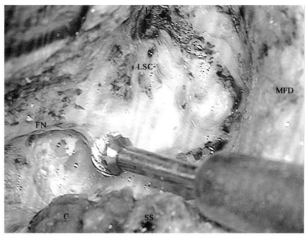

图 8.1.5　外侧半规管已打开，面神经膝部位于外半规管（LSC）与砧骨短突（I）之间。保留外半规管的前部以保护面神经膝部。MFD：颅中窝硬脑膜；FN：面神经；SS：乙状窦；C：棉片

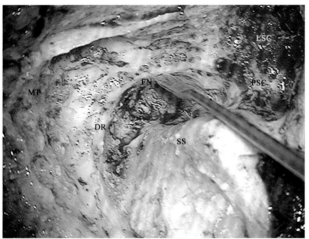

图 8.1.3　剥离子指向面神经乳突段（FN），其位于二腹肌嵴（DR）与外半规管（LSC）之间。PSC：后半规管；MT：乳突尖；SS：乙状窦

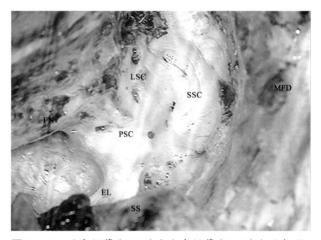

图 8.1.6　后半规管（PSC）和上半规管（SSC）也已打开。注意内淋巴管（EL）从后半规管的内侧延伸到颅后窝硬脑膜，位于乙状窦（SS）前方。MFD：颅中窝硬脑膜；FN：面神经；I：砧骨；LSC：外半规管

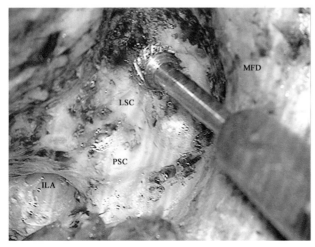

图 8.1.4　已暴露颅中窝硬脑膜（MFD）和静脉窦，即将开始行迷路切开术。LSC：外半规管；PSC：后半规管；ILA：迷路下气房

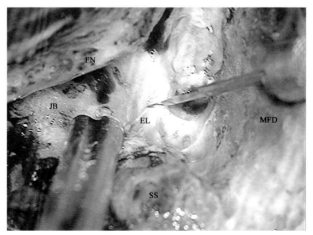

图 8.1.7　尖刀锐性切断内淋巴管（EL），以便于硬膜牵开。半规管已被磨除，暴露出前庭（V）。MFD：颅中窝硬脑膜；SS：乙状窦；JB：颈静脉球；FN：面神经

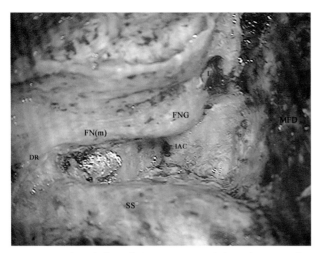

图 8.1.8　进一步磨除骨质以显露内听道（IAC）。I：砧骨；FNG：面神经膝部；FN（m）：面神经乳突段；MFD：颅中窝硬脑膜；SS：乙状窦；DR：二腹肌嵴

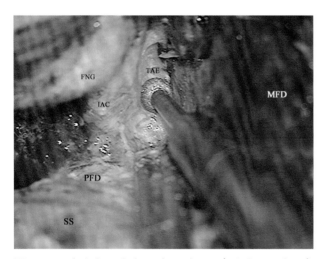

图 8.1.9　磨除内听道（IAC）上壁；如有需要，可进一步向前磨除进行经岩尖扩展（TAE）。FNG：面神经膝部；MFD：颅中窝硬脑膜；PFD：颅后窝硬脑膜；SS：乙状窦

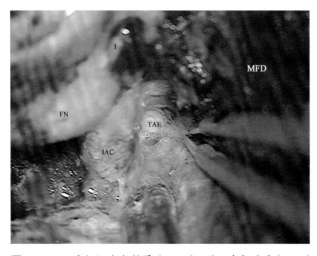

图 8.1.10　进行经岩尖扩展（TAE）I型，对内听道（IAC）行 320° 轮廓化。MFD：颅中窝硬脑膜；I：砧骨；FN：面神经

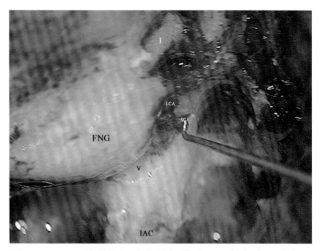

图 8.1.11　显微钩针指向上半规管（SCA）壶腹，内含上壶腹神经。LCA：外半规管壶腹；V：前庭；FNG：面神经膝部；IAC：内听道；I：砧骨

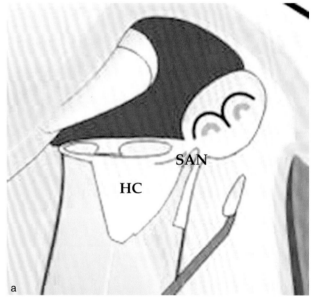

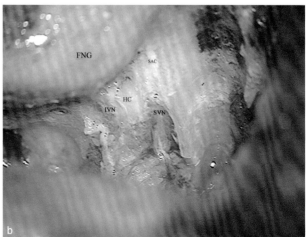

图 8.1.12　a. 上壶腹神经（SAN）的位置示意图。HC：水平嵴。b. 前庭上神经（SVN）向外侧进入上壶腹神经管（SAC），后者由上壶腹神经支配。HC：水平嵴；IVN：前庭下神经；FNG：面神经膝部

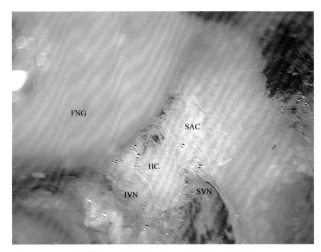

图 8.1.13　高倍镜下更好地显露该区域的解剖。SVN：前庭上神经；SAC：上壶腹神经管；HC：水平嵴；IVN：前庭下神经；FNG：面神经膝部

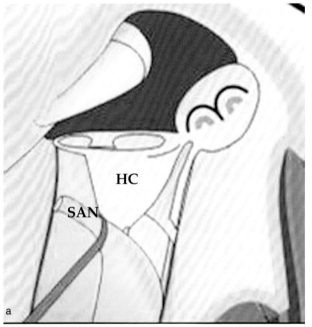

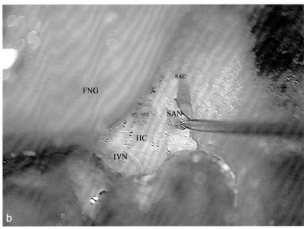

图 8.1.14a，b　使用显微钩针小心地将上壶腹神经（SAN）从上壶腹神经管（SAC）内钩出。HC：水平嵴；IVN：前庭下神经；FNG：面神经膝部

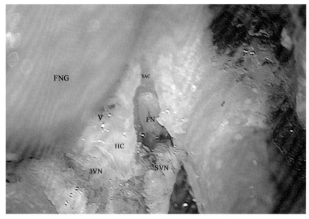

图 8.1.15　翻转前庭上神经（SVN）后，在其前方可见面神经（FN）。SAC：上壶腹神经管；V：前庭；HC：水平嵴；IVN：前庭下神经；FNG：面神经膝部

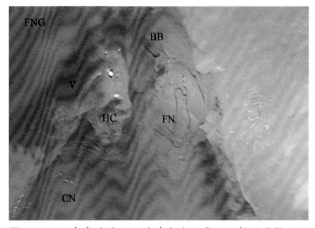

图 8.1.16　在高倍镜下可更清晰地显露此处解剖结构。注意，在上壶腹管水平，Bill嵴（BB）将前方的面神经（FN）与后方的上壶腹神经分隔，在使用显微钩针移位上壶腹神经时可以起到保护面神经的作用。FNG：面神经膝部；HC：水平嵴；V：前庭；CN：蜗神经

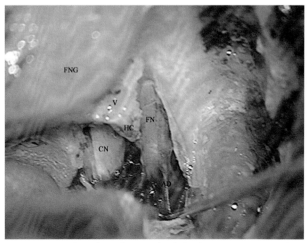

图 8.1.17　进一步向内侧分离前庭神经时，可见面神经（FN）与前庭神经之间开始出现粘连（AD）。在此处，应仔细操作避免损伤面神经。FNG：面神经膝部；V：前庭；HC：水平嵴；CN：蜗神经

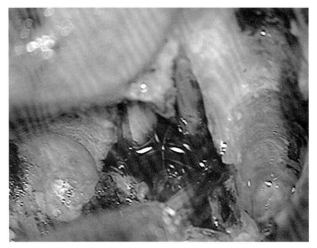

图 8.1.18　在某些情况下，松解粘连组织可导致分离界面的出血而导致视野模糊

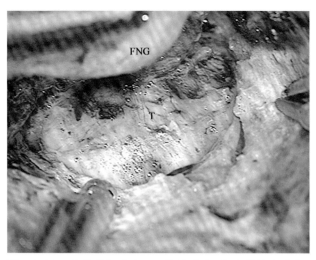

图 8.1.21　硬脑膜打开后，可见肿瘤（T）充满桥小脑角。FNG：面神经膝部

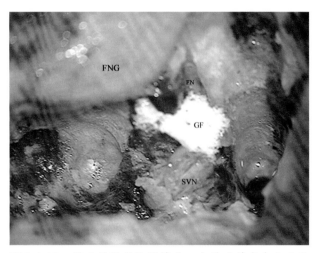

图 8.1.19　将吸收性明胶海绵（GF）作为棉条来止血并保护面神经。留置吸收性明胶海绵的时间应充足，可利用这段时间在别处进行分离。FN: 面神经；SVN: 前庭上神经；FNG：面神经膝部

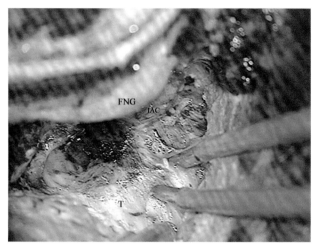

图 8.1.22　双极电凝肿瘤（T）表面后开始分块切除肿瘤。FNG：面神经膝部；IAC：内听道

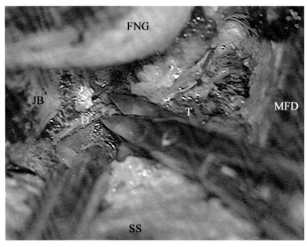

图 8.1.20　电凝硬脑膜（D）后，用显微剪刀打开桥小脑角。FNG：面神经膝部；MFD：颅中窝硬脑膜；JB：颈静脉球；SS：乙状窦；T：肿瘤

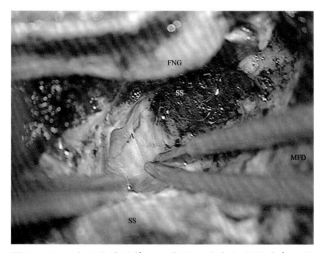

图 8.1.23　为了尽量保持无血术野，应先电凝肿瘤表面的蛛网膜层（A），再将其与肿瘤分离；然后打开侧方的脑池，释放脑脊液从而降低硬膜内压力。FNG：面神经膝部；SS（白色）：止血棉；SS（黑色）：乙状窦；MFD：颅中窝硬脑膜

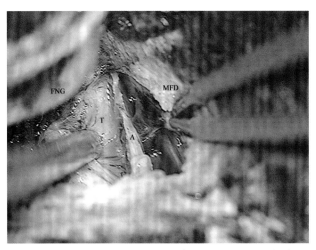

图 8.1.24 电凝肿瘤（T）上表面的蛛网膜（A）。
FNG：面神经膝部；MFD：颅中窝硬脑膜

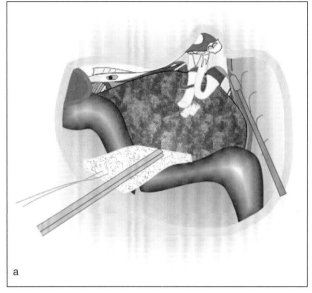

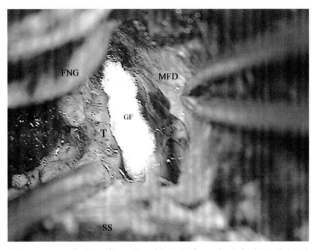

图 8.1.25 为防止出血流入桥小脑角，使用大块吸收性明胶海绵（GF）填塞肿瘤（T）周围的间隙。MFD：颅中窝硬脑膜；FNG：面神经膝部；SS：乙状窦

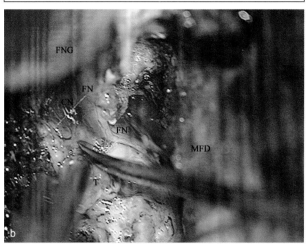

图 8.1.27a，b 从内听道内追踪面神经（FN），可见其于内听道口处成角折向前方，并贴附在肿瘤（T）的前表面。此处神经通常附着在周围结构上，只有借助经岩尖扩展才可清晰显露这片危险区域。CN：蜗神经；MFD：颅中窝硬脑膜；FNG：面神经膝部

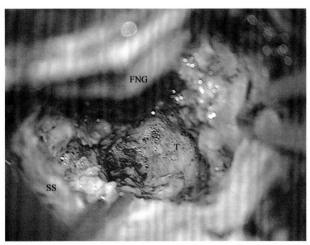

图 8.1.26 双极电凝和锐性分离相结合进行瘤内（T）减压，可保持术野接近无血。FNG：面神经膝部；SS：乙状窦

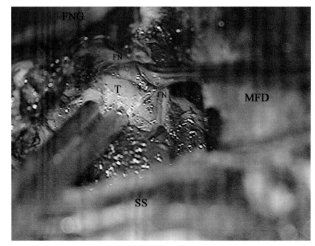

图 8.1.28 从肿瘤（T）前表面剥离面神经（FN）。
FNG：面神经膝部；MFD：颅中窝硬脑膜；SS：乙状窦

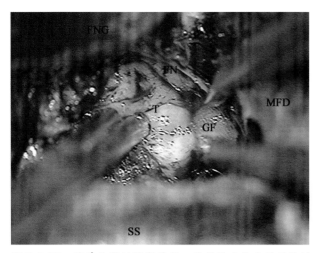

图 8.1.29 随着分离的逐渐进行，使用适当大小的吸收性明胶海绵（GF）覆盖从肿瘤上（T）分离下来的面神经（FN），这有助于止血、防止面神经过于干燥和减少操作带来的面神经损伤。MFD：颅中窝硬脑膜；SS：乙状窦；FNG：面神经膝部

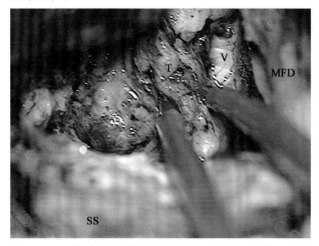

图 8.1.30 在确保面神经安全后电凝肿瘤（T）壁。颅中窝硬脑膜与肿瘤之间可见三叉神经（V）。FNG：面神经膝部；SS：乙状窦

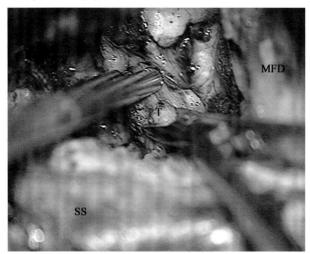

图 8.1.31 显微剪刀切除电凝后的肿瘤（T）壁。MFD：颅中窝硬脑膜；SS：乙状窦

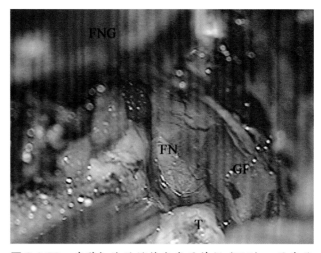

图 8.1.32 瘤壁切除后继续分离面神经（FN）。注意此处菲薄的面神经呈散开状，此处极为脆弱。T：肿瘤；GF：吸收性明胶海绵；FNG：面神经膝部

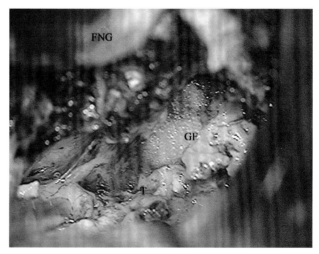

图 8.1.33 吸收性明胶海绵（GF）覆盖在散开的面神经上，使损伤最小化。T：肿瘤；FNG：面神经膝部

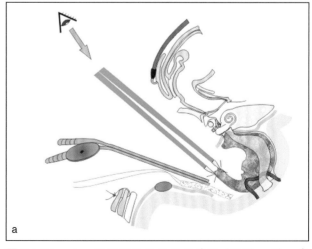

图 8.1.34a，b 识别脑干层面的面神经（FN），进一步对该处进行分离。FNG：面神经膝部；T：肿瘤

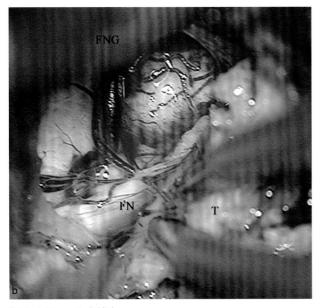

图 8.1.34a，b（续）

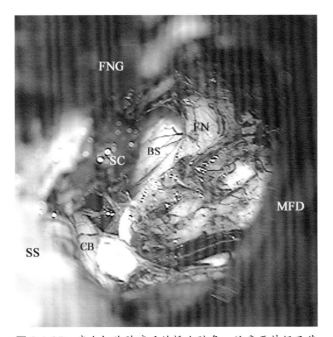

图 8.1.35　完全切除肿瘤后的桥小脑角。注意面神经及其血管结构保留完整。FN：面神经；BS：脑干；SC：止血棉；CB：小脑；SS：乙状窦；MFD：颅中窝硬脑膜；FNG：面神经膝部

■ **病例 2（图 8.2.1~8.2.19）**
颅中窝入路切除左侧前庭神经鞘瘤。

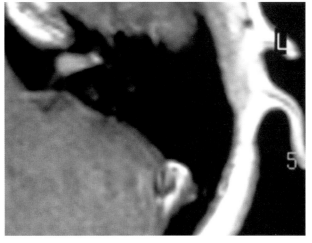

图 8.2.1　轴位 MRI 显示该前庭神经鞘瘤填充内听道并达内听道底，小部分延伸至桥小脑角

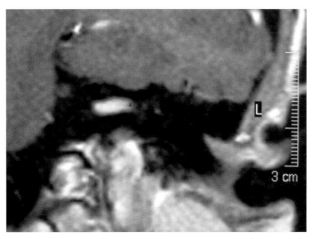

图 8.2.2　同一患者的冠状位 MRI。因为该患者听力正常所以计划通过颅中窝入路进行肿瘤切除

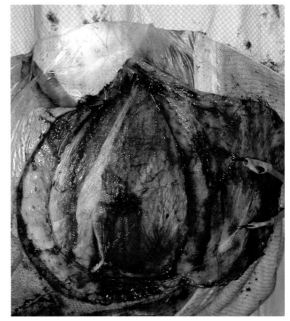

图 8.2.3　使用弹性钩将皮瓣牵开并固定，用相似的稍小切口切开颞肌，形成肌骨膜瓣牵开

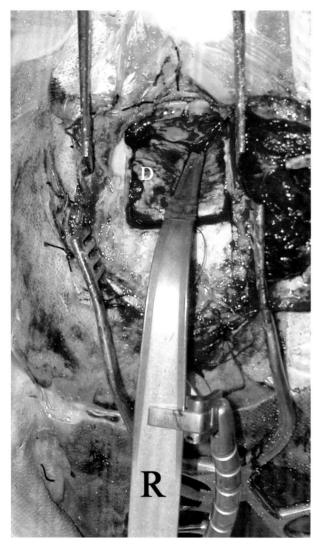

图 8.2.4　完成开颅，应用 Fukushima 颅中窝牵开器（R）牵拉颞叶。D：颞叶硬膜

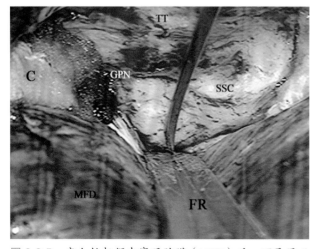

图 8.2.5　完全抬起颅中窝硬脑膜（MFD）后，可见用以定位内听道的主要标志。剥离子指向内听道方向，上半规管（SSC）和岩浅大神经（GPN）为主要的解剖标志。TT：鼓室盖；FR：颅中窝牵开器；C：棉片

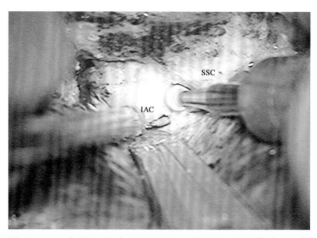

图 8.2.6　选用大号金刚砂钻头，磨除上半规管（SSC）与假想内听道（IAC）所成夹角区域最宽阔处，该处位于内侧

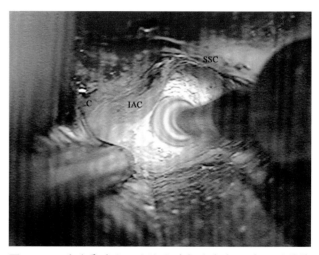

图 8.2.7　透过骨质已可隐约见到内听道（IAC），继续将其轮廓化。SSC：上半规管；C：耳蜗

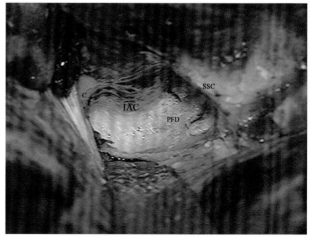

图 8.2.8　骨质呈蓝色改变，即表示已接近颅后窝硬脑膜（PFD）。SSC：上半规管；IAC：内听道；C：耳蜗

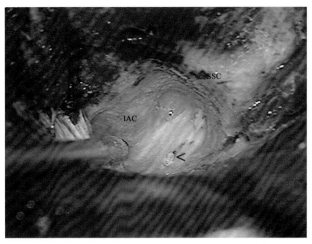

图 8.2.9　在颅后窝硬脑膜上切开一个小孔，使脑脊液（<）流出以降低颅内压力。SSC：上半规管；IAC：内听道

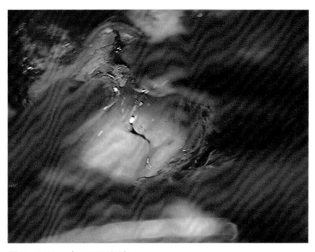

图 8.2.12　打开硬脑膜

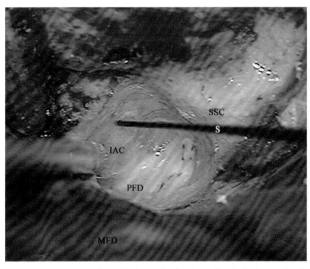

图 8.2.10　用面神经刺激器（S）确认内听道（IAC）的位置。SSC：上半规管；C：耳蜗；PFD：颅后窝硬脑膜；MFD：颅中窝硬脑膜

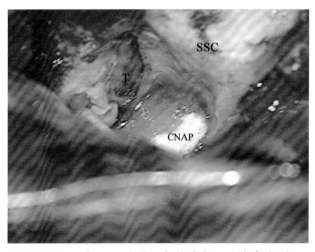

图 8.2.13　已打开硬脑膜，内听道内可见肿瘤（T），蜗神经动作电位监测电极（CNAP）已放置。SSC：上半规管

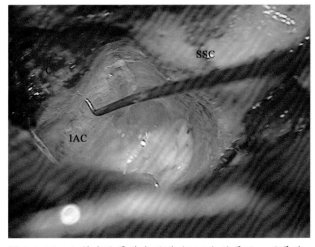

图 8.2.11　细钩去除覆盖内听道（IAC）的最后一层骨片。SSC：上半规管；C：耳蜗

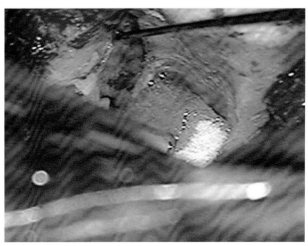

图 8.2.14　面神经刺激器用于探测肿瘤表面是否存在面神经，后者通常被肿瘤推挤至前上方

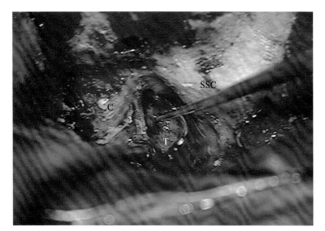

图 8.2.15　用细钩分离肿瘤。SSC：上半规管；C：耳蜗

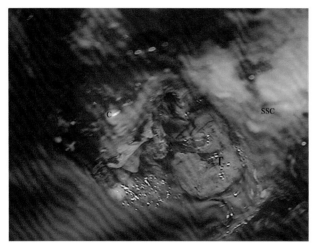

图 8.2.16　可见一条从肿瘤前缘向内听道延伸的粘连带（A）。应将其锐性切断。SSC：上半规管；C：耳蜗

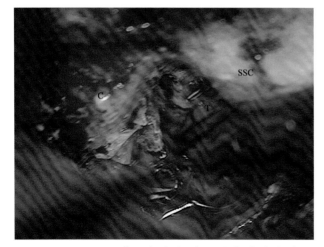

图 8.2.17　用显微剪刀切断粘连以游离肿瘤（T）。SSC：上半规管；C：耳蜗

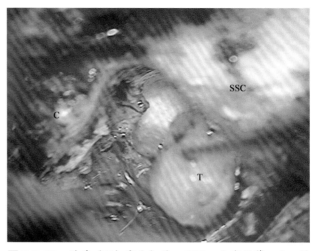

图 8.2.18　肿瘤（T）完全切除。SSC：上半规管；C：耳蜗

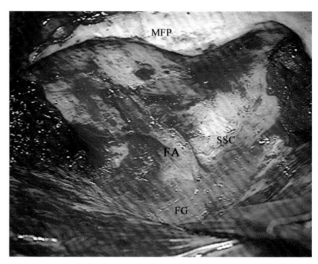

图 8.2.19　用筋膜（FA）和纤维蛋白胶（FG）封堵内听道缺损。SSC：上半规管；MFP：颅中窝脑板

■ **病例 3（图 8.3.1~8.3.19）**

　　乙状窦后 - 迷路后联合入路切除左侧前庭神经鞘瘤。

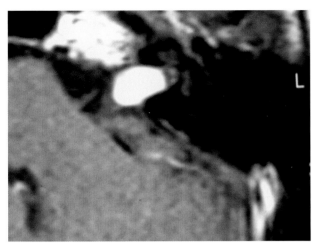

图 8.3.1　一例听力正常的小型听神经瘤患者，可见内听道底未受侵及。最佳治疗方案为经乙状窦后入路手术切除

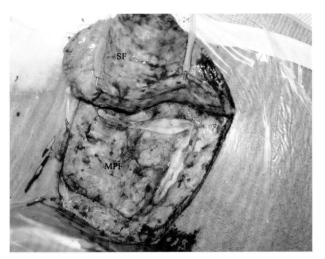

图 8.3.2　皮瓣（SF）已被牵开，用单极电凝勾勒出肌骨膜瓣（MPF）并予以切开

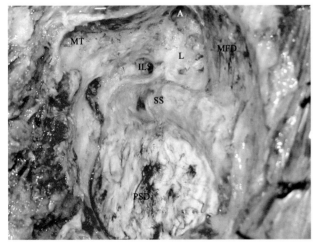

图 8.3.3　已完成该入路的迷路后部分，乙状窦后开颅也已完成。注意迷路周围发达的气房可能导致术后脑脊液漏。A：鼓窦；MT：乳突尖；L：迷路；ILS：迷路下气房；SS：乙状窦；MFD：颅中窝硬脑膜；PSD：颅后窝硬脑膜

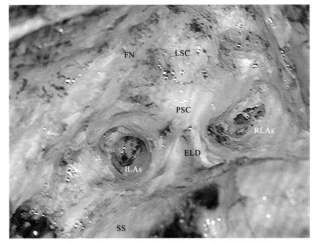

图 8.3.4　高倍镜下可更清楚地显示迷路周围的气房。FN：面神经；LSC：外半规管；PSC：后半规管；RLAs：迷路后气房；ILAs：迷路下气房；ELD：内淋巴管；SS：乙状窦

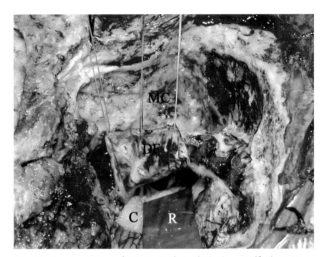

图 8.3.5　切开颅后窝硬脑膜并向前悬吊，用棉片保护小脑并使用牵开器牵拉小脑。MC：乳突腔；DF：硬膜瓣；C：棉片；R：牵开器

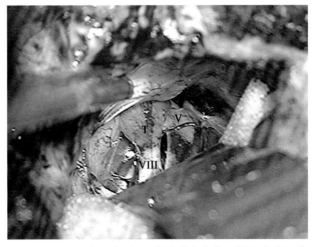

图 8.3.6　可见肿瘤（T）从内听道内突出。Ⅷ：前庭蜗神经；V：三叉神经

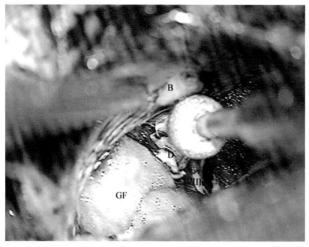

图 8.3.7 将岩骨后表面覆盖于内听道区域的硬膜剥开以便行骨质磨除。吸收性明胶海绵（GF）覆盖桥小脑角以防止骨屑落入。B：内听道裸露的骨壁；D：从岩骨上剥离的硬膜；GF：吸收性明胶海绵；Ⅷ：前庭蜗神经

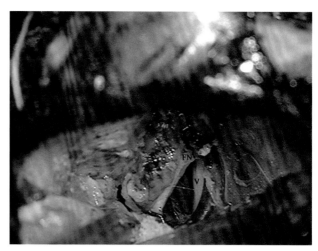

图 8.3.10 可在肿瘤（T）的前表面识别面神经（FN）。V：三叉神经

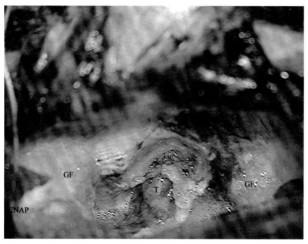

图 8.3.8 磨除骨质直至显露填充内听道的肿瘤（T），应注意不要向外侧过多磨除以免损伤后半规管。IAC：内听道；GF：吸收性明胶海绵；CNAP：蜗神经动作电位监测电极

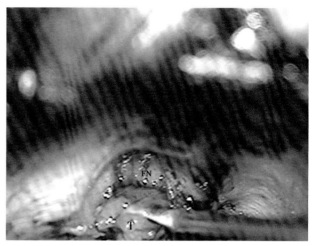

图 8.3.11 使用双弯钩开始从内听道内剥离肿瘤（T），注意不要损伤肿瘤前方的面神经（FN）

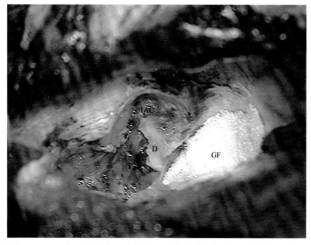

图 8.3.9 内听道（IAC）上下界的轮廓均已清晰显露。GF：明胶海绵；D：硬脑膜；T：肿瘤

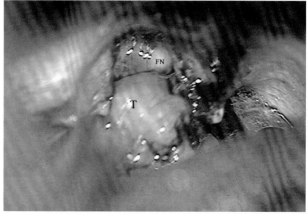

图 8.3.12 高倍镜下可以清楚显露肿瘤（T）与面神经（FN）的关系

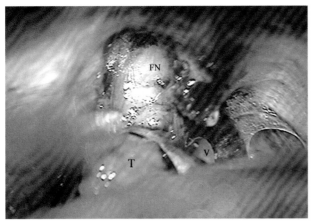

图 8.3.13 继续向内侧分离。T：肿瘤；FN：面神经；V：三叉神经

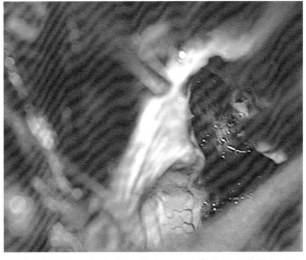

图 8.3.16 双极电刺激用于检测术毕时的面神经反应

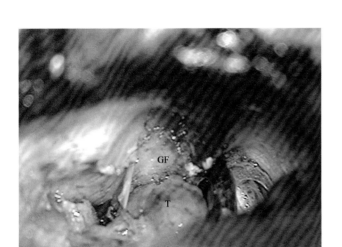

图 8.3.14 吸收性明胶海绵（GF）覆盖已游离的面神经。T：肿瘤

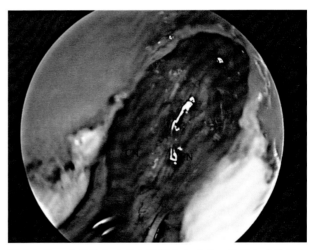

图 8.3.17 手术结束时用内镜探查内听道，显示内听道底未受肿瘤累及。面神经（FN）和蜗神经（CN）均完好无损

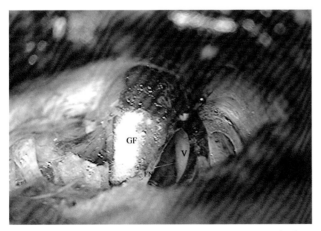

图 8.3.15 肿瘤已完全切除。GF：吸收性明胶海绵；FN：面神经；V：三叉神经

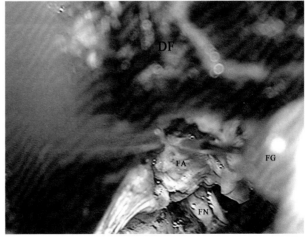

图 8.3.18 用筋膜和肌块（FA）封堵内听道，以纤维蛋白胶（FG）固定。FN：面神经；DF：硬膜瓣

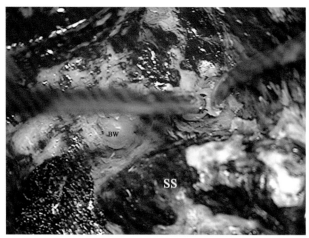

图 8.3.19　骨蜡(BW)封堵迷路周围气房以防止脑脊液漏。SS：乙状窦

■ **病例 4（图 8.4.1~8.4.11）**
　　经耳囊入路切除右侧前庭神经鞘瘤伴耳蜗侵犯。

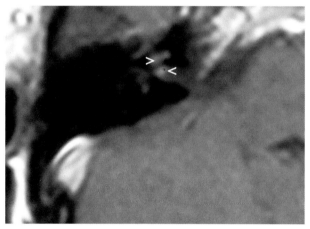

图 8.4.1　一位 40 岁女性表现为右侧耳聋。钆增强的 T1 加权 MRI 显示耳蜗底转水平（>）和内听道底（<）各有一增强灶

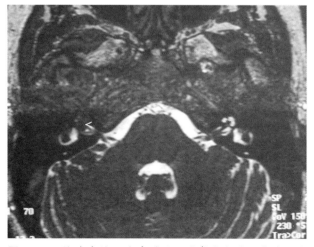

图 8.4.2　快速自旋回波序列显示脑脊液和耳蜗内淋巴液在耳蜗底转水平和内听道底层面消失

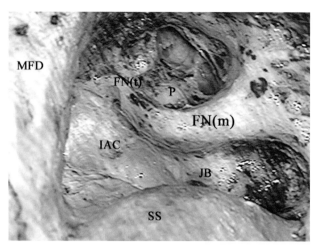

图 8.4.3　面神经乳突段 [FN（m）]、面神经鼓室段 [FN（t）] 和内听道（IAC）已轮廓化。P：耳蜗岬；MFD：轮廓化的颅中窝硬脑膜；SS：乙状窦；JB：颈静脉球

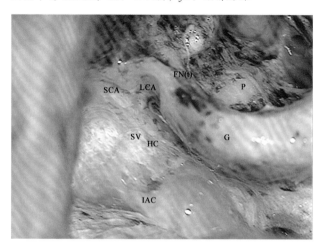

图 8.4.4　高倍镜下可清晰显露内听道底（IAC）的解剖关系。可见水平嵴（HC）。沿前庭上神经（SV）追踪至外半规管壶腹（LCA）可辨认上壶腹神经管。SCA：上半规管壶腹；FN（t）：面神经鼓室段；G：面神经膝部；P：耳蜗岬

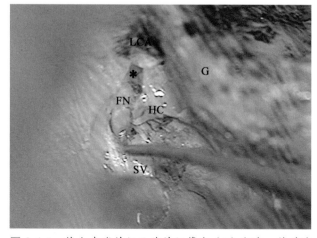

图 8.4.5　将上壶腹神经从其神经管内（＊）翻出，将前庭上神经（SV）与面神经（FN）分离。LCA：外半规管壶腹；HC：水平嵴；G：面神经膝部

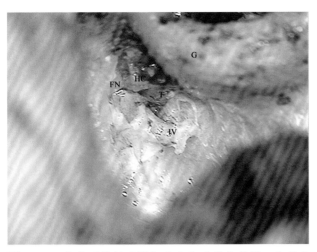

图 8.4.6 前庭下神经（Ⅳ）已从内听道底离断，其前方可见肿瘤（T）。HC：水平嵴；FN：面神经；G：面神经膝部

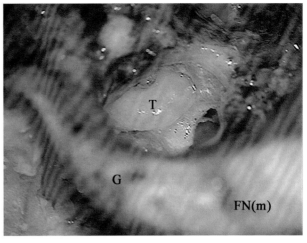

图 8.4.9 耳蜗已经打开，肿瘤（T）填充底转。G：面神经膝部；FN（m）：面神经乳突段

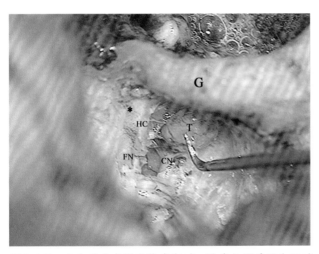

图 8.4.7 从内听道底剥离肿瘤（T），肿瘤与蜗神经（CN）之间可见粘连带。FN：面神经；HC：水平嵴；*：上壶腹神经管；G：面神经膝部

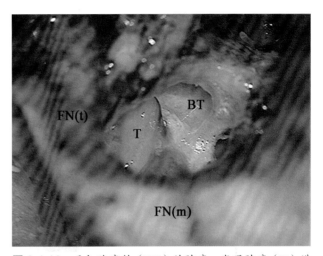

图 8.4.10 已切除底转（BT）的肿瘤，发现肿瘤（T）进入中转。FN（m）：面神经乳突段；FN（t）：面神经鼓室段

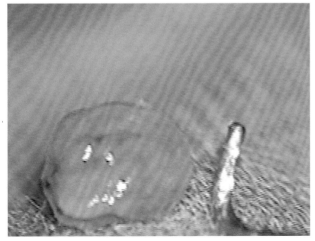

图 8.4.8 从内听道切除的肿瘤

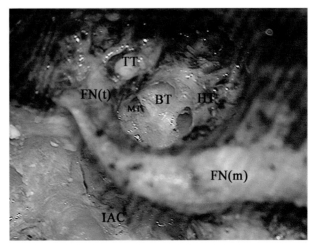

图 8.4.11 肿瘤全切后的术野。FN（m）：面神经乳突段；FN（t）：面神经鼓室段；IAC：内听道；TT：鼓膜张肌；HT：下鼓室；BT：耳蜗底转；MT：耳蜗中转

■ 经验与教训

■ 对于扩大经迷路入路

● 与经典的经迷路入路相比，切除更多骨质以充分暴露颅中窝和乙状窦后硬膜，是肿瘤切除前的基本步骤。

● 乙状窦必须完全暴露。若在乙状窦上保留骨岛（Bill 岛），则限制了窦的牵开程度。骨岛边缘也会在牵拉时存在损伤窦壁的可能。

● 乙状窦末端和颈静脉球之间的骨质应予以磨除，以便获得显示桥小脑角下部的最佳视角。磨除此区域骨质时应该格外小心，以免损伤脆弱的颈静脉球。

● 内淋巴囊与颅后窝硬脑膜的附着部阻碍了硬膜的向后牵开。为此，需用刀片切断内淋巴囊的近端部分，此时刀刃应抵向骨质侧。

● 面神经紧邻前庭外侧。在磨开前庭时应格外小心，避免损伤面神经。在此层面上，磨钻应该在神经的后方，绝不可到神经内侧。

● 内听道应打开至少 270°，而非 180°。

● 保留薄层骨片覆盖内听道，直到附近所有的骨质磨除工作都已完成，防止钻头意外打滑时损伤内听道内的结构。

● 最初由 House 描述的面神经识别技术依赖于垂直嵴（Bill 嵴）的识别。此为一恒定标志，分隔前上方的面神经和后方的前庭上神经。这项技术的唯一缺点是存在面神经损伤的风险，尤其当术者经验不足时。在实践中，我们使用水平嵴和上壶腹神经来识别面神经（如上所述），而不再使用 House 的方法，除非面神经位置难以确定，不过这种情况非常少见。

● 封闭鼓室上隐窝采用骨膜而非脂肪。骨膜操作简单且密封效果好。

■ 对于经岩尖扩展

● 应使用金刚砂钻头磨除骨质，切勿损伤面神经。一个使用的技巧，可在钻头和神经之间放置吸引器以提供保护。

● 磨除内听道上方的岩尖骨质时要小心，谨防损伤岩上窦。

● 特别在明显前凸的肿瘤中，面神经可显著向前移位。经岩尖扩展可更好地显露神经开始弯曲之处。

● 经岩尖扩展也能更好地控制三叉神经至梅克尔腔、外展神经、桥前池和基底动脉。

■ 对于颅中窝入路

● 无论是在前方的颧弓根部还是在后方的乳突上嵴层面打开了气房，都应用骨蜡封闭，以免脑脊液漏。

● 在内听道底识别 Bill 嵴对定位面神经具有重要意义。

● 内听道硬膜应该在后方打开，以避免损伤位于内听道前部的面神经。

● 在罕见情况下，小脑前下动脉可能会袢入内听道内，此时应格外小心以免损伤。

■ 对于乙状窦后 – 迷路后联合入路

● 完全暴露乙状窦以便于将其连同硬膜瓣向前方移位，从而提供更广泛的暴露。暴露横窦可使术者清楚术区的上界。

● 在乙状窦后入路的基础上联合迷路后乳突切开的硬膜显露具有以下优点：

– 减少脑脊液漏的发生率。去除此区域的气房可阻断硬膜下腔和中耳之间的潜在沟通，在手术结束时用脂肪填充也可加强气房的封闭性。

– 乙状窦和相邻硬膜可向前牵开，以增加手术空间。

– 通过此入路的迷路后部分，可更容易地定位半规管。

● 在进行内听道磨除时，应磨除更多骨质，即包括内听道的上壁和下壁，而不仅仅暴露后壁。更大的空间有利于更安全的肿瘤切除，并降低面神经损伤的风险。

● 达到内听道下界层面的高位颈静脉球可见于约 10% 的病例。此时，在磨除内听道后壁时可能会损伤颈静脉球，导致大量出血，甚至可能需要终止手术。

（张　新　李世亭　译）

第9章
脑膜瘤手术中面神经的处理

脑膜瘤由形成脑膜及脑膜衍生物的细胞所构成,并因此得名。脑膜瘤多数起源于蛛网膜颗粒。文献报道,脑膜瘤最常见的起源部位是矢状窦旁,其次是蝶骨翼部。颅后窝脑膜瘤约占颅内脑膜瘤的10%,占桥小脑角区肿瘤的15%,发生部位按发生率由高到低依次为岩骨后表面、乙状窦旁、小脑幕、斜坡、小脑凸面和枕骨大孔边缘。除颞骨附近起源外,颅后窝脑膜瘤偶尔可起源于颞骨不同部位的蛛网膜细胞,这些部位包括内听道、颈静脉孔、膝状神经节区和岩浅大神经沟及岩浅小神经沟。

脑膜瘤根据外观大体可分为两类,球状型和较少见的斑块型。正如其名称所示,球状型脑膜瘤呈分叶状,表面光滑,具有包膜,由广泛的硬脑膜基底突向颅内。当其长入颅内时,肿瘤往往会推挤而非浸润正常脑组织和神经,但对硬脑膜和静脉窦常常造成侵犯。斑块型脑膜瘤呈扁平而弥漫性生长,广泛累及硬脑膜、静脉窦和周围的神经结构。脑组织的侵袭和浸润是恶性脑膜瘤的特征之一,与肿瘤的大体外观无关。因此,大多数脑膜瘤患者的软脑膜结构完整,肿瘤容易与正常脑组织分离。

■ 治疗策略

■ 手术入路选择

任何部位的脑膜瘤,其最理想的治疗方案皆为完整切除肿瘤且不带来额外的功能丧失;然而与其他颅后窝肿瘤不同,颅后窝脑膜瘤要达成最理想的手术预期往往非常困难,因为它们具有更强的侵袭性,且当引起颅底外科医生注意时,其体积可能已非常巨大,并已侵犯重要结构。因此,在决定采用何种手术入路前,术者就应该预料到术后神经功能缺失的高风险,并将这些风险充分告知患者及家属。

■ 桥小脑角脑膜瘤

根据肿瘤与内听道的关系,桥小脑角(CPA)脑膜瘤可分为三种亚型:前方型、中间型和后方型(图9.1),体积庞大的肿瘤可能同时存在以上两种或三种亚型(图9.2)。只有当患者听力正常,其肿瘤主体位于内听道后方,且无明显侵犯内听道时,术中方可尝试保留听力的入路。对于这类肿瘤,我们推荐采用迷路后-乙状窦后联合入路切除肿瘤。

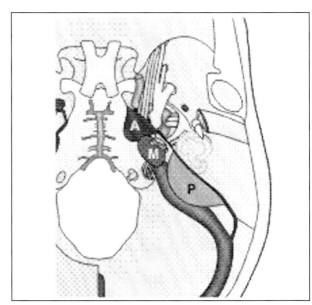

图 9.1 岩骨后表面小型脑膜瘤与内听道的关系。A:前方型;M:中间型;P:后方型

当肿瘤明显侵犯内听道或向内听道前方生长时，肿瘤全切需要切除被肿瘤浸润的内听道硬膜。经迷路－经岩尖联合入路可为保护面神经和三叉神经（如果需要）提供必要的暴露，使得全切肿瘤（包括向前方延伸和侵犯内听道的肿瘤）成为可能。

当遇到少见的肿瘤侵犯中耳者，所选入路应充分暴露中耳区域。对于这些肿瘤，根据肿瘤前方需要暴露的程度，可采用经耳囊或经耳蜗入路。

■ 岩斜区脑膜瘤

我们倾向于采用改良的经耳蜗入路A型（图9.3）切除这类肿瘤而不考虑患者术前的面神经功能分级，因为这种入路到达岩斜区最直接，暴露最充分。

■ 颈静脉孔脑膜瘤

如前所述，累及颈静脉窝的肿瘤包括原发性和继发性。对于原发于颈静脉孔而局部侵犯桥小脑角的肿瘤，可采用岩枕跨乙状窦（POTS）入路。若肿瘤向颈部延伸或累及颈内动脉，则可采用颞下窝入路A型。相反地，岩斜区肿瘤向颈静脉孔

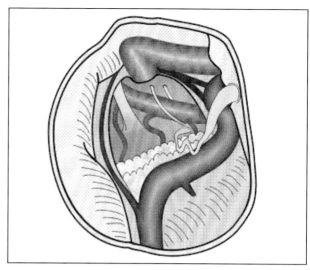

图9.3 改良的经耳蜗入路A型示意图

延伸者，需行分阶段切除。在第一阶段，肿瘤的岩斜区部分可通过改良的经耳蜗入路切除，而残存在颈静脉孔的部分则在6个月后通过POTS入路切除。

■ 次全切除的手术指征

在此类肿瘤中经常会遇到的一种情况是，肿瘤完全包绕椎基底动脉。虽然这类病例中有相当一部分可在肿瘤和动脉及主要分支之间找到分离界面，但是分离过程中仍有损伤穿支血管的风险。当纤细的穿支血管完全被肿瘤包裹时，几乎不可能将其从肿瘤中分离出来，强行操作会导致非常高的神经并发症风险。在这种情况下，我们建议采用次全切除手术策略，残留少部分包绕椎基底动脉系统及其分支的肿瘤组织。

次全切除的另一个指征是术前MRI显示脑干水肿明显，这意味着脑干被肿瘤浸润，与肿瘤的分离界面缺失。一旦术中证实这种情况，则应次全切除肿瘤。

肿瘤累及海绵窦也是次全切除的指征。为了避免视物障碍，应保留海绵窦区域的部分肿瘤。

■ 脑膜瘤术中的面神经处理

脑膜瘤切除的一般原则包括先分块切除肿瘤

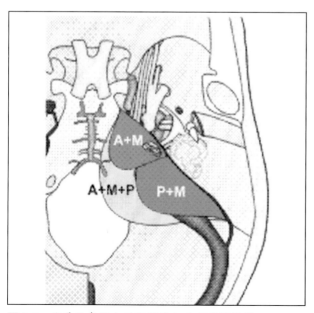

图9.2 岩骨后表面大型脑膜瘤与内听道的关系。A+M：前方型＋中间型；P+M：后方型＋中间型；A+M+P：前方型＋中间型＋后方型

中心部分,再处理边缘,这与切除前庭神经鞘瘤相似。然而,由于脑膜瘤的自身特点,其手术难度高于其他病变。

面神经与经迷路入路的岩尖扩展

由于脑膜瘤往往侵犯硬脑膜,如果不能切除与肿瘤接触的硬脑膜,就很可能在受侵的硬脑膜上残留肿瘤细胞,从而增加肿瘤复发的风险。因此,对于向内听道内或前方生长的 CPA 脑膜瘤,需切除内听道前壁和内听道内侧覆盖岩锥的硬脑膜方可实现肿瘤全切。能满足前方操作需求的最佳手术入路是经迷路联合经岩尖扩展入路Ⅱ型(图 9.4)。该入路去除的骨质和硬膜结构包括相当一部分的岩锥内侧部和内听道全周。识别面神经后,从面神经上分离切除内听道内的肿瘤是至关重要的一步,必须在开始扩大岩尖骨质磨除之前进行。此种做法的原因在于,随着内听道管壁向前磨除,当暴露范围超过 270° 时,内听道内容物便位于术者与待磨除的骨质之间。为安全磨除更前方的骨质,必须牵开内听道内容物。此步骤极为精细,应使用 Brackmann 吸引器并给予最大程度的保护。显然,内容物越少,实现充分暴露所需的牵拉力就越小,从而可减少不必要的过度操作和牵拉带来的神经损伤。因此,在行经岩尖扩展之前应先切除内听道内的肿瘤。

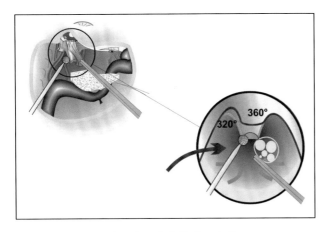

图 9.4　扩大经迷路入路经岩尖扩展示意图

内听道内受累面神经的处理

一般情况下,脑膜瘤在生长过程中倾向于推挤正常的神经组织。然而,肿瘤累及内听道时情况却并非这样。由于内听道内空间有限,肿瘤常常包绕面神经及其他结构。因此,面神经通常位于肿瘤内部而非表面,在此部位分离肿瘤时应格外小心。区分面神经与肿瘤主要依靠各自的形态学特征。面神经是管状结构,呈灰色,其纤维纵向走行。相反,脑膜瘤呈分叶状外观,颜色从半透明的苍白色到均匀的红褐色不等。除了形态学特征以外,术中必须使用神经刺激探头来确认面神经。同时须谨记,肿瘤还可包绕小脑前下动脉的血管袢,后者在内听道内很常见,因此切除该部位肿瘤时需非常小心以免损伤血管袢。

桥小脑角内面神经的处理

在桥小脑角内,脑膜瘤倾向于沿其生长方向推挤面神经,因此术中常发现面神经位于肿瘤表面的包膜上。面神经与肿瘤的关系和面神经功能均取决于肿瘤的位置。位于内听道后方的肿瘤通常会将面神经向其前表面推挤;相反,肿瘤主体位于内听道前方时,面神经将被推挤至肿瘤的后表面(图 9.5)。因此,位于内听道前方的肿瘤,其术后面神经功能往往较差,因为面神经位于术者和肿瘤之间,增加了操作损伤的机会。在我们的 74 例桥小脑角脑膜瘤患者中,若将术后面神经功能分级达到 HB Ⅰ~Ⅱ 级视为面神经功能良好,我们发现,面神经功能与肿瘤的位置直接相关。后方型、中间型与前方型的桥小脑角脑膜瘤,术后面神经功能评分为 HB Ⅰ~Ⅱ 级的分别占 70%、52% 和 25%。然而,若将 HB Ⅰ~Ⅲ 级归为一档,面神经功能与肿瘤位置的相关性则减弱,尽管趋势仍相同。后方型、中间型与前方型的术后面神经功能评分为 HB Ⅰ~Ⅲ 级的分别占 83%、80% 和 76%,表明虽然前方型患者术后面神经功能较差,但仍有相当多的患者面神经功能可达到 HB Ⅲ 级,从而仍可保护眼部。术后面神经功能也取决于肿

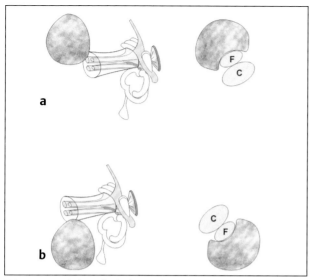

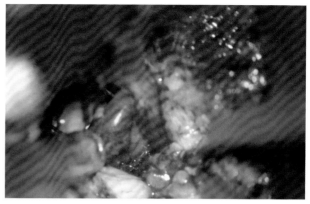

图 9.6　本病例中脑膜瘤包裹面神经而非向前推挤面神经

图 9.5　脑膜瘤通常将神经推挤至其生长方向的前端。前方型脑膜瘤（a），面神经 (F) 位于术者和肿瘤之间，术后面神经功能较差。相反，后方型脑膜瘤（b），面神经位于肿瘤前方，术后面神经功能较好。C：蜗神经

瘤的大小。该因素在脑膜瘤和其他所有的桥小脑角肿瘤中都很重要。在我们的病例中，术后面神经功能为 HB Ⅰ~Ⅱ级的患者，在肿瘤小于 1cm 时占 90%，肿瘤介于 1~4cm 时占 80%，肿瘤大于 4cm 时为 73%。这些数据表明肿瘤的体积越大，保护面神经的难度越大。

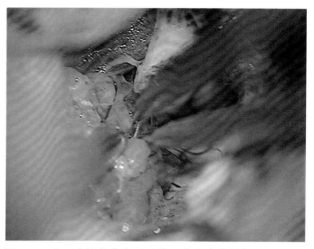

图 9.7　另一病例术中发现面神经被脑膜瘤包裹

面神经位于肿瘤内部而非包膜表面的情况也并不少见，常在大型肿瘤中出现，因肿瘤表面呈分叶状，面神经可嵌入相邻的两个分叶之间。随着肿瘤的增大，分叶间的间隙加深，面神经进一步深陷其中。对于所有中间型肿瘤和未在肿瘤后表面找到面神经的后方型脑膜瘤，以及在分离前方型脑膜瘤时，均应考虑面神经位于肿瘤内部的可能（图 9.6~9.9）。除此之外，探查肿瘤实质内的面神经还需要术者丰富的经验和极度的细致。肿瘤分离的原则与分离内听道内肿瘤一致。

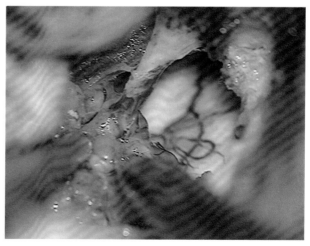

图 9.8　肿瘤经双极电凝后，使用显微剪刀从神经表面锐性分离肿瘤

■ 经耳蜗入路切除岩斜区肿瘤时的面神经处理

完成经耳蜗入路中的面神经后移位和骨质磨除步骤后，即可切开硬脑膜。下一步是识别面神经脑池段。通常情况下，面神经位于肿瘤的后表

面，但如前所述，面神经包裹于肿瘤内者也并不少见。经耳蜗入路处理受肿瘤包裹的面神经往往比其他入路容易，因为经耳蜗入路中，已显露的

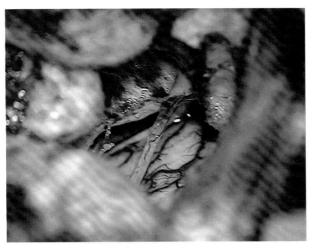

图 9.9 肿瘤全切后的术野

远侧段面神经可用作重要的定位标志。由此可寻找到面神经受包裹的区域，可分离面神经直至其脑干端。由于经耳蜗入路会中断面神经的一支主要血供，即与岩浅大神经相伴行的脑膜中动脉的岩支，因此术后面神经功能一般较差，最佳可达HB Ⅲ 级，与面神经切断后行移植修复的结果相似，这也是经耳蜗入路能比其他入路更为从容地处理面神经的另一原因。

然而，处理岩斜区肿瘤时，最主要的问题是脑干和椎基底动脉系统及其分支被肿瘤侵犯。侵犯的程度取决于肿瘤的大小。除外那些动脉受累较为局限的病例，分离此类肿瘤都存在较高的术后神经功能缺失的风险。如前所述，这并非主要动脉或其主要分支受损所致，因为即使被肿瘤完全包裹，动脉周围的软膜层也可作为很好的分离界面。然而，位于肿瘤和脑干之间的小穿支，因其周围并不存在这样的膜性结构故难以分离，这是问题所在（图 9.10）。这些小穿支极难保留，因此切除椎基底动脉与脑干之间的这部分肿瘤，会带来非常高的致死率和致残率。因此，对于这类肿瘤，我们更推荐次全切除。

■ 颈静脉孔脑膜瘤治疗中面神经的处理

原发性侵犯颈静脉孔的脑膜瘤极为罕见，文献中少有报道。这类病例中，面神经通常是完整的，但后组脑神经常受累。因此，理想的手术入

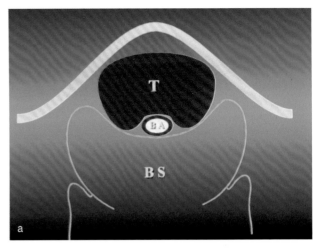

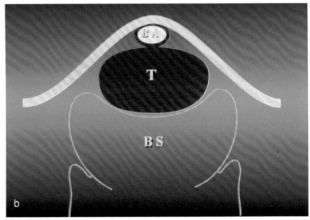

图 9.10a，b 岩斜区脑膜瘤的脑桥前方部分与基底动脉的可能位置关系。BS：脑干；T：肿瘤；BA：基底动脉

路应该是在不影响面神经（至少是面神经颞骨内段）的情况下，能够充分暴露颈静脉孔及受累的后组脑神经。为此，我们采用 POTS 入路，该入路不仅可充分暴露颈静脉孔区，也可避免对面神经颞骨内段的不必要操作。同时，POTS 入路对中耳不进行任何操作，因此，对于肿瘤的 CPA 部分未累及蜗神经的病例，还可能保留其听力。然而，对于肿瘤主体位于岩斜区，颈静脉孔为继发受累的病例，中耳可被肿瘤侵犯，如果术中仅考虑面神经颞骨内段的保护，则可能导致肿瘤切除不充分而有残留。针对此类病例，有如下两种选择。第一种，如果斜坡的受累仅限于其下部，则可对面神经第三段进行部分前移位。该操作使得该入路同样能暴露中耳。由此，可将磨除范围向前扩展至颈内动脉垂直段，从而实现对下斜坡的必要暴露。第二种情况是 POTS 入路已不足以处理斜

坡的受累范围。此时应采取分期手术的方案。一期手术切除肿瘤的岩斜部分，具体方法如前文所述，侵犯颈静脉孔的肿瘤部分予以保留，并可在6个月后采用POTS入路行二期手术切除。应注意在二期手术时切勿损伤已经改道的面神经。

■ 临床病例

■ 病例1（图9.1.1~9.1.18）

一例右侧蝶岩斜脑膜瘤，采用改良经耳蜗入路行计划性部分切除。

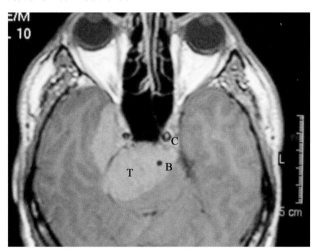

图9.1.1　一例右侧蝶骨斜坡脑膜瘤（T），患者为70岁女性，表现为颅内压增高症状。注意，肿瘤包裹基底动脉（B）并累及双侧海绵窦（C）。计划经耳蜗入路部分切除肿瘤以缓解颅内高压症状

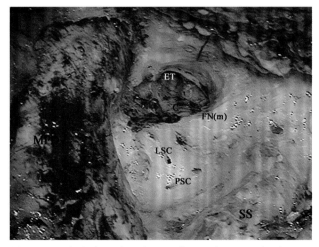

图9.1.2　磨除外耳道后辨认面神经乳突段FN（m），显露颅中窝硬脑膜（MFD）和乙状窦（SS），开始迷路切除术。外半规管（LSC）和后半规管（PSC）已打开。C：耳蜗；ET：咽鼓管

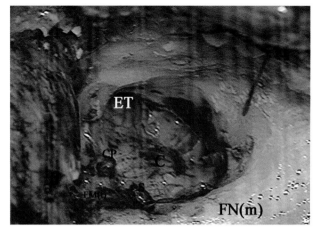

图9.1.3　高倍镜下可更清晰地显露面神经乳突段FN（m）和鼓室段FN（t）。S：镫骨；CP：匙突；C：耳蜗；ET：咽鼓管

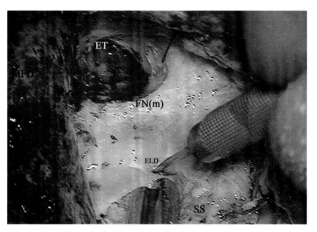

图9.1.4　进一步磨除后半规管，并使用尖刀切断从其内侧延伸而来的内淋巴管（ELD），以便牵开乙状窦（SS）和颅后窝硬脑膜。ET：咽鼓管；C：耳蜗；MFD：颅中窝硬脑膜；FN（m）：面神经乳突段

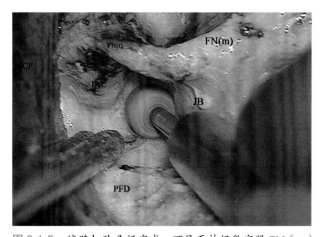

图9.1.5　迷路切除已经完成，可见面神经乳突段FN（m）和鼓室段FN（t），内听道已轮廓化；使用大号金刚砂钻头磨除覆盖颈静脉球（JB）的骨质，以获得最大的暴露空间。MCF：颅中窝硬脑膜；PFD：颅后窝硬脑膜

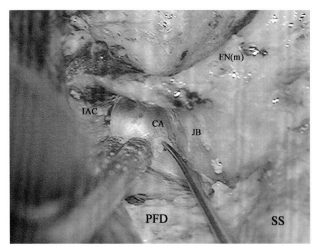

图 9.1.6 显露并打开耳蜗导水管（CA）释放脑脊液以降低颅内压。FN（m）：面神经乳突段；JB：颈静脉球；IAC：内听道；PFD：颅后窝硬脑膜；SS：乙状窦

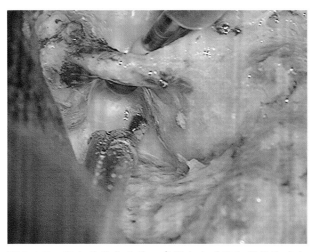

图 9.1.7 用金刚砂钻头进一步扩大内听道和颈静脉球之间的间隙。操作应特别小心，避免转动的磨钻损伤面神经管

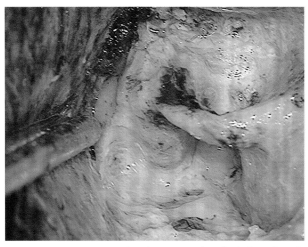

图 9.1.8 从内听道上界抬起硬膜以进一步将其上壁轮廓化，并显露膝状神经节和岩浅大神经。注意在这一阶段，面神经像桥梁一样位于术野中央，影响暴露

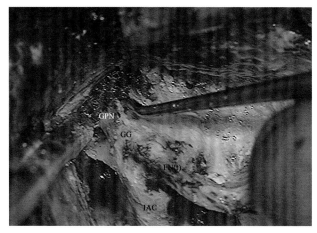

图 9.1.9 面神经颞骨内段均已减压，且岩浅大神经（GPN）已被电凝。GG：膝状神经节；FN（t）：面神经鼓室段；IAC：内听道

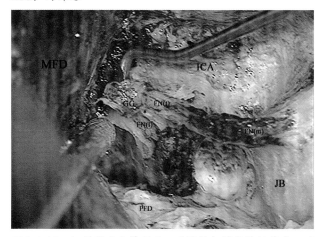

图 9.1.10 切断岩浅大神经后，通过抬起膝状神经节（GG）以行面神经后移位。操作时应避免面神经受到鼓室段FN（t）和迷路段FN（l）之间的锐利骨片（*）的损伤。IAC：内听道；FN（m）：面神经乳突段；ICA：颈内动脉；MFD：颅中窝硬脑膜；PFD：颅后窝硬脑膜；JB：颈静脉球

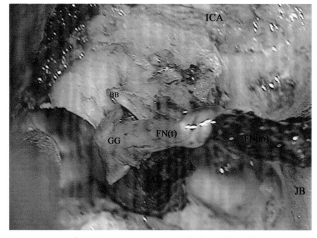

图 9.1.11 高倍镜下显示翻折的部分面神经节段。BB：Bill嵴；GG：膝状神经节；FN（t）：面神经鼓室段；FN（m）：面神经乳突段；IAC：内听道；JB：颈静脉球；ICA：颈内动脉

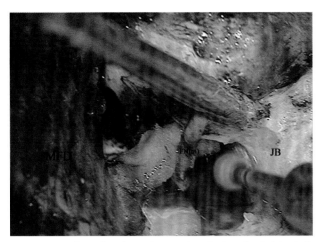

图9.1.12 在面神经完全移位之前，应使用金刚砂钻头磨除面神经管下部骨质，防止此处的锐利骨片损伤改道的面神经。JB：颈静脉球；FN（m）：面神经乳突段；MFD：颅中窝硬脑膜

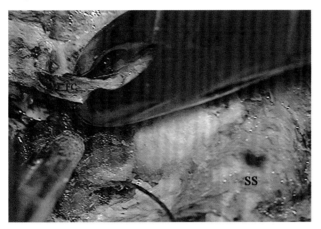

图9.1.13 完成面神经移位后，用咬骨钳咬断面神经管（FC），同时用棉片和吸引器头保护改道的面神经。FN：面神经；SS：乙状窦

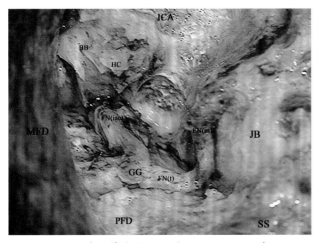

图9.1.14 面神经管去除后的术野。BB：Bill嵴；HC：水平嵴；ICA：颈内动脉；GG：膝状神经节；FN（t）：面神经鼓室段；FN（m）：面神经乳突段；FN（iac）：面神经内听道段；JB：颈静脉球；SS：乙状窦；PFD：颅后窝硬脑膜；MFD：颅中窝硬脑膜

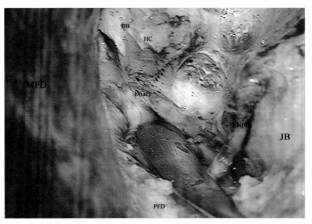

图9.1.15 保持内听道硬膜[D（iac）]完整，以保护面听神经束；剥离内听道前壁硬膜，以便磨除其前方骨质。BB：Bill嵴；HC：水平嵴；FN（m）：面神经乳突段；JB：颈静脉球；PFD：颅后窝硬脑膜；MFD：颅中窝硬脑膜

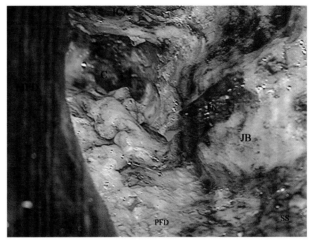

图9.1.16 磨除残存的内听道和耳蜗，可显露斜坡（C）。ICA：颈内动脉；FN：面神经；MFD：颅中窝硬脑膜；JB：颈静脉球；SS：乙状窦；PFD：颅后窝硬脑膜

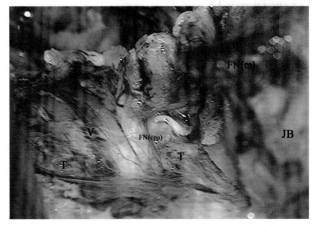

图9.1.17 硬膜已经打开，可见肿瘤（T）包裹面神经[FN（cpa）]，三叉神经（V）被推向后方，位于肿瘤表面，这种情形在岩斜区肿瘤中很常见。FN（m）：面神经乳突段；JB：颈静脉球

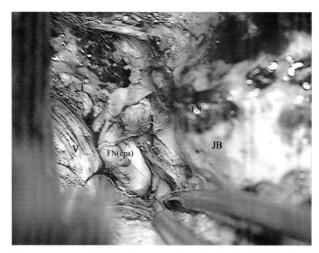

图 9.1.18　从面神经表面 [FN（cpa）] 分离肿瘤（T），以实现肿瘤的部分切除。注意在切除肿瘤时显露的小脑前下动脉（AICA）。FN：面神经；JB：颈静脉球；V：三叉神经

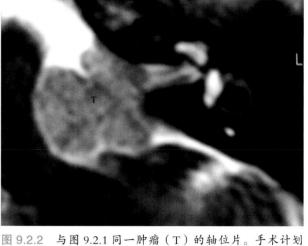

图 9.2.2　与图 9.2.1 同一肿瘤（T）的轴位片。手术计划采用经迷路入路联合经岩尖扩展，因为术前听力低下且肿瘤侵犯内听道，而根据我们的临床经验，MRI 往往会低估内听道受侵的程度，术中情况也验证了这一点

■ **病例 2（图 9.2.1~9.2.15）**

一例左侧颞骨后表面脑膜瘤，采用经迷路入路联合经岩尖扩展 II 型切除。

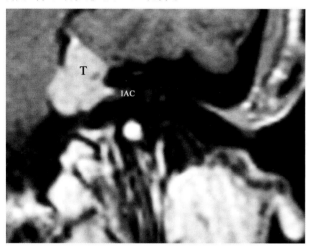

图 9.2.1　冠状位 MRI 显示此例脑膜瘤（T）以内听道（lAC）为中心生长。注意肿瘤基底广泛附着于小脑幕，这是与前庭神经鞘瘤相鉴别之处。同时可见其侵犯内听道的程度也有限

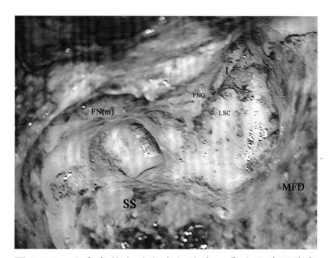

图 9.2.3　已完成扩大的乳突切除术。暴露面神经膝部（FNG）、面神经乳突段 [FN（m）] 和迷路。I：砧骨短突；LSC：外半规管；SS：乙状窦；MFD：颅中窝硬脑膜

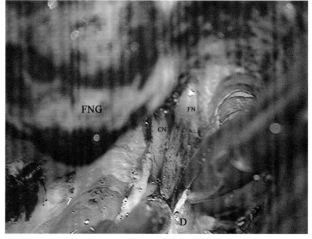

图 9.2.4　内听道内可见面神经（FN）和蜗神经（CN）。正在切开内听道硬膜（D）。FNG：面神经膝部

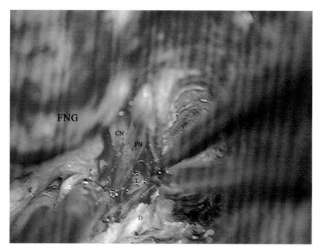

图9.2.5　尽管MRI显示肿瘤对内听道的侵犯有限，但牵开内听道硬膜（D）可见肿瘤（T）累及面神经（FN）前方的内听道。FNG：面神经膝部；CN：蜗神经

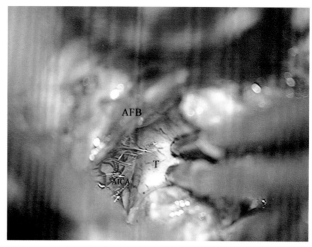

图9.2.8　在切除瘤壁之前，小心电凝肿瘤表面以避免损伤重要结构，如位于肿瘤表面的小脑前下动脉（AICA）。AFB：面听神经束

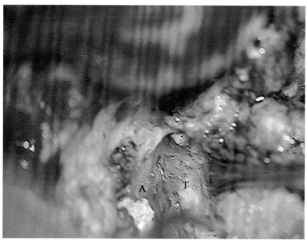

图9.2.6　切开颅后窝硬脑膜，打开外侧的脑池，释放脑脊液以降低硬膜内张力。A：蛛网膜；T：肿瘤

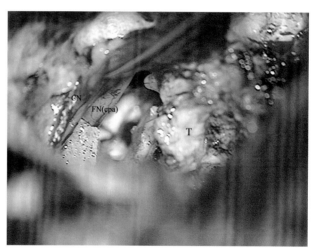

图9.2.9　对肿瘤行大部切除后，可见面神经 [FN（cpa）] 被蜗神经（CN）遮盖

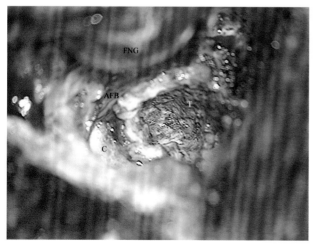

图9.2.7　充分电凝止血后，对肿瘤主体（T）行瘤内减压。注意保持无血状态，以维持良好术野。FNG：面神经膝部；AFB：面听神经束；C：棉片

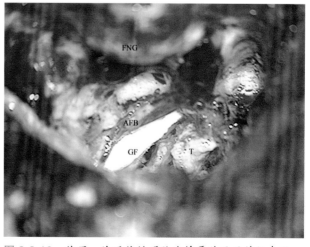

图9.2.10　使用一块吸收性明胶海绵覆盖于面神经表面，切除肿瘤时可保护面神经。FNG：面神经膝部；AFB：面听神经束；T：肿瘤

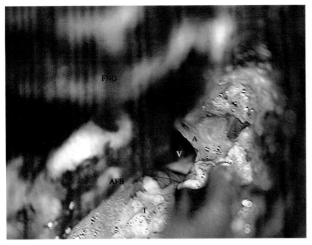

图 9.2.11　在肿瘤上界，可见一粗大静脉（V）通过蛛网膜带（A）附着于肿瘤表面。为避免桥小脑角区渗血过多，应充分松解蛛网膜粘连，将此静脉与肿瘤分离。FNG：面神经膝部；AFB：面听神经束

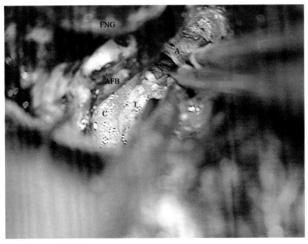

图 9.2.12　首先对蛛网膜带行低功率双极电凝。FNG：面神经膝部；AFB：面听神经束；C：棉片；T：肿瘤

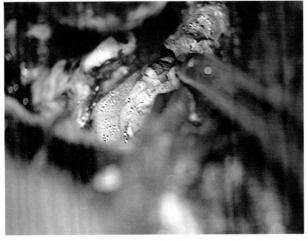

图 9.2.13　蛛网膜带电凝后，使用显微剪刀将其剪断，从而将静脉从肿瘤表面游离出来。注意吸收性明胶海绵应始终覆盖于面神经表面

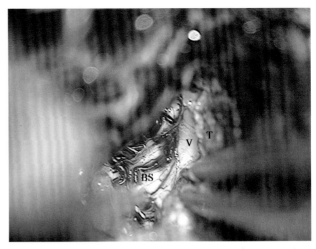

图 9.2.14　从脑干（BS）和三叉神经（V）表面剥离最后一块肿瘤组织（T）

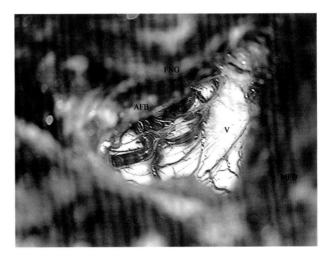

图 9.2.15　肿瘤全切后的桥小脑角。FNG：面神经膝部；AFB：面听神经束；AICA：小脑前下动脉；V：三叉神经；MFD：颅中窝硬脑膜；SS：乙状窦

■ 病例 3（图 9.3.1~9.3.11）

一例左侧颞骨后表面脑膜瘤，采用经迷路入路联合经岩尖扩展Ⅱ型切除。

■ 经验与教训

● 脑膜瘤往往侵犯硬脑膜和静脉窦；因此，肿瘤的全切应包括切除与肿瘤接触的硬脑膜。否则，存在较高的肿瘤复发风险。

● 当脑膜瘤累及内听道时，肿瘤全切应包

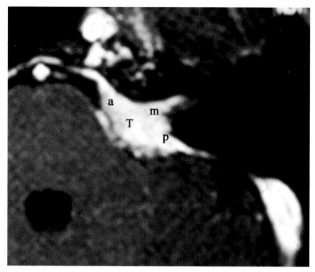

图9.3.1　轴位MRI显示脑膜瘤（T）以内听道（m）为中心，同时向前方（a）和后方（p）延伸。注意脑膜尾征可鉴别脑膜瘤与前庭神经鞘瘤

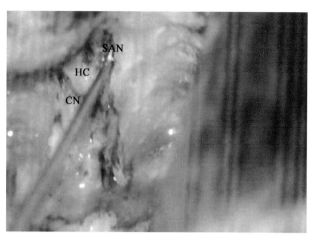

图9.3.4　钩刀指示上壶腹神经（SAN）的骨管，通过小号切割钻显露。CN：蜗神经；HC：水平嵴

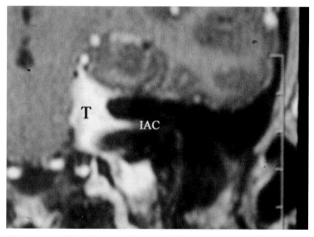

图9.3.2　冠状位MRI显示此例肿瘤向内听道（IAC）内延伸，基底附着于小脑幕。计划经迷路入路联合经岩尖扩展切除肿瘤。T：肿瘤

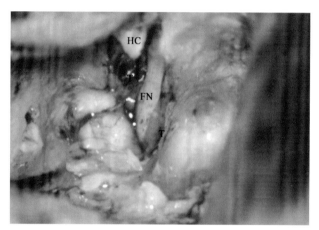

图9.3.5　将前庭上神经和前庭下神经从内听道内游离出来，可见肿瘤（T）位于面神经（FN）前方的内听道内。HC：水平嵴

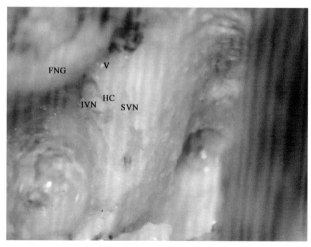

图9.3.3　经迷路入路已完成，内听道已轮廓化。在内听道底层面，可清楚显露前庭上神经（SVN）、水平嵴（HC）、前庭下神经（IVN）和前庭开口（V）。FNG：面神经膝部

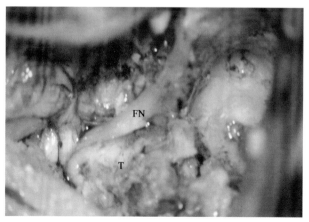

图9.3.6　进一步向内侧分离面神经（FN）与肿瘤（T），注意肿瘤的前缘仍然被骨质覆盖

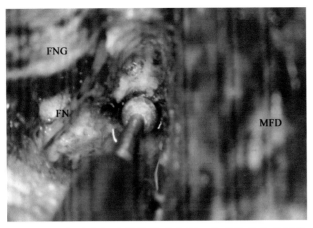

图 9.3.7 为了更好地操控肿瘤前界,内听道磨除范围达到了 320°（经岩尖扩展 I 型）。FNG：面神经膝部；FN：面神经；MFD：颅中窝硬脑膜

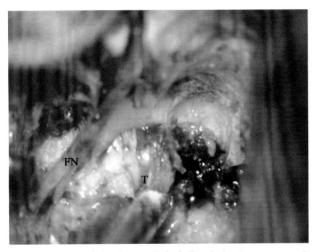

图 9.3.8 经岩尖扩展后,肿瘤前界可轻松处理。FN：面神经；T：肿瘤

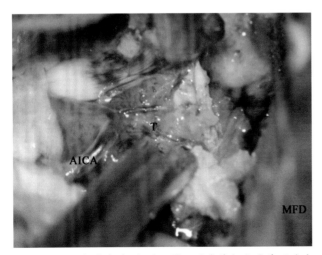

图 9.3.9 分离肿瘤（T）的下界,注意其与小脑前下动脉（AICA）关系密切。MFD：颅中窝硬脑膜

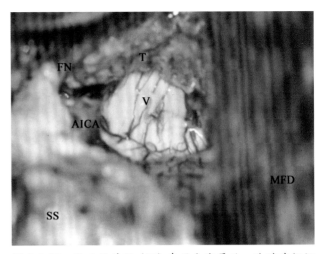

图 9.3.10 从三叉神经（V）表面分离最后一块肿瘤组织（T）。FN：面神经；AICA：小脑前下动脉；MFD：颅中窝硬脑膜；SS：乙状窦

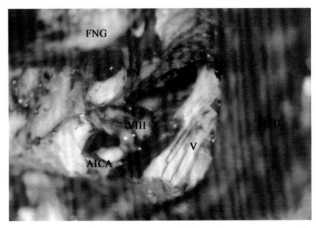

图 9.3.11 肿瘤全切后的桥小脑角区术野。V：三叉神经；FN：面神经；AICA：小脑前下动脉；MFD：颅中窝硬脑膜；FNG：面神经膝部；Ⅷ：前庭蜗神经残端

括内听道硬膜的切除,因为后者常被肿瘤侵犯（图 9.11）。因此,我们不选用保留听力的入路,而是采用经迷路入路联合经岩尖扩展 Ⅱ 型,可完整切除肿瘤组织与受累的硬膜。

- 脑膜瘤倾向于将神经推挤至其生长方向的前端。然而少见情况下,面神经也可被大型肿瘤包裹。对于所有中间型肿瘤和未在肿瘤后表面找到面神经的后方型肿瘤,以及在分离前方型肿瘤时,均应考虑到上述情况的存在。

进行面神经向后改道时:

- 面神经乳突段所在的面神经管磨除范围应达到 270°。若残留部分骨质,尤其是面神经管前壁的骨质,则会在分离面神经时造成损伤。

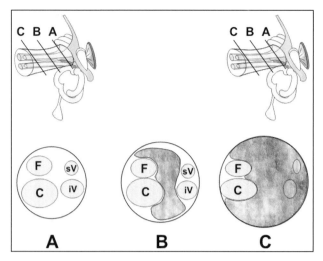

图 9.11　脑膜瘤侵犯内听道不同层面的图示。F：面神经；C：蜗神经；sV：前庭上神经；iV：前庭下神经

● 磨除面神经迷路段骨质时应异常小心。硬膜应使用吸引器牵开，磨除的方向应平行于面神经走行。

● 应去除膝状神经节区域的所有骨质，以避免在改道时损伤面神经。

● 切断岩浅大神经之前应先将其电凝以减少术野出血。脑膜中动脉（MMA）发出的一条动脉分支与岩浅大神经伴行，是面神经的主要供血动脉，将其切断正是引起术后面神经功能下降的原因。

● 对于面神经乳突段与面神经管之间的纤维性附着物应进行锐性分离，以避免在面神经改道过程中对神经造成牵拉。

● 面神经乳突段应游离至茎乳孔水平。否则留在原位的此部分神经会妨碍对颈静脉球的操作。

● 面神经改道时，应使用 Brackmann 吸引器。或可使用棉片保护神经避免吸引器直接接触。

● 面神经改道范围应从茎乳孔至内听道口。

● 面神经内听道段应与内听道内所有内容物一起改道移位，以保持内听道硬膜完整。这一步骤有助于保护面神经的血供（图 9.12）。

● 改道后的面神经应置于颈静脉球和乙状窦

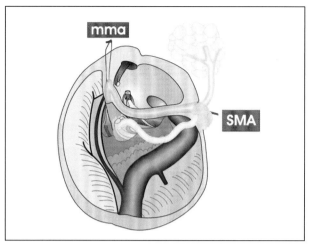

图 9.12　对茎乳孔至内听道口之间的面神经行改道。SMA：茎乳动脉；mma：脑膜中动脉

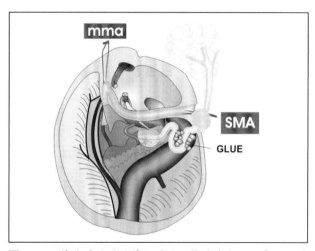

图 9.13　将改道后的面神经置于颈静脉球和乙状窦之间的骨槽内，并用生物胶固定。SMA：茎乳动脉；mma：脑膜中动脉

之间的骨槽内，用纤维蛋白胶原位固定（图 9.13）。在进行后续骨质磨除时，可用棉片覆盖已改道的神经，同时从手术缝线背面取下一块铝片用于面神经的保护。

● 骨质磨除完成后，打开内听道硬膜，由此追踪至面神经硬膜内段。

（译者　卫翔宇　唐寅达）

第10章
鼓室内和鼓室颈静脉球副神经节瘤的面神经处理

副神经节瘤是一类生长缓慢、多见于颞骨内的副神经节系统的良性肿瘤，主要起源于 I 型细胞以及神经嵴来源的干细胞，属于弥散神经内分泌系统。这些肿瘤的侵袭性可累及整个颅底，从而造成广泛的危害。在其缓慢而隐匿的生长过程中，肿瘤常侵蚀颅底骨质，侵犯该区域内的颅神经，包绕或直接浸润主要的脑血管使其缩窄，并穿破硬膜。目前，对副神经节瘤的命名主要依据其起源的解剖部位，如颈动脉体副神经节瘤、迷走神经副神经节瘤、鼓室内副神经节瘤、颈静脉球副神经节瘤等。本章节主要讨论鼓室内副神经节瘤和颈静脉球副神经节瘤。

■ 分 型

最初的分型系统由 Fisch 提出，将肿瘤分为四型。笔者进一步将前两型各分成两个亚型。

A 型：肿瘤完全局限于中耳腔内。

A1：耳镜检查可完全显露肿瘤。

A2：耳镜检查无法完全显露肿瘤边界。

B 型：肿瘤位于颞骨的鼓室乳突部。

B1：肿瘤局限于鼓室乳突部内。

B2：肿瘤超越鼓室乳突部累及下鼓室。

C 型：肿瘤起源于颈静脉球穹顶并累及迷路下间隙。肿瘤可沿以下途径蔓延：向下沿颈内静脉和第 IX ~ VII 对脑神经；向上至耳囊和内听道；向后侵入乙状窦；向前至颈内动脉；向内至岩尖和海绵窦；向外填充下鼓室和中耳。

根据肿瘤侵蚀颈动脉的程度，将 C 型进一步划分。

C1：肿瘤侵蚀颈动脉孔，未累及颈内动脉。

C2：肿瘤侵犯颈内动脉垂直部，向上至颈内动脉膝部。

C3：肿瘤累及颈内动脉水平部。

C4：肿瘤累及破裂孔并向前侵犯海绵窦。

D 型：此型包括累及颅内的肿瘤。根据是否累及硬膜外（De）或硬膜内（Di）进一步分为4组。

De-1：颅内硬膜外部分肿瘤的直径小于2cm。

De-2：颅内硬膜外部分肿瘤的直径大于2cm。

Di-1：颅内硬膜内部分肿瘤的直径小于2cm。

Di-2：颅内硬膜内部分肿瘤的直径大于2cm。

■ 治疗策略

副神经节瘤的最佳治疗方案为手术全切除。手术入路的选择主要基于分型所体现的肿瘤累及范围。对于小肿瘤，方案的制定较为直接。A1 型肿瘤可采用类似于镫骨手术的经耳道入路。对于 A2 型肿瘤，上述入路则无法对超出鼓环的肿瘤边界进行有效控制。笔者所在中心提出的指套瓣技术可实现必要暴露。对于 B1 型肿瘤，可在掀开指套瓣后行完壁式鼓室成形术及后鼓室开放术。这一组合术式可最大限度地利用空间，通常已足够。对于 B2 型肿瘤，可将后鼓室开放术向下扩展，并行面后鼓室开放术，以获得对下鼓室的额外暴露（图 10.1）。若需要更多的暴露，则可行临时性的面神经乳突段部分前外侧移位（图 10.2）。对于听力受损或丧失的病例，开放式乳突成形术有利于更大范围的切除。对于更大的肿瘤，需要考虑行岩骨次全切及外耳道盲囊闭合。术中若发现肿瘤侵犯颈静脉球，可尝试分离肿瘤。如果没有可分离的界面，应终止手术，并在征得患者知情同意后，按颞下窝入路重新规划手术，进行必要的术前评估，包括血管造影及栓塞。若上述准备

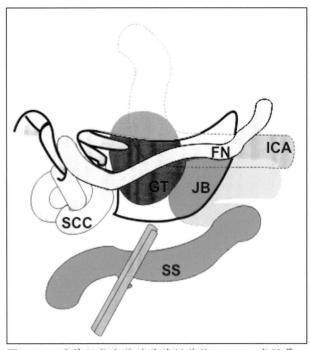

图 10.2　面神经乳突段的前外侧移位。SCC：半规管；GT：副神经节瘤；SS：乙状窦；JB：颈静脉球；FN：面神经；ICA：颈内动脉

均已完备，则可改为颞下窝入路继续手术。

对于 C 型肿瘤，从一开始就应选用颞下窝入路。C1 和 C2 型肿瘤可用颞下窝入路 A 型处理（图 10.3）；若肿瘤累及范围超过颈内动脉膝部至水平部，则需要行颞下窝入路 B 型。在笔者的实践中，如行颞下窝入路 B 型，应将已向前改道的面神经重新向后归位，此后才可置入 Fisch 牵开器，将颞骨内受累的颈内动脉水平部轮廓化（图 10.4）。

对于侵犯至硬膜内的肿瘤，笔者仅在其硬膜内部分较小、不超过 1cm 时进行切除，否则行二期手术切除硬膜内部分（图 10.5~10.9）。对此类肿瘤行分期手术，可避免巨大硬膜缺口与延伸至颈部的皮肤切口之间的交通，从而降低脑脊液漏的发生率。

■ 副神经节瘤中的面神经处理

■ B1 型肿瘤中的面神经处理

在 B1 型肿瘤中，面神经的受累范围通常局限于肿瘤向后侵入面隐窝和鼓室窦的区域，面神经管的骨性管壁并未真正受累。因此，对于听力正

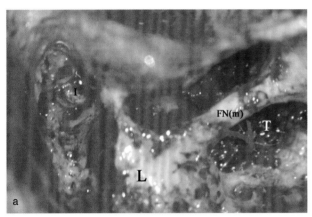

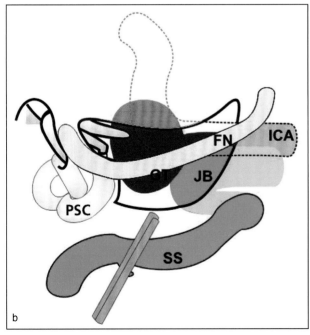

图 10.1　a. 为实现肿瘤（T）的充分控制，行上鼓室开放术和后鼓室及面后鼓室开放术。FN（m）：面神经乳突段；I：砧骨；L：迷路。b. 扩大后鼓室开放术和面后鼓室开放术的示意图。PSC：后半规管；GT：副神经节瘤；FN：面神经；ICA：颈内动脉；JB：颈静脉球；SS：乙状窦

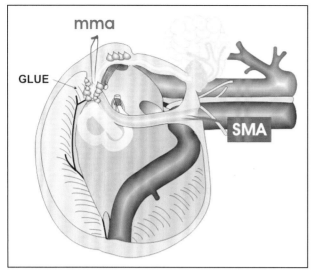

图 10.3 颞下窝入路 A 型及面神经前移位的示意图。
SMA：茎乳动脉；mma：脑膜中动脉；GLUE：纤维蛋白胶

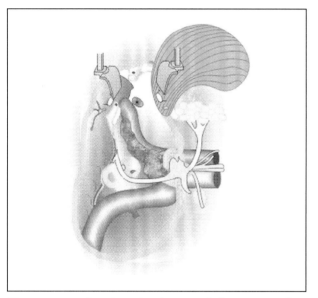

图 10.4 颞下窝入路 B 型示意图。注意在使用 Fisch 牵开器前已将面神经置回原解剖部位，以免造成牵拉损伤

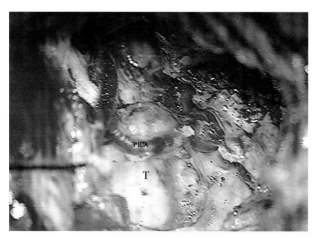

图 10.5 切开硬膜可见肿瘤（T）包绕小脑后下动脉（PICA）。VA：椎动脉

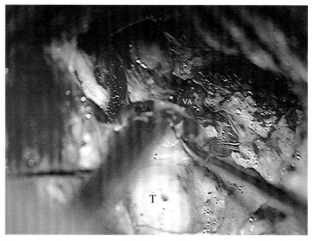

图 10.6 将小脑后下动脉（PICA）小心地从肿瘤（T）表面抬起。VA：椎动脉

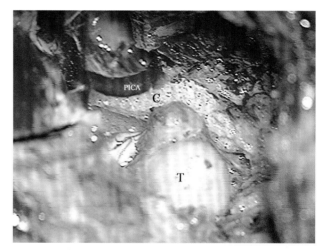

图 10.7 在小脑后下动脉（PICA）和肿瘤（T）之间置入一棉片（C）以保护该动脉

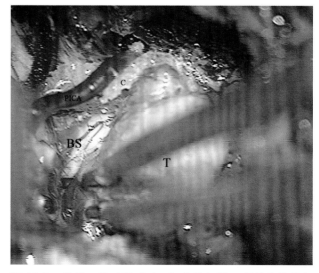

图 10.8 使用双极对肿瘤（T）表面电凝，有利于将其与脑干（BS）无血分离。PICA：小脑后下动脉；C：棉片

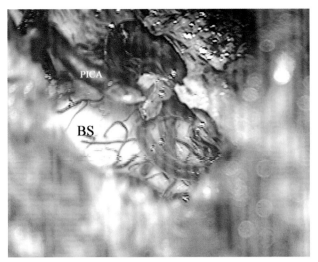

图 10.9　全切肿瘤并保留小脑后下动脉（PICA）。BS：脑干

常的此型肿瘤，需要采用完壁式乳突成形术并行后鼓室开放术，以实现保护听力的同时充分暴露肿瘤。鼓室切开应向下充分扩展以控制肿瘤的边界。肿瘤的切除需采用双极电凝结合锐性分离。后鼓室开放术联合经耳道入路可同时从两个不同的视角对肿瘤进行暴露和操作。双极电凝对肿瘤操作过程中的止血非常有用，但要注意在面神经附近不应使用电凝，尤其是骨性管壁菲薄甚至缺失的鼓室段，否则会出现神经的热传导伤。为避免此并发症，双极电凝的使用应始终在直视下进行，并时刻有充足的滴水和吸引。若出血点位于面神经周围，则应予以止血棉和外科棉球压迫，同时利用止血的时间在其他区域继续分离肿瘤。大多数情况下出血都可停止。

■ B2 型肿瘤中的面神经处理

　　B2 型的肿瘤向下侵犯下鼓室，使得后鼓室开放术不足以控制肿瘤边界。对于此型肿瘤，鼓室成形术的范围需向下到达下鼓室，并进行面后鼓室开放术。由于空间狭小，故在进行面后鼓室开放术时需要注意以下几点以避免面神经损伤。首先，面神经额外的暴露部分最好在面神经监测和持续冲洗下进行。术者只有在确保术区无血的情况下才可进行面后鼓室开放术；为实现此目的，需要使用金刚砂钻头对周围骨质止血。有时会遇

到前置的乙状窦，使得操作空间锐减。这种情况下，可去除覆盖乙状窦的骨片，以将其向后牵拉来获得必要的空间进行面神经周围骨质的磨除。进行面后鼓室开放术时，术者必须清晰理解这一区域的毗邻：上方为后半规管，下方为颈静脉球，内侧为颅后窝硬脑膜，外侧是面神经。操作需极为仔细以免损伤任何重要结构。在极少数情况下，还需要对面神经行额外的暴露，类似行面神经乳突段减压术。该步骤完成后，可暂时将面神经乳突段向前外侧移位以增加暴露空间。仅当肿瘤侵及此段面神经时才有必要行此步骤。

■ C 型和 D 型肿瘤中的面神经处理

　　由于面神经乳突段与颈静脉球外侧面毗邻，而此处恰是 C 型和 D 型肿瘤主体所在，故这些肿瘤中面神经的受累程度大大加重（图 10.10）。最常见的受累情况是，肿瘤破坏了面神经乳突段所在的面神经管的内侧半，与神经外膜相接触但尚

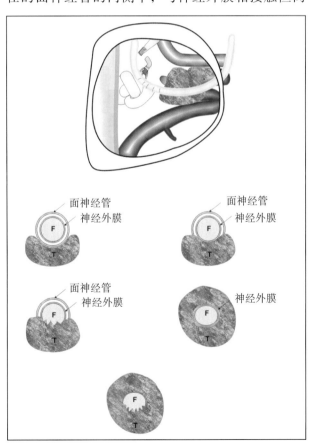

图 10.10　面神经（FN）不同程度受到肿瘤（T）侵犯的示意图

未侵蚀它（图 10.11）。对于这些病例，面神经前移位（见第 1 章图 1.90~1.93）作为用以切除此类肿瘤的颞下窝入路中的必要步骤，就足以处理受累的面神经。在进行面神经前移位时，需注意以下几点。暴露并游离面神经颞骨外 – 腮腺内段到达腮腺丛，以避免移位时不必要的牵拉。轮廓化茎乳孔至膝状神经节的面神经须在高倍镜下进行，且应辅以面神经监测。应使用大号的金刚砂钻头并保持大量的冲洗。暴露的范围，在乳突段应达 270°，在鼓室段应达 180°。膝状神经节附近的骨刺需完全去除，避免损伤移位的神经。然而，膝状神经节近端的神经应保持原位，这样有利于正常血供进而保护面神经功能。在茎乳孔附近，需要保留神经周围的软组织袖套，可在移位时保护神经。

　　肿瘤从面神经内侧面包绕至外侧面的情况并不多见。在大部分这样的病例中，包绕也仅是部分性，而不会完全包裹面神经；面神经被完全包绕者仅为极少数。对于这些病例，必须在移位前先将面神经从肿瘤内游离出来。当肿瘤未完全覆盖面神经外侧面时，可沿裸露面进行分离。顺着该界面向内即可完全游离神经。当肿瘤完全包裹面神经乳突段时，术者需要在受包裹段的近端和远端暴露出裸露的面神经。远端神经可沿着二腹肌嵴轻易暴露。当此处也被肿瘤侵犯而无法暴露

时，则可寻找出茎乳孔或进入腮腺内的面神经主干。由此即可向近端找到肿瘤和神经的界面。若受包绕的神经节段很长，则可能需要另一参照点。暴露肿瘤近端的神经，即可提供第二个参照点，从而提高分离面神经的安全性。位于中耳内的面神经鼓室段，若无肿瘤累及，则可由此向远端探查。若存疑虑，最好凭借与匙突的关系，向更近端寻找鼓室段，因为前者相对不易被侵蚀。这些病例的面神经往往变得菲薄，更应尽全力保护面神经的完整性。

　　在分离的过程中，会发现神经可能已被肿瘤浸润。这种情况下，可照常进行神经的游离和前移位，而关于如何处理受浸润的神经，则可在肿瘤完全切除后的无血视野下再做决策。首先将神经归位。随后在高倍镜下剥离神经外膜。这一步骤对操作要求极高，尤其当神经已被肿瘤侵犯而菲薄易断时，应由经验丰富的术者进行。使用尖刀，避开肿瘤侵犯部位，在其近端或远端进行外膜切开。采用锐性和钝性相结合的方法，在高倍镜下直至将受侵的外膜完全剥除。此时可评估神经纤维受累的情况。若外膜下的神经纤维未受肿瘤侵及，则上述剥除外膜的步骤已足够，可将神经置回新的管道，并用缝线和纤维蛋白胶固定。若肿瘤已侵及神经纤维（图 10.12），则需要切除受累段并行重建。重建的类型取决于剩余神经的长度。若长度足以完成无张力修复，则可行端 – 端吻合；否则，需要行桥接移植。

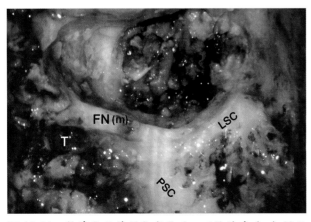

图 10.11　轮廓化面神经乳突段后，可见肿瘤（T）侵犯面神经管的内侧面并累及中耳。LSC：外半规管；PSC：后半规管；FN（m）：面神经乳突段

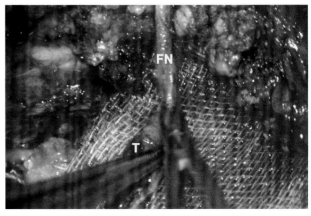

图 10.12　切除被肿瘤（T）侵犯的面神经（FN）

有时在分离肿瘤与神经的过程中，会发现神经极度菲薄而无法进行外膜的剥除。即使神经得以保全，操作带来的损伤加上肿瘤本身已造成地破坏，最终的神经功能也所剩无几。为了更好地保留功能，宁可切断受累神经，继而行神经重建。

■ 临床病例

■ 病例 1（图 10.1.1~10.1.7）

经乳突入路切除右侧 B2 型肿瘤。

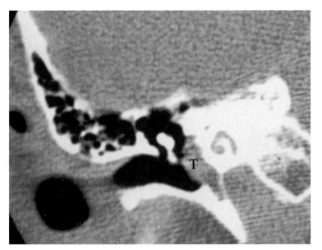

图 10.1.1　一例鼓室副神经节瘤（T）侵入下鼓室。决定采用联合乳突切除术切除肿瘤

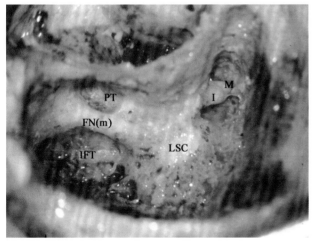

图 10.1.2　乳突切除术已完成。注意上鼓室切开的范围，向前暴露锤骨（M）和砧骨（I）以控制上鼓室前部气房。FN（m）从砧骨短突和外半规管（LSC）之间的膝部转为向下走行。已开始行扩大后鼓室开放术（PT）和面下鼓室开放术（IFT）。FN（m）：面神经乳突段

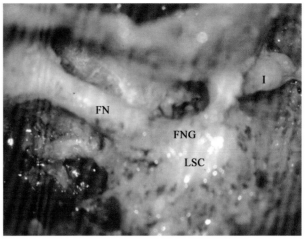

图 10.1.3　后鼓室开放向前进入中耳腔。I：砧骨；FN：面神经；FNG：面神经膝部；LSC：外半规管

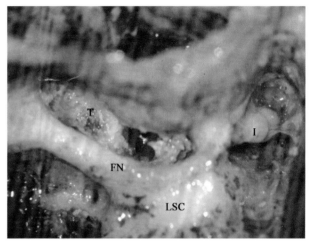

图 10.1.4　扩大后鼓室开放术完成后，可见肿瘤（T）已突入下鼓室。I：砧骨；LSC：外半规管；FN：面神经

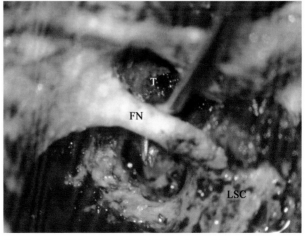

图 10.1.5　联合后鼓室及面下鼓室开放术即可充分控制肿瘤边界并获得不同的操作角度。图中正在探查位于面神经乳突段前方的肿瘤部分。LSC：外半规管；FN：面神经；T：肿瘤

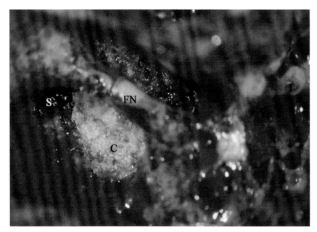

图 10.1.6　止血纱和棉片可以防止肿瘤切除过程中的出血模糊视野。I：砧骨；FN：面神经；C：棉片；S：止血纱

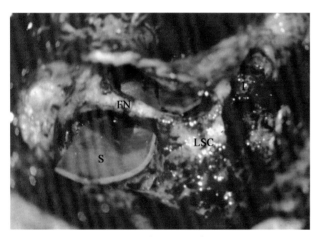

图 10.1.7　肿瘤全切后，中耳腔内填入一块硅胶（S），可防止粘连并促进正常上皮生成。I：砧骨；LSC：外半规管；FN：面神经

■ 病例 2（图 10.2.1～图 10.2.28）

颞下窝入路 A 型切除右侧 C2 型鼓室颈静脉球副神经节瘤。

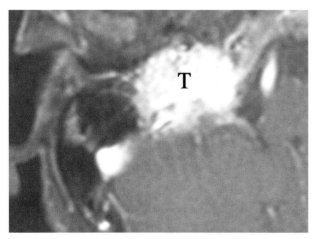

图 10.2.1　此例颈静脉球副神经节瘤（T）以颈静脉球为中心，未侵及硬膜内

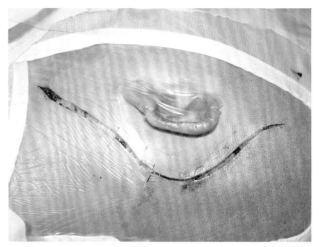

图 10.2.2　耳后 C 形切口；切口位于耳根后方 5cm，上端至耳上 5cm，向下 7cm 至颈部

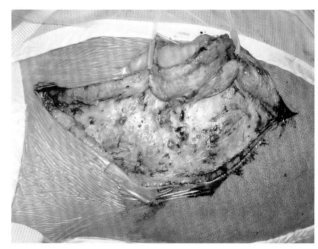

图 10.2.3　皮肤和皮下组织以单层翻开

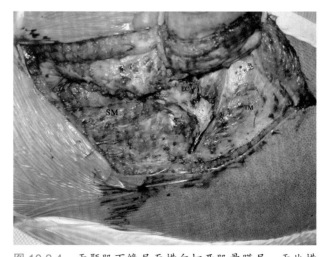

图 10.2.4　于颞肌下缘层面横向切开肌骨膜层。于此横向切口的中点做一纵向切口至乳突尖，继续向下沿胸锁乳突肌前缘切开颈深筋膜。在外耳道水平，纵向切口前方形成的小筋膜瓣可在稍后用来加强盲袋封闭。TM：颞肌；EC：外耳道水平的筋膜瓣；SM：胸锁乳突肌

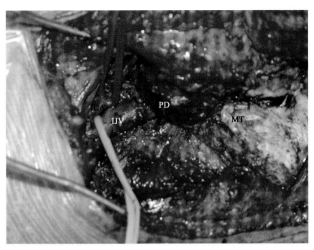

图 10.2.5　掀起此筋膜瓣可显露乳突骨质的外表面；于颈部显露出颈内动脉、颈内静脉和二腹肌后腹。MT：乳突尖；PD：二腹肌后腹；IJV：颈内静脉；ICA：颈内动脉

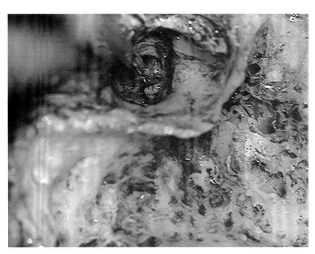

图 10.2.8　仔细剥除鼓膜和剩余的外耳道皮肤。透过外耳道，可见鼓膜张肌和砧骨长突。TT：鼓膜张肌；LP：砧骨长突的下部

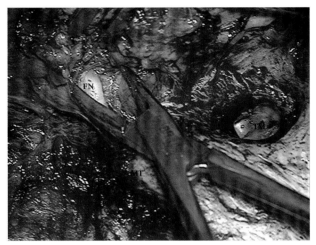

图 10.2.6　将二腹肌后腹从乳突尖的附着处离断，钝性分离显露面神经腮腺内段的主干。TM：鼓膜；MT：乳突尖；FN：面神经

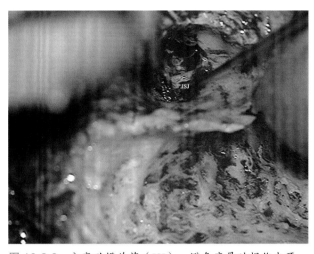

图 10.2.9　分离砧镫关节（ISJ），避免磨骨时损伤内耳

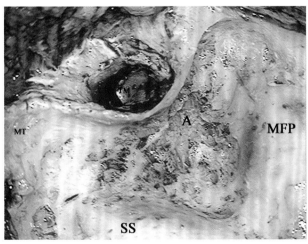

图 10.2.7　行乳突切除术，已到达鼓窦。MFP：颅中窝脑板；A：鼓窦；TM：鼓膜；MT：乳突尖；SS：乙状窦

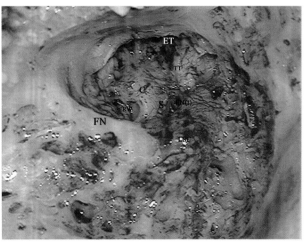

图 10.2.10　完成乳突切除术后，即可显露面神经乳突段（FN）和鼓室段 [FN（t）]。ET：咽鼓管；TT：鼓膜张肌；C：耳蜗；RW：蜗窗；S：镫骨；LSC：外半规管；FN：面神经

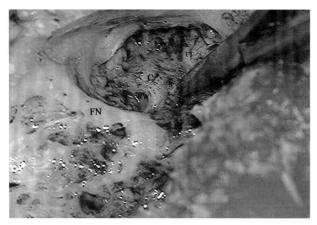

图 10.2.11　切除镫骨板上结构，用直显微剪以防止将其撕脱。此步骤的目的在于防止轮廓化面神经（FN）时因磨钻接触而导致的神经性听力下降。TT：鼓膜张肌；C：耳蜗；RW：蜗窗；S：镫骨

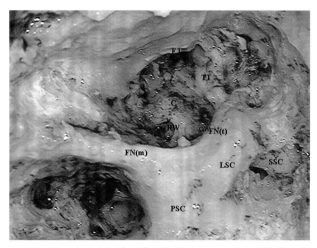

图 10.2.12　进一步打薄面神经表面的骨质。注意透过薄层骨质可见面神经乳突段 [FN（m）] 和鼓室段 [FN（t）]。ET：咽鼓管；TT：鼓膜张肌；C：耳蜗；RW：蜗窗；OW：前庭窗；LSC：外半规管；SSC：上半规管；PSC：后半规管

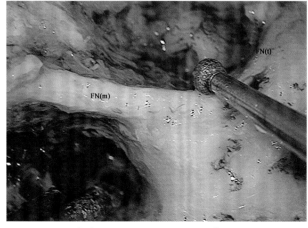

图 10.2.13　在高倍镜下，透过最后一薄层骨片，可见其下方的面神经及其血供。注意金刚砂钻头和面神经的大小关系。颈静脉球区域可见肿瘤。FN（t）：面神经鼓室段；FN（m）：面神经乳突段；T：肿瘤

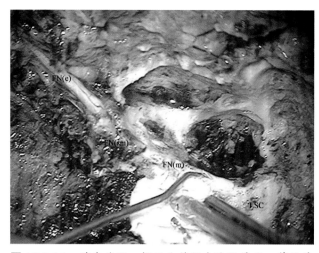

图 10.2.14　首先使用一根双曲钩针去除这最后一薄层骨片。棉片用以保护神经和吸除渗血。FN（e）：面神经颞骨外段；FN（sm）：茎乳孔层面的面神经；FN（m）：面神经乳突段；LSC：外半规管

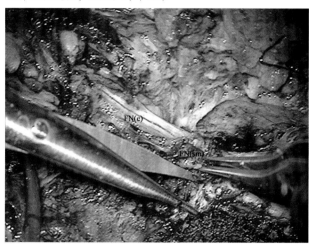

图 10.2.15　在茎乳孔层面，用无齿镊提起神经周围的纤维组织，将其从周围骨质锐性分离。FN（e）：面神经颞骨外段；FN（sm）：茎乳孔层面的面神经

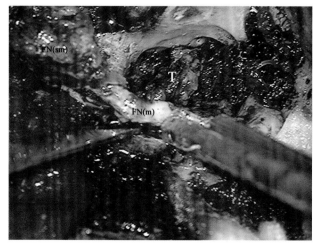

图 10.2.16　使用尖刀分离面神经乳突段和面神经管之间的血管粘连。注意茎乳孔层面的面神经 [FN（sm）] 前方的肿瘤（T）。FN（m）：面神经乳突段

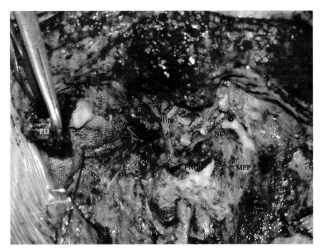

图 10.2.17 面神经从鼓室段 [FN（it）] 起始部到腮腺内主干分叉部 [FN（ip）] 全程游离。可见颧弓根处磨出的新管道（NC）。MFP：颅中窝脑板；PD：二腹肌后腹

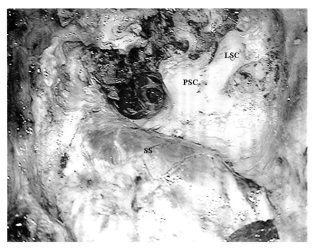

图 10.2.20 去除鼓骨后，可清晰暴露侵犯颈静脉球和下鼓室的肿瘤（T）。C：耳蜗；PSC：后半规管；LSC：外半规管；SS：乙状窦

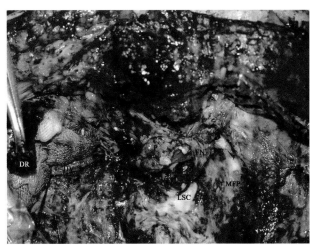

图 10.2.18 将游离后的面神经向前移位。缝线将茎乳孔处的面神经（FN）固定于颧弓根的软组织上。将面神经颞骨外段置入腮腺（P）内新分离出的管道内。DR：二腹肌后腹；IJV：颈内静脉；LSC：外半规管；MFP：颅中窝脑板

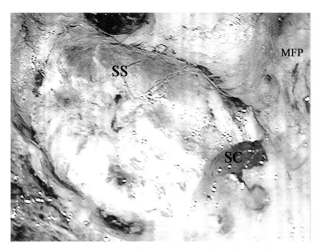

图 10.2.21 止血纱（SC）填塞可从腔外闭塞乙状窦（SS）。MFP：颅中窝脑板

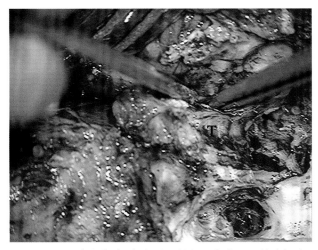

图 10.2.19 将鼓骨（T）与周围软组织分离以便将其切除

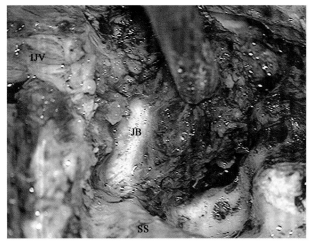

图 10.2.22 开始分离下鼓室内的肿瘤（T）。IJV：颈内静脉；JB：颈静脉球；SS：乙状窦

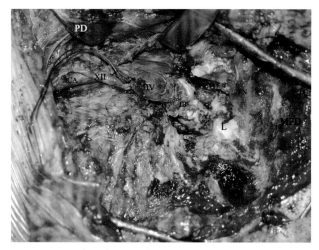

图 10.2.23 在颈部结扎并切断颈内静脉（IJV），切开乙状窦并用止血纱（SC）从腔内将其填塞。纤维蛋白胶用以将前移位的面神经（FN）固定于颧弓根新磨出的管道内。MFD：颅中窝硬脑膜；L：迷路；JB：颈静脉球；Ⅻ：舌下神经；ICA：颈内动脉；PD：二腹肌后腹

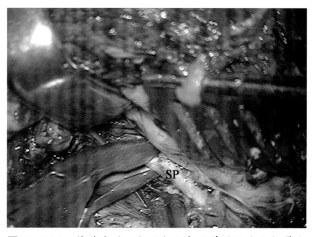

图 10.2.24 将茎突（SP）及与之相附着的肌肉和韧带分离后，用一咬骨钳将其从根部折断，由此可在颈内动脉管口层面控制颈内动脉

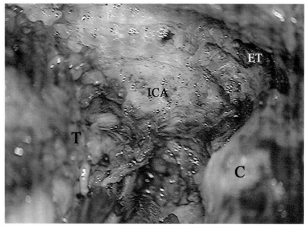

图 10.2.25 暴露颞骨内颈内动脉（ICA）垂直部。可见肿瘤（T）与颈内动脉后表面相接触，并侵犯动脉的骨膜鞘。ET：咽鼓管；C：耳蜗

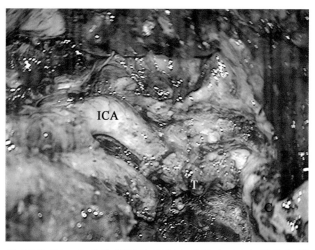

图 10.2.26 更广的视野显示颈内动脉（ICA）颈段和颞骨内段。注意肿瘤（T）侵犯动脉的骨膜鞘。C：耳蜗

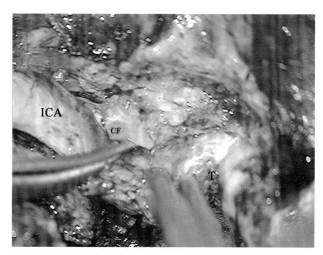

图 10.2.27 寻找颈内动脉（ICA）与其骨膜鞘之间的界面，最好从岩骨的颈内动脉管口（CF）层面开始。T：肿瘤

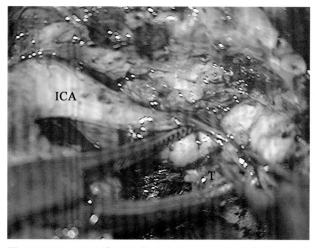

图 10.2.28 循此界面剥离动脉鞘，从而切除最后一块肿瘤（T）。ICA：颈内动脉

■ 病例 3（图 10.3.1~10.3.21）

颞下窝入路 A 型切除左侧迷走神经副神经节瘤。

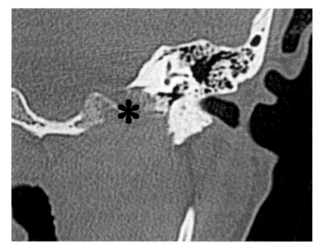

图 10.3.1　冠状位 CT 显示左侧颈静脉孔（＊）和中耳内侧壁受侵蚀

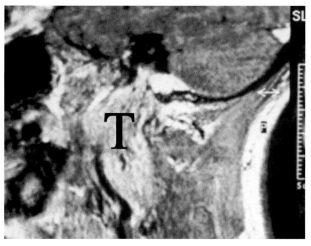

图 10.3.2　该患者的矢状位 MRI 显示肿瘤（T）侵入咽旁间隙

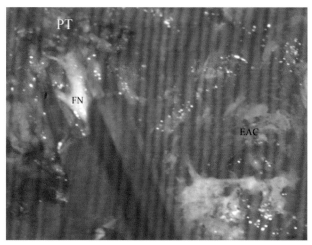

图 10.3.3　在腮腺内（PT）通过钝性与锐性相结合的分离方法，沿着面神经腮腺内段（FN）主干暴露至腮腺丛。EAC：外耳道

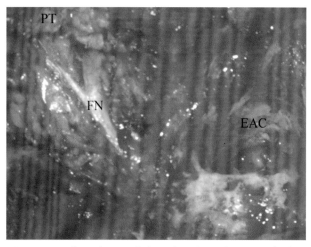

图 10.3.4　将面神经腮腺内段（FN）游离至分叉部（腮腺丛）。EAC：外耳道；PT：腮腺

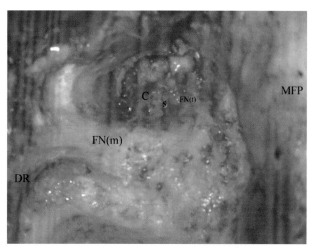

图 10.3.5　进行乳突切除术，面神经乳突段 [FN（m）] 和鼓室段 [FN（t）] 已显露。S：镫骨；C：耳蜗；DR：二腹肌嵴；MFP：颅中窝脑板

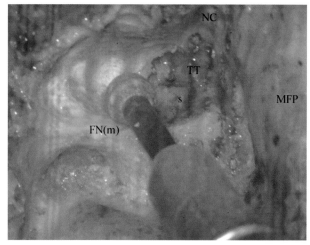

图 10.3.6　使用金刚砂钻头轮廓化面神经乳突段 [FN（m）] 所在的面神经管。S：镫骨；TT：鼓膜张肌；NC：用以放置移位后面神经的新管道；MFP：颅中窝脑板

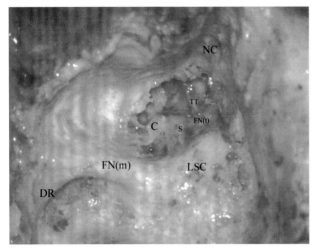

图 10.3.7 面神经乳突段 [FN（m）] 已轮廓化。进一步轮廓化面神经鼓室段 [FN（t）] 则受限于镫骨板上结构（S）。C：耳蜗；TT：鼓膜张肌；NC：用以放置移位后面神经的新管道；LSC：外半规管；DR：二腹肌嵴

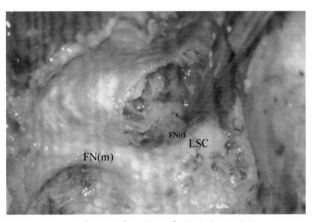

图 10.3.8 用直显微剪切除镫骨（S）板上结构，以防止轮廓化面神经鼓室段 [FN（t）] 时因磨钻接触镫骨而导致神经性听力下降。FN（m）：面神经乳突段；LSC：外半规管

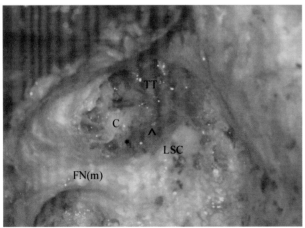

图 10.3.9 去除镫骨板上结构，显露底板（∧）。随后可安全地对剩下的面神经行轮廓化。C：耳蜗；*：蜗窗；LSC：外半规管；FN（m）：面神经乳突段；TT：鼓膜张肌

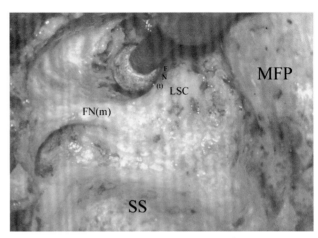

图 10.3.10 大号金刚砂钻头可安全地轮廓化面神经鼓室段 [FN（t）] 和膝部的外侧面和下表面，防止损伤位于上述结构上表面的外半规管（LSC）。注意：若不去除镫骨板上结构，此步骤极易损伤听力。FN（m）：面神经乳突段；MFP：颅中窝脑板；SS：乙状窦

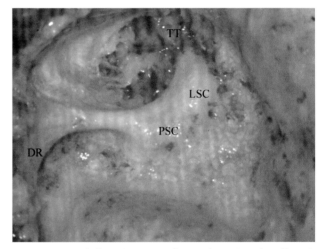

图 10.3.11 内含鼓室段和面神经乳突段的面神经管已被充分轮廓化。TT：鼓膜张肌；DR：二腹肌嵴；LSC：外半规管；PSC：后半规管

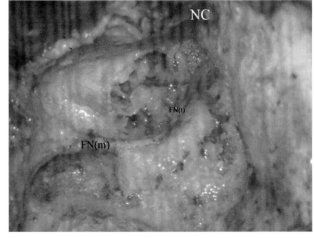

图 10.3.12 去除覆盖面神经乳突段 [FN（m）] 和鼓室段 [FN（t）] 的最后一层骨片，即已为面神经移位至新管道（NC）做好准备

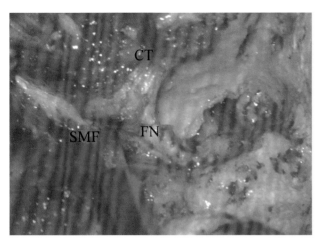

图 10.3.13　面神经移位从茎乳孔（SMF）处开始。用无齿镊提起包绕神经的结缔组织（CT），以防止对面神经（FN）造成的牵拉损伤。随后可从骨质上锐性分离这些组织

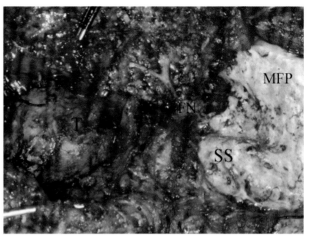

图 10.3.16　在低倍视野下显示游离后的面神经（FN）全程，可见肿瘤（T）延伸至颈部。SS：乙状窦；MFP：颅中窝脑板

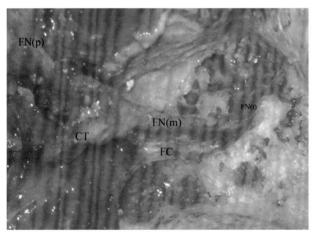

图 10.3.14　面神经乳突段 [FN（m）] 已从面神经管（FC）分离出。要记住，除了钝性分离，此段面神经内侧面与面神经管之间的纤维血管性粘连尚需行锐性分离。FN（t）：面神经鼓室段；CT：茎乳孔层面的结缔组织；FN（p）：面神经腮腺内段

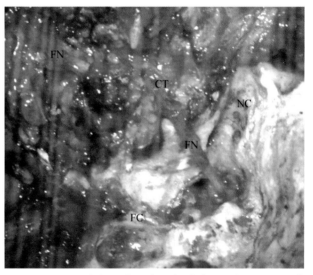

图 10.3.17　已完成面神经（FN）前移位至颧弓根的新管道（NC）。CT：纤维组织；FC：面神经管

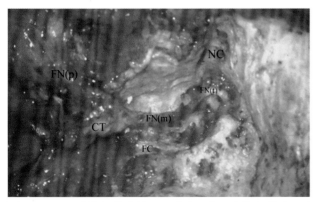

图 10.3.15　面神经鼓室段 [FN（t）] 已从面神经管（FC）游离出。面神经前移位的准备已完善。FN（m）：面神经乳突段；FN（p）：面神经腮腺内段；NC：面神经的新管道；CT：包绕面神经的结缔组织

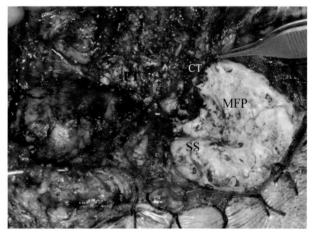

图 10.3.18　在低倍视野下可更清晰地显示面神经（绿色∧）的移位，注意无齿镊钳夹着茎乳孔处面神经周围的结缔组织（CT）。PT：腮腺；T：延伸至颈部的肿瘤；MFP：颅中窝脑板；SS：乙状窦

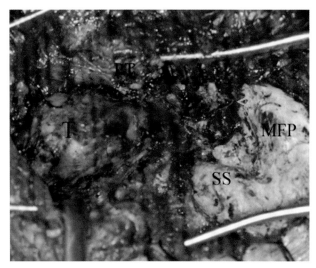

图 10.3.19 成功将面神经前移位至新管道（绿色＜）后，使用自动牵开器撑开腮腺组织（PT）以获得充足的术野。牵开器的使用应轻柔，避免损伤腮腺内的面神经。相对于 Fisch 牵开器，我们更推荐用自动牵开器，因为后者损伤面神经的风险更小。MFP：颅中窝脑板；SS：乙状窦；T：肿瘤

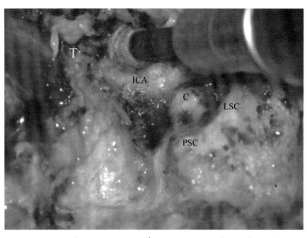

图 10.3.20 金刚砂钻头轮廓化颈内动脉（ICA）垂直段。T：肿瘤；C：耳蜗；LSC：外半规管；PSC：后半规管

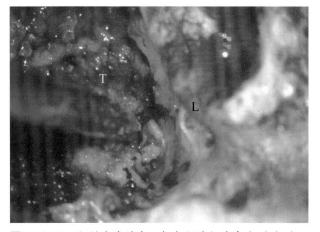

图 10.3.21 锐性分离结合双极电凝进行肿瘤（T）切除。L：迷路

■ 病例 4（图 10.4.1~10.4.11）

二期手术切除一例副神经节瘤的硬膜内部分（经迷路入路 + 岩枕跨乙状窦入路）。

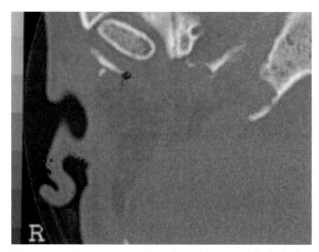

图 10.4.1 轴位 CT 显示颞下窝入路切除颅外部分肿瘤后的骨质缺损

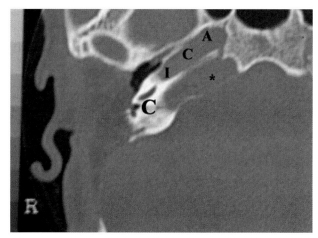

图 10.4.2 此层面显示了一期术后残留的迷路，迷路前方、颈内动脉（ICA）内侧的骨质受到肿瘤侵蚀（＊）。C：耳蜗底转

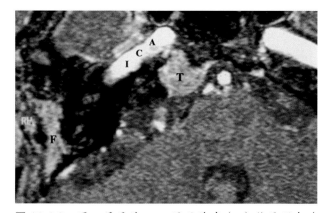

图 10.4.3 同一层面的 MRI 显示肿瘤（T）位于颈内动脉（ICA）水平部的内侧。F：用以填充颞下窝入路缺损的脂肪

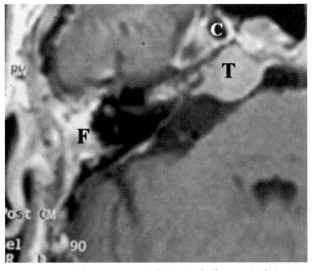

图 10.4.4　更高层面可见肿瘤（T）在蔓延至海绵窦水平的颈内动脉（C）。F：用以填充颞下窝入路缺损的脂肪

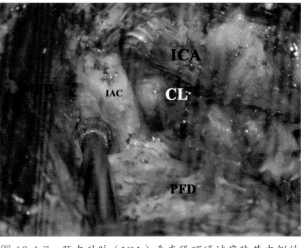

图 10.4.7　颈内动脉（ICA）垂直段可通过磨除其内侧的斜坡骨质（CL）予以显露。金刚砂钻头磨除的是内听道（IAC）上方的岩尖骨质，此步骤须谨防损伤颅中窝硬脑膜（MFD）。PFD：颅后窝硬脑膜

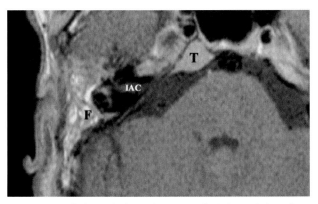

图 10.4.5　在内听道（IAC）层面，在岩尖和斜坡区域可见肿瘤（T）。F：用以填充颞下窝入路缺损的脂肪

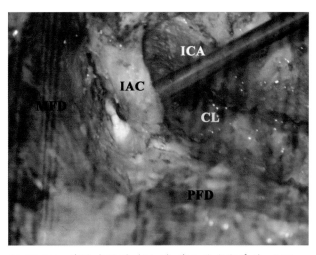

图 10.4.8　磨除内听道（IAC）前方的岩尖骨质。ICA：颈内动脉；CL：斜坡；MFD：颅中窝硬脑膜；PFD：颅后窝硬脑膜

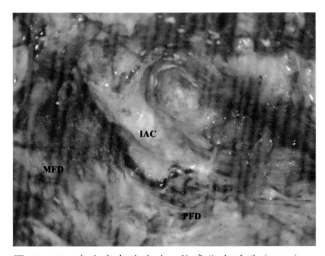

图 10.4.6　磨除残余的迷路，轮廓化内听道（IAC）。PFD：颅后窝硬脑膜；MFD：颅中窝硬脑膜

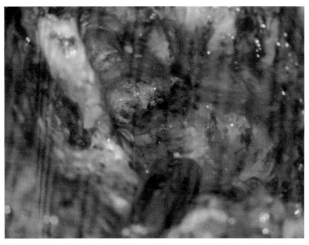

图 10.4.9　内听道四周均已轮廓化，斜坡骨质的磨除也已完成

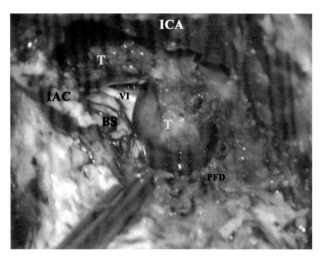

图 10.4.10 切开颅后窝硬脑膜（PFD），可显露位于桥小脑角和颈内动脉（ICA）内侧的肿瘤（T）。IAC：内听道；BS：脑干；Ⅵ：外展神经

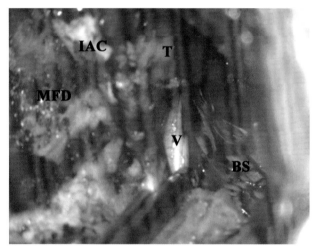

图 10.4.11 切除上方最后一块位于颈内动脉水平部内侧的肿瘤（T）。IAC：内听道；V：三叉神经；MFD：颅中窝硬脑膜；BS：脑干

■ 经验与教训

- 显露面神经乳突段首先需用大号切割钻平行于神经走行磨除，绝不可跨越神经。
- 进行后鼓室开放术时，需选用小号金刚砂钻头开放面隐窝。做此步骤时，应注意磨钻移动的方向不可太靠向前外侧，以免损伤鼓环和鼓膜。应在上方保留一小段覆盖砧骨短突的柱状骨，以免磨钻损伤砧骨。这块骨质可稍后予以咬除。
- 针对 B 型肿瘤进行的面后鼓室开放术需格外小心。面神经内侧区域的上界为后半规管的下

缘，下界为颈静脉球，该区域骨质的磨除需选用大号金刚砂钻头。除上述结构外，颅后窝硬脑膜形成的内侧界和面神经形成的外侧界均为重要结构，操作应格外谨慎以免损伤。

- 腮腺内的面神经须予以游离，由此可额外增加面神经长度，避免前移位时的牵拉。
- 在咽鼓管上方的颧弓根磨出一条新的面神经管。
- 面神经的轮廓化需从茎乳孔至膝状神经节。为避免在此阶段损伤面神经，应在高倍镜下使用大号金刚砂钻头平行于神经走行进行磨除。保持大量冲洗可保证术野的清晰并避免神经热损伤。面神经监测非常有用。
- 面神经的显露范围必须恰当。乳突段应达到 270° 暴露，尤其需暴露神经的前缘，避免前移位时损伤面神经（图 10.13）。对于鼓室段，仅可能实现 180° 暴露。
- 膝状神经节附近的骨质应完全去除。任何残留的细小骨刺均可导致前移位时神经损伤。

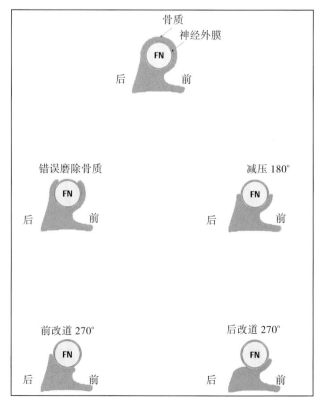

图 10.13 各种入路所需的面神经（FN）暴露程度

• 在面神经前移位时，应使用尖刀切断面神经乳突段周围锋利的组织。

• 茎乳孔水平的软组织袖套需予以保留。该软组织可在神经移位时保护神经。

• 膝状神经节近端的神经应保留原位而不进行前移位，这样有利于血供进而获得更佳的面神经功能。尽管如此，膝状神经节附近的骨质应完全去除，避免细小骨刺的残留导致前移位时神经受到损伤。如果操作得当，在实际术中，面神经监测应全程无警报。

• 应避免吸引器直接接触面神经。建议使用 Brackmann 吸引器，也可使用棉片避免吸引器头造成的直接损失。

• 面神经受肿瘤侵犯的程度各异。若神经受侵，对其程度的评估和处理应等到最后术野清洁后进行。若清除肿瘤后，仅残留少量神经纤维，则应切除此段神经并行桥接移植修复。

（译者　唐寅达　汤文龙）

第11章
岩骨胆脂瘤手术中的面神经处理

岩骨胆脂瘤（PBC）是累及颞骨岩部的少见病变，分为获得性和更为罕见的先天性PBC。获得性岩骨胆脂瘤通常是由获得性的中耳或乳突胆脂瘤围绕或突破迷路进一步向内侧生长所致。一般认为，先天性胆脂瘤是由于在第一鳃沟发育异常后，上皮残留物在颞骨岩部或更罕见的桥小脑角（CPA）内沉积所致。尽管文献报道倾向于分成上述两类，但出于临床目的，并不需要这样的分类，因为无论起源机制如何，这两类病变的表现和处理都是相同的。

■ 治疗策略

PBC的最佳处理方法是根治性切除，该病存在手术指征毋庸置疑。然而手术决策仍需考虑多个方面。手术方式取决于几个因素，其中最重要的是术前听力水平和面神经功能。需结合上述因素和病变类型来决定手术入路。术者在处理该病变时应牢记，手术方案的设计须具有灵活性，因为根据术中迷路和面神经的情况可能需要对入路作巨大调整。与患者也应进行充分沟通，以应对这些变动。

大多数情况下，迷路已受累及，此时一切保留听力的措施都是徒劳的。在这种情况下，如果仅单侧迷路受累，对侧听力正常，则无须保留听力。唯一例外的情况是病变较小，迷路受累较局限，此时保护听力并不会增加全切病变的风险。如果PBC发生于听力仅存的那一侧，可采取密切随访。如果出现病情进展，可进行手术切除病灶，并行

一期人工耳蜗植入。具体采用何种手术方式取决于PBC的类型。

若迷路未受损，且病变为局限于迷路上的孤立性病灶，可采用颅中窝（MCF）入路切除。当上述病变向后方延伸时，可通过颅中窝联合经乳突入路切除。相反地，如果病变主体位于后方的乳突内而迷路上受累较少，那么，经乳突迷路后入路为更佳选择。若不考虑听力保护，经迷路入路（TLA）则可应对上述所有情况。

若迷路未受损，且病变局限于迷路下，可采用广泛的乳突切除术。当病变侵及小部分岩尖时，可通过岩骨次全切和外耳道盲袋封闭来切除。当岩尖显著受累时，可通过颞下窝入路切除。岩尖的孤立性病变可采用颞下窝入路B型切除。在上述后三种情况中，患者都会遗留永久性的传导性听力丧失。因此，如果对侧耳听力良好，为实现病灶全切可牺牲迷路，故必要时可行经耳囊或经耳蜗入路。

病变体积巨大的病例中，绝大多数患侧听力已丧失，此时可对迷路行更彻底的处理。对于面神经功能完好者，经耳囊入路是最佳的选择。

■ 面神经处理

前文的讨论均基于以下假设，即面神经在功能和解剖上都是完整的。但通常情况并非如此，文献报道中出现面神经受累症状者占45%~65%。除此之外，还有那些术前无面瘫症状，但在术中发现面神经受累的病例。因此，面神经是决定手

术方案的核心因素。

面神经的处理方式取决于以下因素：术前面神经功能分级、症状持续时长和术中所见，后者包括面神经受损的部位和类型。

轻度面瘫提示面神经解剖完整，功能障碍可能是由于胆脂瘤释放的毒素或瘤体直接压迫神经造成，而非因面神经断裂。而完全性面瘫则意味着面神经已经断裂，或者面神经的受累部分由于反复和持续的炎症而完全纤维化。症状的持续时间有助于预估治疗的预后。病史达两年以上的完全性面瘫，无论术中所见的病理性改变如何，单纯减压均不太可能有好的效果。在这种情况下，最好的处理方案是面－舌下神经吻合术。如果面瘫的持续时间少于两年，面神经桥接移植足以修复纤维化或中断的面神经。

对面神经状态最准确的评估来自术中。可能的情况（图 11.1）包括面神经主干受压但尚完整，某段呈纤维化，或神经已断裂。神经受压者可切除覆盖的胆脂瘤并行减压。如果病变难以全切，另一种方案是将受累的面神经节段一起切除，这是确保病变全切的唯一选择。相反地，纤维化的节段最好一开始就予以切除，然后通过桥接移植来重建面神经。只有当神经残端的可用长度足以实现无张力吻合时，才可通过改道后直接吻合重建神经；否则，应使用桥接移植。

因此，对于存在面瘫的病例，手术入路的选择与上文基于听力水平讨论的一样，同时还应将面神经减压加入完整计划内。对于完全性面瘫，应使患者做好面神经改道和桥接移植的准备。

■ 胆脂瘤覆盖在完整的面神经管上

在此类最简单的面神经受累情形中，胆脂瘤基质覆盖在完整的面神经管骨性结构上。这种情况常见于面神经鼓室段附近，PBC 和中耳胆脂瘤均可出现，并且与面神经症状没有关联。面神经被骨质包裹，有利于胆脂瘤的分离。可配合使用中耳剥离子和棉片，将胆脂瘤从骨面分离下来。

吸引器应始终置于棉片上，而非直接作用于胆脂瘤基质。该技术可避免锐器或吸引器撕裂基质。此外，位于剥离子下方的棉球有助于分散剥离子尖端施加的压力，从而避免破坏覆盖此段面神经的菲薄骨质。

■ 胆脂瘤侵蚀面神经管

胆脂瘤与面神经管接触足够长的时间后，就会侵蚀神经的骨管（图 11.2）。胆脂瘤基质与神经直接接触可使神经主干产生炎症反应。如果这一炎症反应超出骨质缺损范围，且累及仍由骨质包被的神经节段，该部分神经在密闭的骨管内出现的肿胀则会导致压力升高，压迫神经的血供造成缺血。这种缺血可能与伴发的面神经症状有关。如果缺血足够严重且持续时间足够长，神经将开始坏死，产生两种结局：完全断裂或受累节段被纤维组织取代（图 11.3）。在这两种情况下，结

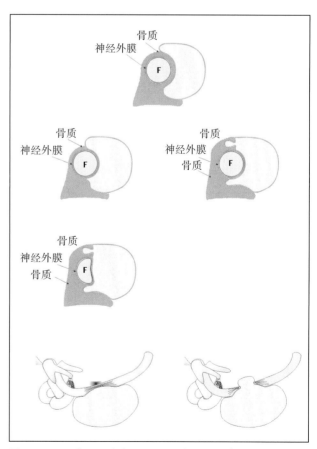

图 11.1　岩骨胆脂瘤中可能的面神经受累情况示意图。F:
面神经

果都将是完全性面瘫，预后不良。后续的面神经处理方案取决于术前的面神经功能、病变累及范围和术中所见的面神经受累类型和程度。

面神经管单纯受侵蚀

如果在术中仅发现面神经裸露，而术前没有相关的面神经症状，那唯一需要做的就是将胆脂瘤从面神经表面剥除。为此，使用小号吸引器将胆脂瘤基质从神经上剥开，以找到合适的分离界面。应注意剥开的力度不可过大，否则会因为神经和基质之间的粘连而造成部分神经纤维断裂。随后可将胆脂瘤与神经锐性分离（图 11.4）。此步骤应在高倍镜下进行，以便准确区分面神经纤维和胆脂瘤基质。始终在胆脂瘤基质和面神经鞘膜之间的分界面进行分离

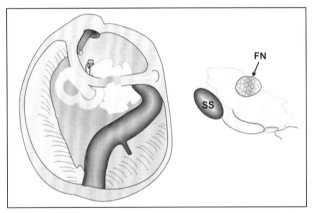

图 11.2　面神经的炎症范围超出了胆脂瘤直接接触面神经的范围。FN：面神经；SS：乙状窦

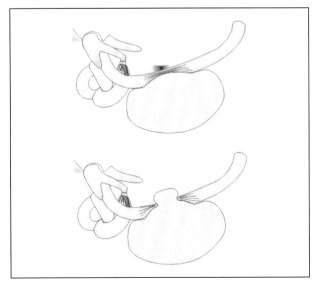

图 11.3　面神经纤维化和断裂的示意图

即可安全彻底地切除病变。

面神经管受侵蚀伴有术前症状

对于术前存在面神经症状的患者，在术中发现面神经裸露后，仅仅将其表面的胆脂瘤切除是不够的，因为引起症状的病变在神经裸露节段以外。在这种情况下，应进行正规的面神经减压术。减压范围应向近端和远侧尽量扩展，直至显露健康的神经组织。当面神经多个节段受累时，应对面神经颞骨内段行全程减压。神经减压后，使用鼓室窦钩针结合棉片清除周围残留的胆脂瘤（图 11.5~11.9）。但有时可见胆脂瘤与神经粘连紧密，浸润于神经纤维之间，进一步操作只会导致面神经损伤，也不能确保胆脂瘤完整切除。此时，进一步的治疗方案取决于实施的手术类型和术前的面神经功能分级。如果原方案保留迷路，且术前面神经功能优于Ⅲ级，则建议密切随访，观察胆脂瘤复发情况。如果拟行外耳道盲袋封闭，则建议切断受累的面神经节段，并行神经桥接移植重建。

■ 面神经断裂或纤维化

如果术中发现面神经断裂或纤维化（图 11.10、图 11.11），则应切除受累部分并充分修剪残端后行面神经重建。面神经重建可采用两种方案，一是直接端端吻合，另一种是桥接移植修复。两种

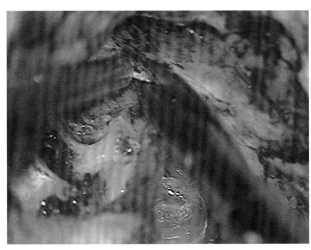

图 11.4　锐性分离面神经周围残留的胆脂瘤

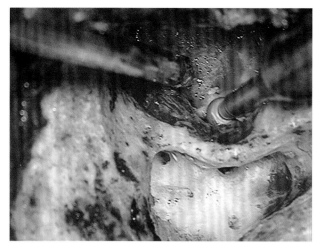

图 11.5　在此病例中，胆脂瘤造成面神经鼓室段和第二膝之间节段的裸露。使用金刚砂钻头进行更广泛的神经减压

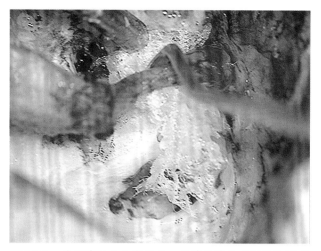

图 11.8　对该节段充分减压后，用棉片清除残留的胆脂瘤

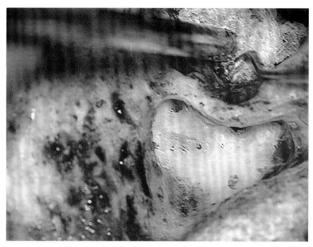

图 11.6　对裸露段远近端均行充分暴露后，使用鼓室窦钩针配合棉片清除残余的胆脂瘤

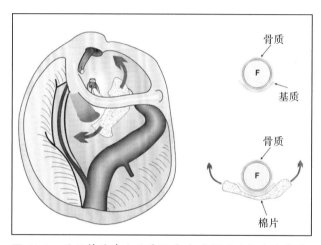

图 11.9　使用棉片清除面神经（F）内侧面的胆脂瘤基质

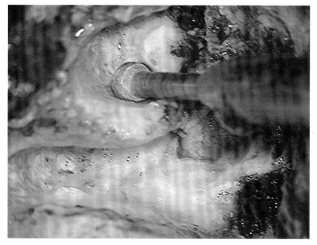

图 11.7　在本例中，发现胆脂瘤侵蚀了面神经鼓室段中部。正在对该节段进行减压

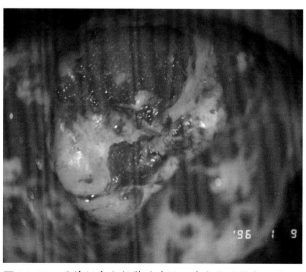

图 11.10　面神经完全断裂的病例。病变位于鼓室段层面

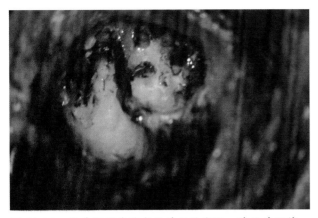

图 11.11　岩骨胆脂瘤造成面神经鼓室段、膝状神经节、迷路段和内听道段的裸露。注意，鼓室段已非常纤细。此例面神经已纤维化，只能将其切断以重建功能

方案的面神经功能结果相仿。直接吻合的唯一优势是避免了切取神经移植物带来的手术创伤，因此只要条件允许，首选直接吻合。成功吻合的首

要条件是无张力，由于神经在切除受累节段后已经失去了部分长度，除非切除的节段很短且进行了神经改道以减少张力，否则很少进行直接吻合。

■ 面神经改道

　　因为面神经改道会造成额外的神经创伤，是否进行此项操作完全取决于病变的范围。若面神经断裂，无论是由于病变还是手术造成，都有利于术者做出面神经改道的决策，因为最严重的创伤已然形成。否则，即使在减压后，也应尽一切努力保持面神经在原位。只有当胆脂瘤显著累及岩尖时，为避免面神经阻挡诸如颈内动脉这样的重要结构，才会对完好的面神经进行改道。

■ 临床病例

■ 病例 1（图 11.1.1~11.1.14）
　　经耳囊入路切除右侧迷路上岩骨胆脂瘤。

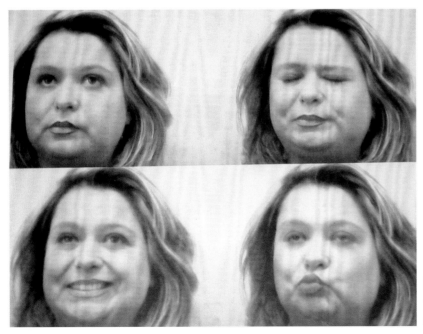

图 11.1.1　一名 34 岁女性，有 4 个月的面部轻度不对称（Ⅱ级）和右侧听力下降病史

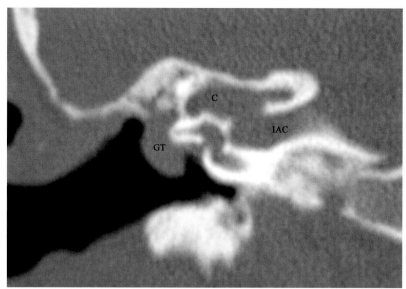

图 11.1.2 患者的冠状位 CT 显示肿块（C）侵蚀内听道（IAC）上表面。GT：肉芽组织

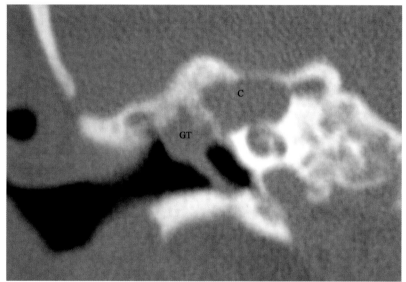

图 11.1.3 显示图 11.1.2 前方的截面，可见肿块（C）侵蚀耳蜗。GT：肉芽组织

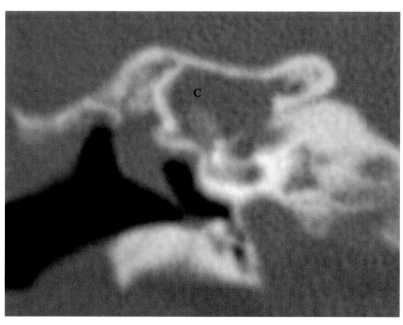

图 11.1.4 另一截面显示肿块（C）侵蚀迷路。计划采用经耳囊入路

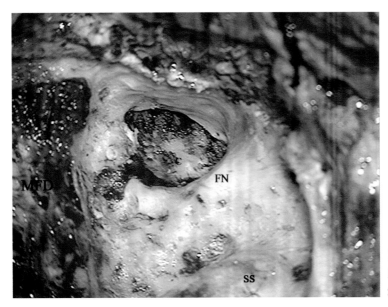

图 11.1.5 乳突切除术已完成，暴露颅中窝硬脑膜（MFD），并确认面神经（FN）。C：耳蜗；SS：乙状窦

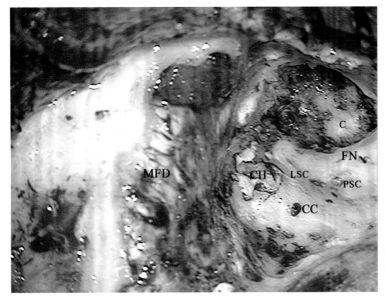

图 11.1.6 进一步磨除半规管周围区域，可见胆脂瘤（CH）已侵蚀外半规管（LSC）。C：耳蜗；FN：面神经；PSC：后半规管；CC：总脚；MFD：颅中窝硬脑膜

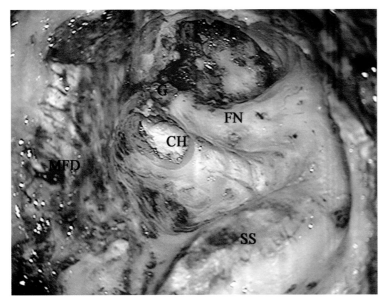

图 11.1.7 进一步轮廓化面神经（FN）并显露胆脂瘤（CH）的边界。G：肉芽组织；MFD：颅中窝硬脑膜；SS：乙状窦

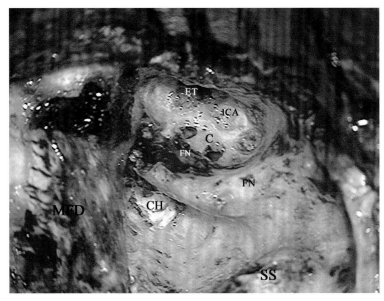

图 11.1.8 于面神经（FN）前方进一步磨除以显露耳蜗（C）和颈内动脉（ICA）。注意暴露的面神经鼓室段（白色FN）。CH：胆脂瘤；MFD：颅中窝硬脑膜；SS：乙状窦；ET：咽鼓管

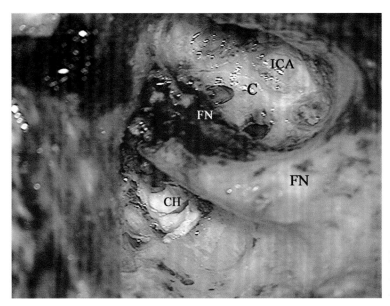

图 11.1.9 高倍镜下可以更好地显示暴露的面神经（FN）。ICA：颈内动脉；CH：胆脂瘤；C：耳蜗

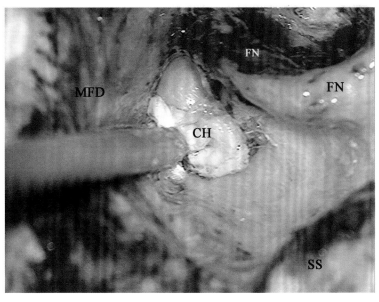

图 11.1.10 通过吸引器清除胆脂瘤（CH）碎片。FN：面神经；MFD：颅中窝硬脑膜；SS：乙状窦

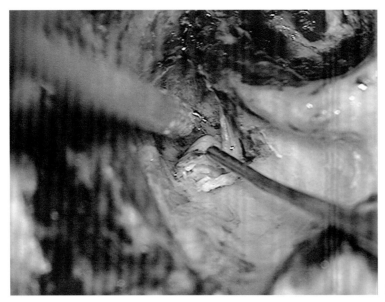

图 11.1.11　分离胆脂瘤基质

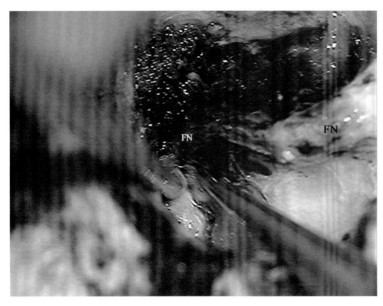

图 11.1.12　使用棉片清除残留在面神经上的胆脂瘤基质。FN：面神经

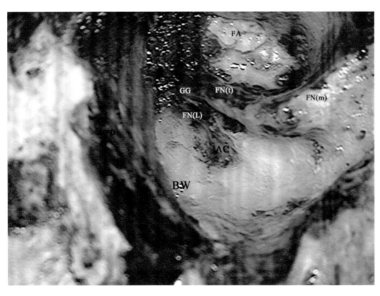

图 11.1.13　胆脂瘤已完全切除，面神经内听道段（IAC）、迷路段 [FN（L）]、膝状神经节（GG）和鼓室段 [FN（t）] 均已暴露。用骨蜡（BW）封闭内听道（IAC）层面的缺损，用筋膜（FA）封堵咽鼓管，防止脑脊液漏。FN（m）：面神经乳突段；MFD：颅中窝硬脑膜

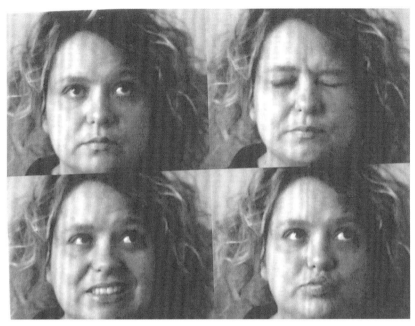

图 11.1.14　术后一个月，面神经功能同术前水平，Ⅱ级

■ **病例 2**（图 11.2.1~11.2.13）

经耳蜗入路切除侵犯右侧迷路的巨大岩骨胆脂瘤。

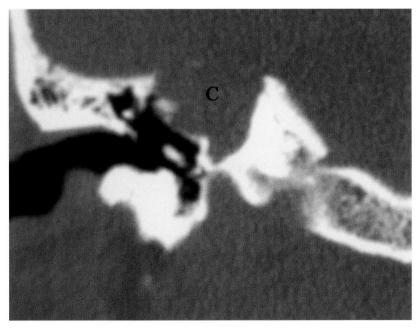

图 11.2.1　一位 64 岁男性，面瘫持续 1 年，既往有长期慢性中耳炎病史。冠状位 CT 显示胆脂瘤（C）侵蚀耳蜗

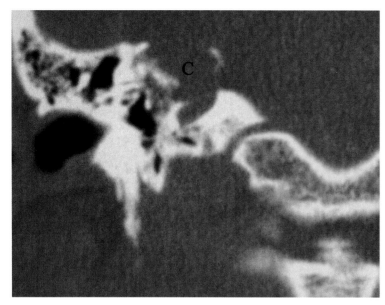

图 11.2.2 后方断面显示肿瘤侵犯前庭和半规管。C：胆脂瘤

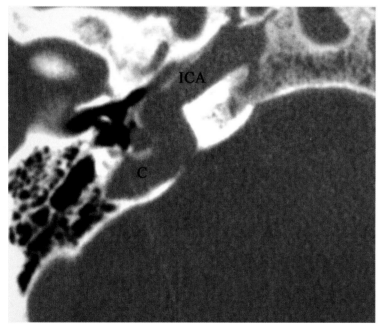

图 11.2.3 轴位断面显示胆脂瘤（C）的前部延伸累及颈内动脉（ICA）

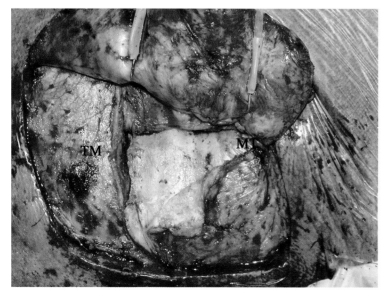

图 11.2.4 皮肤和皮下组织形成一皮瓣并牵开，肌骨膜切口呈T形，水平部位于颞肌（TM）层面，垂直部到达乳突尖（MT）

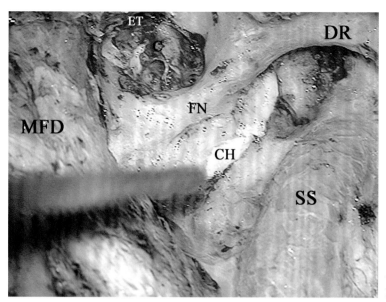

图 11.2.5 暴露颅中窝硬脑膜（MFD），轮廓化乙状窦（SS）和面神经（FN）。已经可以看到胆脂瘤（CH）侵蚀了面神经内侧的迷路部分。DR：二腹肌嵴；C：耳蜗；ET：咽鼓管

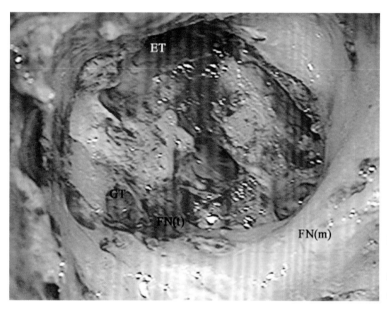

图 11.2.6 在中耳内，已暴露面神经鼓室段 [FN（t）]，其前部肿胀伴有肉芽组织（GT），提示损伤可能位于该层面。ET：咽鼓管；FN（m）：面神经乳突段

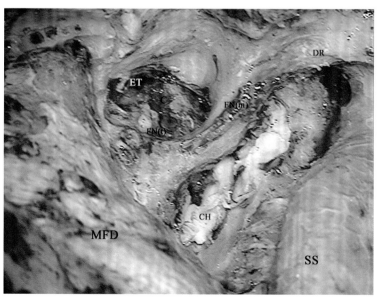

图 11.2.7 开始对面神经乳突段 [FN（m）] 和鼓室段 [FN（t）] 进行减压。ET：咽鼓管；C：耳蜗；DR：二腹肌嵴；CH：胆脂瘤；MFD：颅中窝硬脑膜；SS：乙状窦

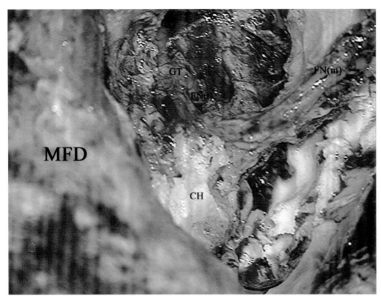

图 11.2.8　面神经减压后，可见肉芽组织（GT）远端的鼓室段呈纤维化。FN（m）：面神经乳突段；MFD：颅中窝硬脑膜；CH：胆脂瘤

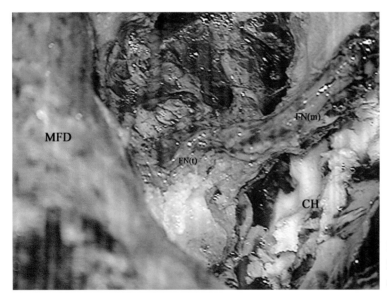

图 11.2.9　在纤维化的节段 [FN（t）] 切断面神经。FN（m）：面神经乳突段；MFD：颅中窝硬脑膜；CH：胆脂瘤

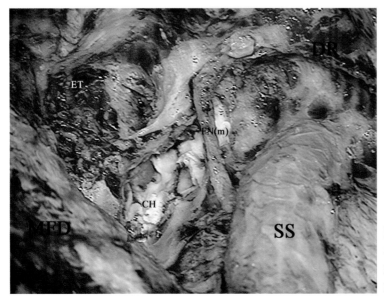

图 11.2.10　将面神经乳突段 [FN（m）] 改道，以便有效清除位于其前内侧的胆脂瘤（CH）。ET：咽鼓管；DR：二腹肌嵴；SS：乙状窦；MFD：颅中窝硬脑膜

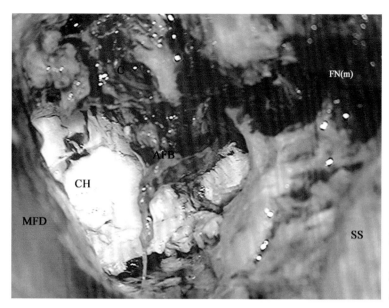

图 11.2.11　耳蜗（C）已部分磨除，胆脂瘤（CH）已侵蚀内听道，并与面听神经束（AFB）接触。FN（m）：面神经乳突段；SS：乙状窦；MFD：颅中窝硬脑膜

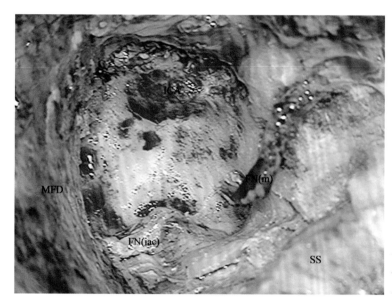

图 11.2.12　胆脂瘤完全切除后的术腔，已为面神经桥接移植做好准备。FN（m）：面神经乳突段；FN（iac）：面神经内听道段；SS：乙状窦；MFD：颅中窝硬脑膜；ICA：颈内动脉

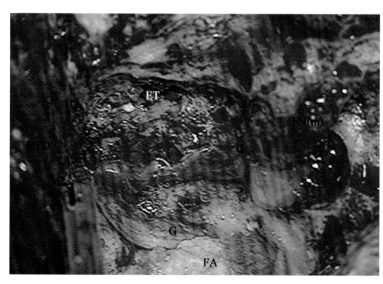

图 11.2.13　采用腓肠神经移植物（G）进行移植桥接。FN（m）：面神经乳突段；FA：筋膜；MFD：颅中窝硬脑膜；ET：咽鼓管

■ **病例 3（图 11.3.1～11.3.13）**

经耳蜗入路切除左迷路岩骨胆脂瘤。

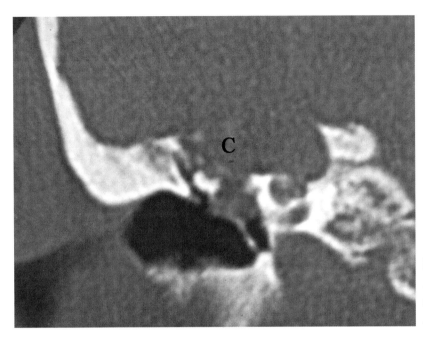

图 11.3.1　该患者有长期的慢性耳漏、听力丧失和三个月的面神经麻痹病史。冠状位 CT 显示病变（C）侵蚀耳蜗并延伸入中耳

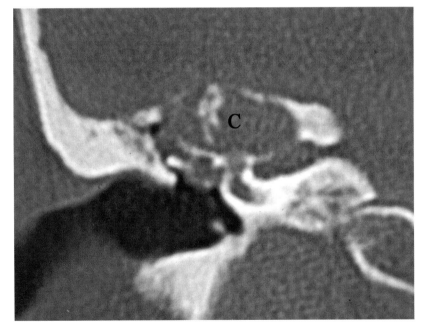

图 11.3.2　在更靠后方的层面，可见肿块（C）侵蚀内听道和迷路，延伸至中耳，累及面神经鼓室段

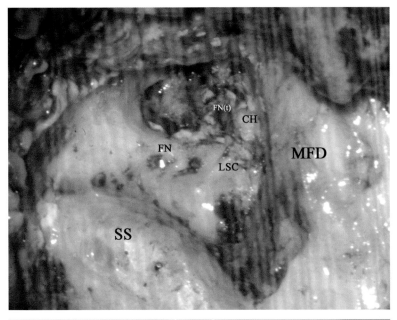

图 11.3.3　颅中窝（MFD）、乙状窦（SS）和面神经（FN）已被轮廓化。可见胆脂瘤（CH）累及外半规管（LSC）壶腹和面神经鼓室段 [FN（t）]

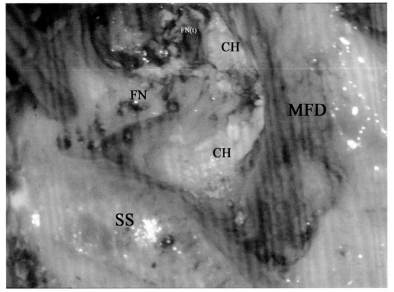

图 11.3.4　进一步磨除骨质可显露胆脂瘤（CH）向后方的延伸部分，已侵蚀后半规管。MFD：颅中窝硬脑膜；SS：乙状窦；FN：面神经乳突段；FN（t）：面神经鼓室段

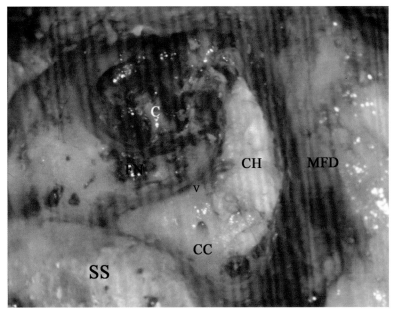

图 11.3.5　进一步轮廓化面神经乳突段（FN），磨除迷路，并减小胆脂瘤（CH）体积。C：耳蜗；V：前庭；CC：总脚；MFD：颅中窝硬脑膜；SS：乙状窦

225

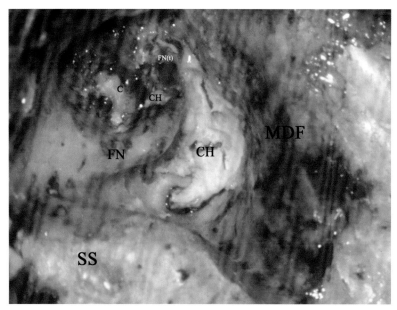

图 11.3.6 使用吸引器吸除部分胆脂瘤碎屑。注意仍有部分基质残留在面神经鼓室段表面。SS：乙状窦；MFD：颅中窝硬脑膜；CH：胆脂瘤；FN：面神经乳突段；FN（t）：面神经鼓室段；C：耳蜗

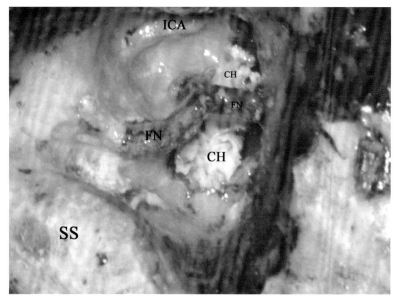

图 11.3.7 完成面神经减压，发现面神经迷路段已断裂。ICA：颈内动脉；FN：面神经；CH：胆脂瘤；SS：乙状窦

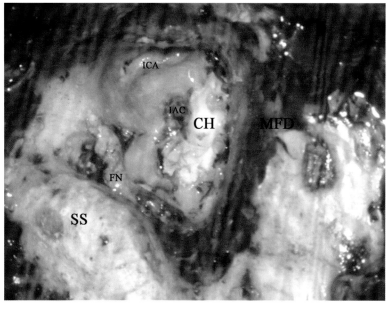

图 11.3.8 将减压后的面神经（FN）向后方改道，暴露内听道（IAC）。可见胆脂瘤（CH）与内听道内容物接触。MFD：颅中窝硬脑膜；ICA：颈内动脉；SS：乙状窦

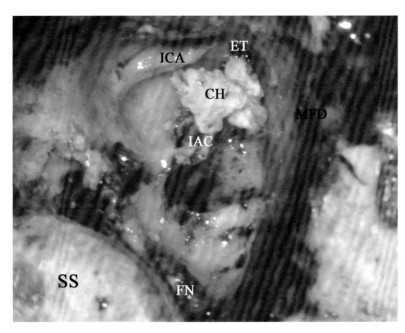

图 11.3.9　胆脂瘤（CH）后部的基质已被切除，之后将切除与内听道（IAC）密切接触的部分。ET：咽鼓管；ICA：颈内动脉；MFD：颅中窝硬脑膜；FN：改道后的面神经；SS：乙状窦

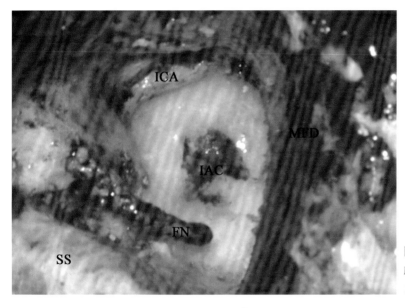

图 11.3.10　胆脂瘤完全切除后的术腔。MFD：颅中窝硬脑膜；ICA：颈内动脉；IAC：内听道；FN：改道后的面神经；SS：乙状窦

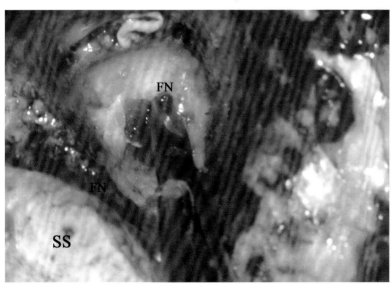

图 11.3.11　在进行吻合之前，用剪刀修剪面神经残端（FN）。SS：乙状窦

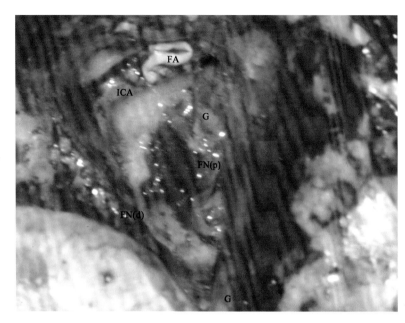

图 11.3.12　使用腓肠神经移植物（G）来建立面神经近侧残端 [FN（p）] 与远侧残端 [FN（d）] 端之间的吻合。ICA：颈内动脉；FA：封堵咽鼓管的筋膜

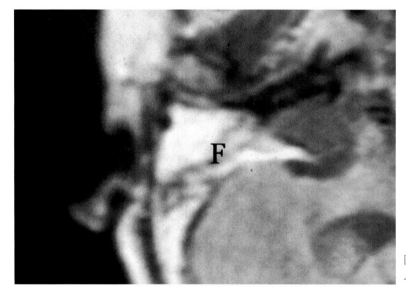

图 11.3.13　术后 MRI 显示脂肪（F）填充了手术缺损

■ **病例 4（图 11.4.1~11.4.11）**

经耳蜗入路切除侵犯右侧迷路的巨大岩骨胆脂瘤。

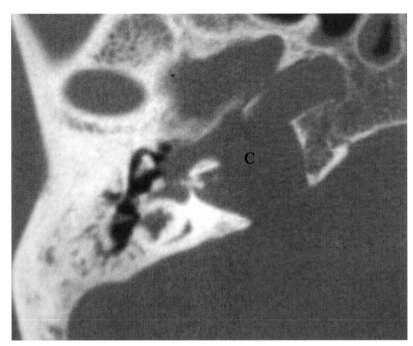

图 11.4.1　轴位 CT 显示内听道和颈内动脉广泛受侵。C：胆脂瘤

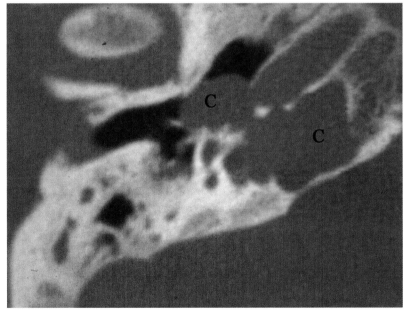

图 11.4.2　另一断面显示胆脂瘤（C）累及中耳

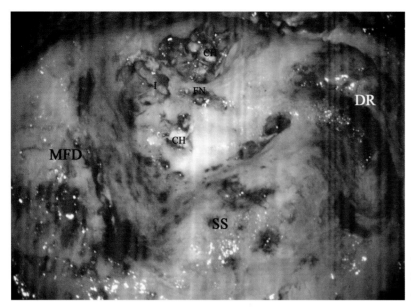

图 11.4.3　显露颅中窝硬脑膜（MFD）和乙状窦（SS），并将外耳道磨低至面神经（FN）和听小骨水平。可见胆脂瘤（CH）累及中耳，侵蚀迷路。DR：二腹肌嵴；I：砧骨

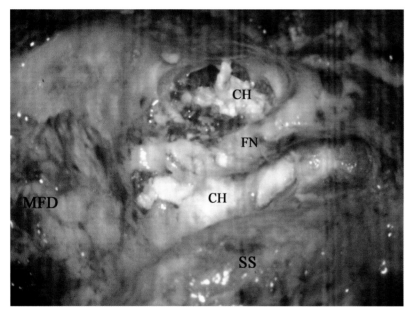

图 11.4.4　面神经（FN）进一步轮廓化，可见胆脂瘤（CH）完全侵蚀迷路。MFD：颅中窝硬脑膜；SS：乙状窦

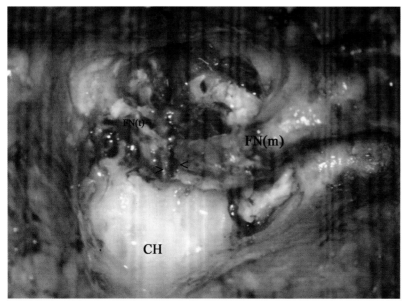

图 11.4.5　进一步轮廓化面神经并切除周围的胆脂瘤后，可见面神经在膝状神经节水平断裂（箭头 >，<），鼓室段 [FN（t）] 裸露。CH：胆脂瘤；FN（m）：面神经乳突段

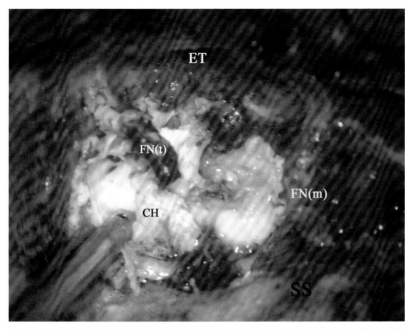

图 11.4.6　将面神经乳突段改道以便切除胆脂瘤（CH）。ET：咽鼓管；FN（t）：面神经鼓室段；SS：乙状窦

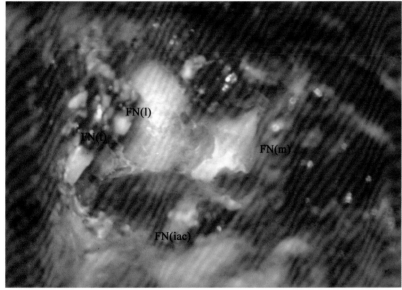

图 11.4.7　进一步清除胆脂瘤碎屑后，可见迷路段存在另一处断裂。FN（m）：面神经乳突段；FN（t）：面神经鼓室段；FN（l）：面神经迷路段；FN（iac）：面神经内听道段

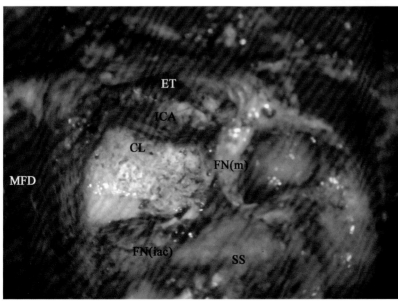

图 11.4.8　胆脂瘤基质已完全切除，同时切除了面神经鼓室段和迷路段。接下来将在乳突段 [FN（m）] 和内听道段 [FN（iac）] 之间进行吻合。ET：咽鼓管；ICA：颈内动脉；CL：斜坡；MFD：颅中窝硬脑膜；SS：乙状窦

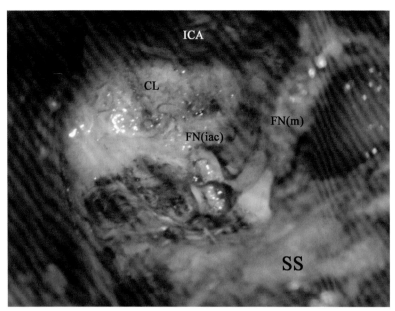

图 11.4.9　面神经乳突段 [FN（m）] 和内听道段 [FN（iac）] 已做好移植准备。SS：乙状窦；ICA：内听道；CL：斜坡

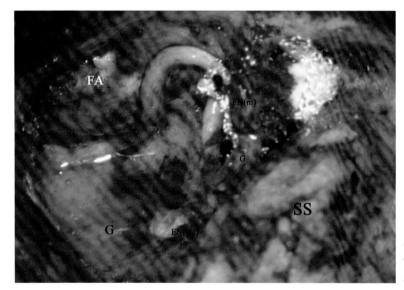

图 11.4.10　腓肠神经桥接移植已完成，用筋膜（FA）封堵咽鼓管。FN（m）：面神经乳突段；G：腓肠神经移植物；FN（iac）：面神经内听道段；SS：乙状窦

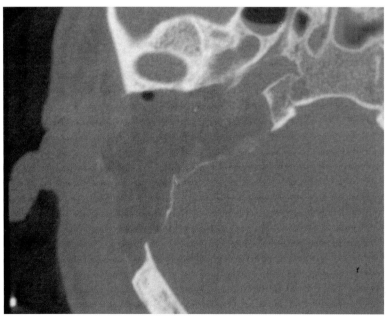

图 11.4.11　术后 CT 显示手术缺损，肿瘤无复发

■ 经验与教训

• 确保胆脂瘤完全切除的最佳方法是在分离时保持其基质的完整。

• 岩骨胆脂瘤相关的面神经处理方案取决于几个因素：术前面神经分级、症状持续时间和术中所见，包括面神经损伤的部位和类型。

• 在裸露的面神经表面分离胆脂瘤需在高倍镜下进行，建议行锐性分离。

• 如果面神经裸露并伴有术前面神经症状，或如果术中发现明显面神经水肿，必须进行神经减压。

• 面神经减压术足以用来处理受压的神经节段。但若神经呈纤维化，应切除相应节段并行神经重建。

• 对断裂的神经行重建前，应彻底清除胆脂瘤并对残端行充分修剪。

• 累及膝状神经节的胆脂瘤最有可能同时侵犯耳蜗，因为膝状神经节和耳蜗间距甚小。

（译者　夏文政　唐寅达）

第12章
中耳和外耳道肿瘤手术中面神经的处理

　　大约 80% 侵犯耳部的原发性恶性肿瘤是鳞状细胞癌（SCCs）。剩余的大部分属于基底细胞癌。偶尔也会遇到腺癌或肉瘤。其他肿瘤如恶性黑色素瘤、尤文氏肉瘤或淋巴瘤非常罕见。

　　鳞状细胞癌在男性与女性中的分布情况相近，虽然白人的发病率远高于深色人种，但鳞状细胞癌仍然被认为是深色人种中耳部最常见的非色素性恶性肿瘤。遗传易感个体过度暴露在紫外线下被认为是主要的致病因素。慢性化脓性中耳炎被认为是另一个重要因素，但其导致 SCC 的机制尚不清楚。

治疗策略

　　肿瘤的分期主要取决于影像学检查结果。肿瘤分期对预测患者的预后具有非常重要的作用，但是对于治疗方式选择的影响有限。

　　一般来说，耳后切口位于耳郭后 3 横指的距离，切口的上肢向前延伸到达耳郭前缘约 3cm 处，然后转向下进一步向下延 4~5cm。切口应进一步延伸以覆盖面神经出茎乳孔处及上颈部淋巴结。由于鳞状细胞癌是一种恶性肿瘤，应注意不要在手术切口边缘遗留任何肿瘤细胞。手术缺损的重建可能需要用到游离或带血管蒂的皮瓣。

　　为了完整切除肿瘤需要进行不同程度的颞骨切除。第一步是进行完壁式乳突切除术并扩大开放面隐窝。当肿瘤仅局限于外耳道时，有两种可能。如果肿瘤局限于外耳道的后部时，则进行有限的外耳道外侧切除，保留外耳道前壁，以保证

颞下颌关节（TMJ）的完整性。如果肿瘤不局限于后壁，且怀疑肿瘤有向前扩展的可能性，则需要进行外耳道的完全切除，标本中应包含颞下颌关节的软组织。如果在手术中发现颞下颌关节有肉眼可见的浸润，则切除范围应进一步扩大，包含下颌骨髁突，并磨除下颌关节窝。不论是哪种情况，乳突尖都应切除，并且面神经也应继续分离至其进入腮腺处。标本中还应包含已被切除的腮腺浅叶。如果怀疑硬脑膜受累，无论是由于鼓室盖受到侵蚀，还是肿瘤通过乳突扩展至颅后窝，都应广泛暴露受累区域的硬脑膜。为实现所需的暴露范围，可能需要进行颅中窝或颅后窝开颅术。如果暴露后发现硬脑膜受到浸润，应在无浸润的区域切开硬脑膜，掀开受累的硬脑膜，直至达到无浸润的边界为止；如有必要，可牺牲掉岩上窦和（或）乙状窦。用腹部脂肪修补由此产生的硬脑膜缺损。

面神经的处理

　　如果有相应症状且影像学检查提示面神经受肿瘤侵犯，或者术中发现面神经受累，则切取标本时应将受累面神经一并切取（图 12.1、图 12.2）。对于这些病例，为了实现病变的整块切除，必须牺牲迷路。在颈部识别颈内颈静脉和颈内动脉，行完壁式乳突切除术。然后通过磨除外半规管和后半规管来完成对面神经内侧骨质的磨除。当磨除到下方骨质时必须小心，避免损伤颈静脉球。除非发现肿瘤在中耳内侵犯颈静脉球，否则

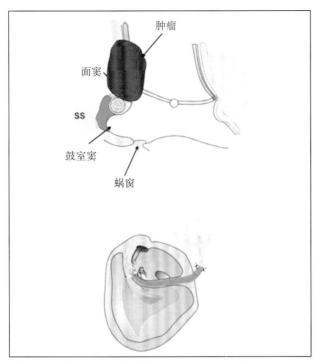

图 12.1　肿瘤侵犯面神经鼓室段。SS：乙状窦

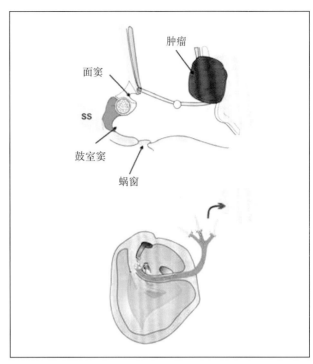

图 12.2　肿瘤侵犯腮腺及面神经乳突段。SS：乙状窦

应将其保留。然后向前继续磨除鼓骨下部骨质，直至颞下颌关节的软组织。当进一步向前磨除上鼓室区域时，注意不要完全开放上鼓室，在内侧保留一层类似于做完壁式鼓室成形术时留下以保护听骨链的薄层骨壳，以避免因钻头和肿瘤相接触而导致的肿瘤细胞扩散。然后向前继续磨除骨质直至暴露颞下颌关节。在大多数病例中，切除的下颌骨髁突也应包括在同一标本中。其余的骨连接处用咬骨钳折断。中耳内任何残留的肿瘤都应行锐性分离以暴露中耳内侧壁，然后进一步钻磨以寻找残留的肿瘤。如果发现肿瘤累及面神经鼓室段或耳蜗，必须进一步向内侧磨除直至内听道。

一般来说，颈内动脉对肿瘤浸润有一定的抵抗能力。然而，在极少数情况下，可以发现肿瘤浸润颈内动脉。在这种情况下，患者必须在术前做好永久性颈内动脉闭塞的准备。术中切除颈内动脉，继续磨除岩尖骨质，直至安全边界。在手术结束时，以常规方法进行面神经重建。

■ 临床病例

■ 病例 1（图 12.1.1~12.1.6）

左侧外耳道全切术。

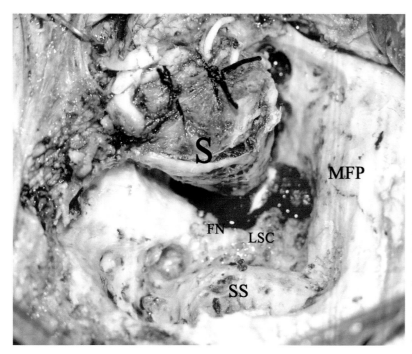

图 12.1.1　该患者存在一个局限于外耳道的恶性肿物，无明显骨质侵犯。外耳道软骨部已受到肿瘤浸润，包含在病变标本（S）内，将外耳道缝合封闭以防止肿瘤细胞播散。已完成乳突切除术、上鼓室开放术和扩大的后鼓室开放术。MFP：颅中窝脑板；LSC：外半规管；FN：面神经；SS：乙状窦

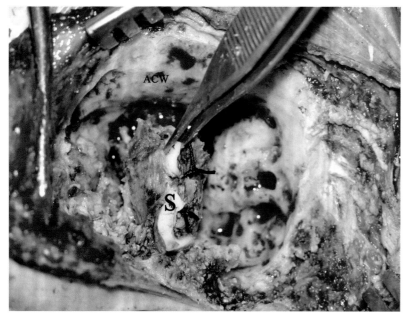

图 12.1.2　鼓骨已磨除，已准备好将病变标本（S）取出。ACW：外耳道前壁

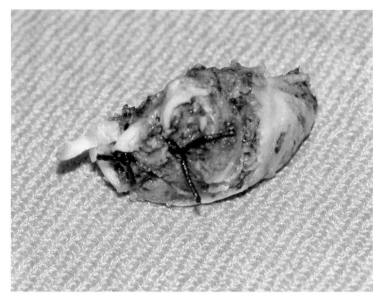

图 12.1.3　取下来的病变标本

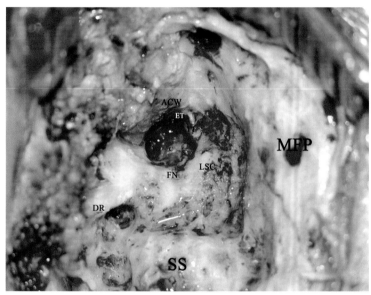

图 12.1.4　将肿瘤完全切除后的术腔。注意，因为肿瘤位于外侧从而完整地保留了面神经。MFP：颅中窝脑板；ACW：外耳道前壁；ET：咽鼓管；TT：鼓膜张肌；C：耳蜗；S：镫骨；LSC：外半规管；FN：面神经；DR：二腹肌嵴；SS：乙状窦

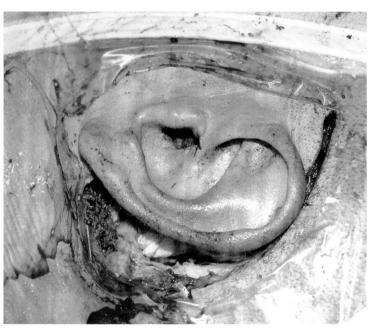

图 12.1.5　观察耳郭和皮瓣，注意位于外耳道处的皮肤缺损

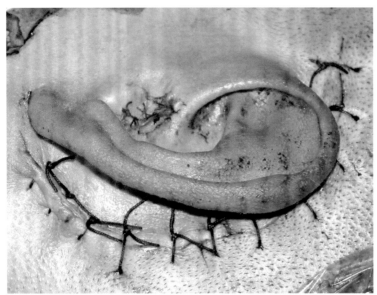

图 12.1.6 缝合皮肤并封闭外耳道

■ 病例 2 (图 12.2.1~12.2.14)

切除左侧外耳道和耳郭并用带血管蒂的背阔肌皮瓣进行重建。

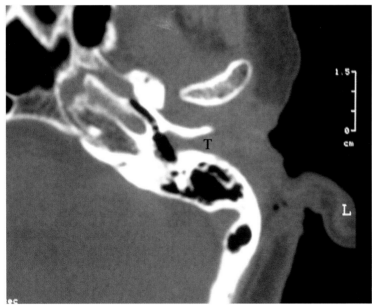

图 12.2.1 一例 60 岁女性患者发现位于外耳道的
肿物（T），注意中耳未被肿瘤侵蚀

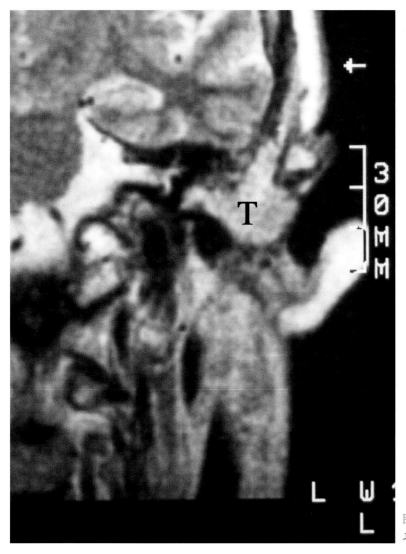

图 12.2.2 冠状位 MRI 显示肿瘤（T）侵及耳郭上部的软组织

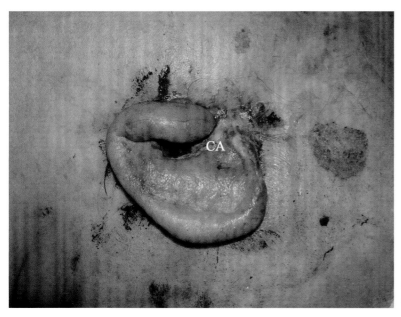

图 12.2.3 被肿瘤所侵及区域的外观，注意肿瘤（CA）侵蚀的范围超出外耳道，到达耳郭和周围软组织

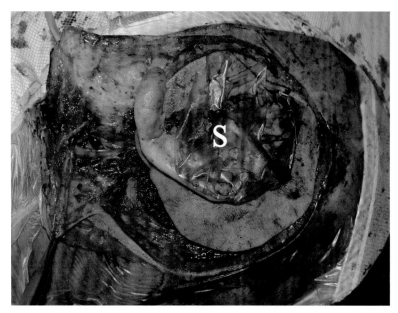

图 12.2.4　因为肿瘤侵犯了耳郭周围的软组织，因此耳郭周围的皮肤也应包含在病变标本（S）内

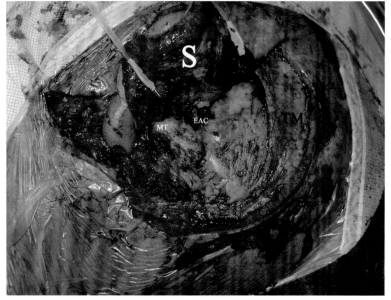

图 12.2.5　已将病变标本（S）从骨面分离并牵向前方。EAC：外耳道区域；TM：颞肌；MT：乳突尖

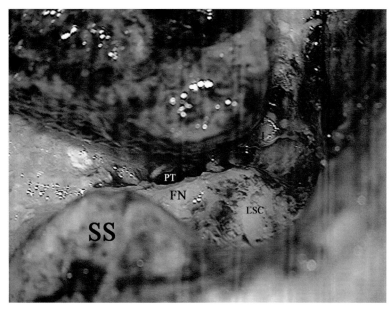

图 12.2.6　已完成完壁式乳突切除术以及后鼓室（PT）开放术。I：砧骨；LSC：外半规管；FN：面神经；SS：乙状窦

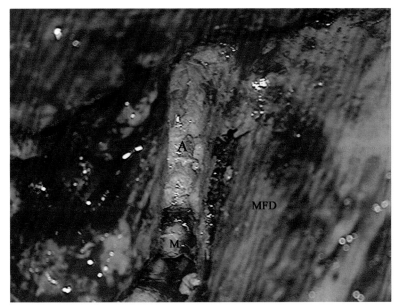

图 12.2.7 继续向前扩展行上鼓室（A）开放术。M：锤骨；MFD：颅中窝硬脑膜

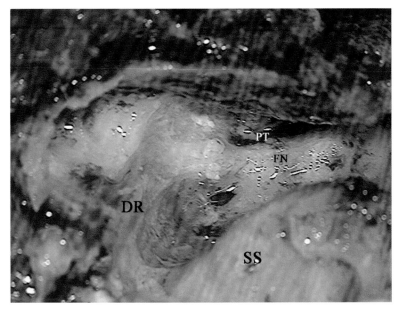

图 12.2.8 已行向下扩展的后鼓室（PT）开放术。FN：面神经；DR：二腹肌嵴；SS：乙状窦

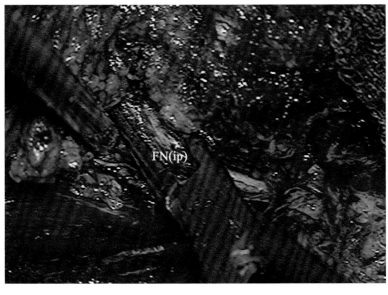

图 12.2.9 已确认腮腺内段面神经 [FN（ip）]，并将其进一步追踪至神经分叉处

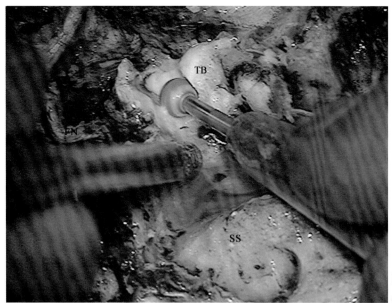

图 12.2.10 进一步磨除鼓骨（TB）。FN：面神经颞骨外段；SS：乙状窦

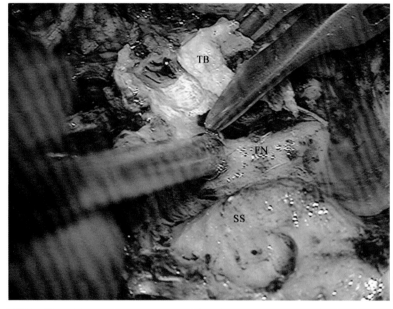

图 12.2.11 使用咬骨钳折断分离鼓骨（TB）最后附着的部分。FN：面神经；SS：乙状窦

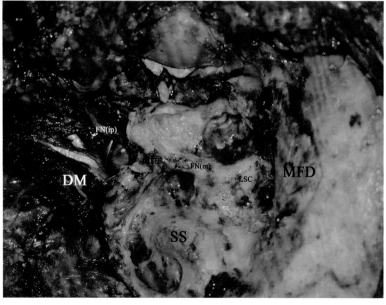

图 12.2.12 将肿瘤完全去除后的术野。注意对面神经的完好保留。MFD：颅中窝硬脑膜；LSC：外半规管；FN（m）：面神经乳突段；SMF：茎乳孔；FN（ip）：面神经腮腺内段；DM：二腹肌后腹；SS：乙状窦

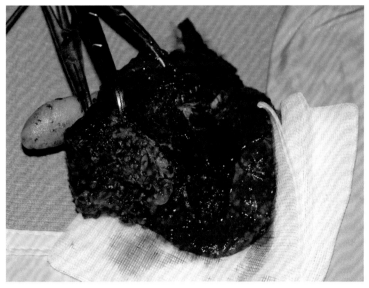

图 12.2.13 切除的病变标本

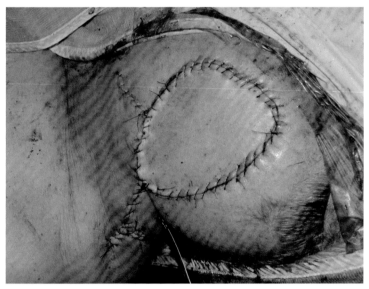

图 12.2.14 用一带血管蒂的背阔肌皮瓣对手术缺损部位进行重建

■ **病例 3（图 12.3.1~12.3.11）**
切除侵犯面神经的左侧外耳道肿瘤。

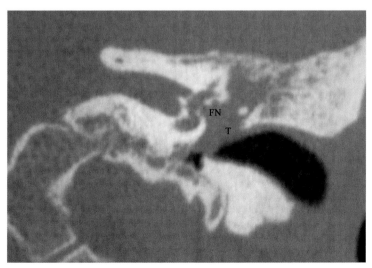

图 12.3.1 该患者出现Ⅱ级面瘫，CT 扫描显示肿瘤（T）侵犯面神经鼓室段（FN）

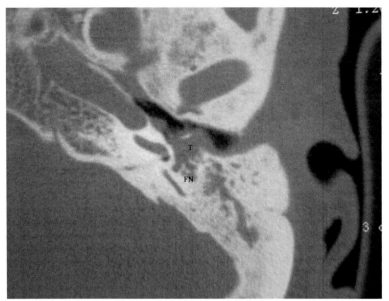

图 12.3.2　轴位 CT 扫描显示肿瘤（T）侵犯面神经乳突段（FN）

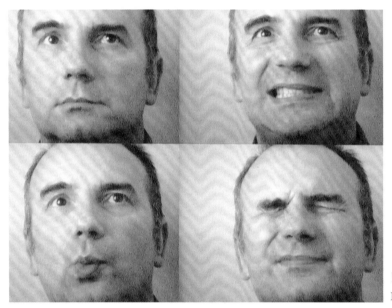

图 12.3.3　术前患者面神经功能为 House-Brackmann Ⅱ级

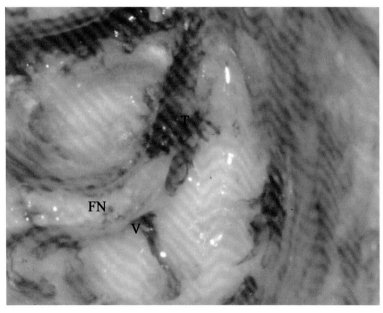

图 12.3.4　将面神经乳突段（FN）轮廓化，可见肿瘤（T）浸润面神经乳突段。V：前庭

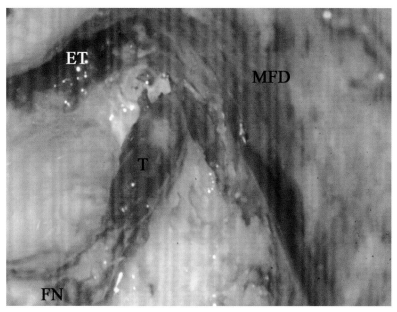

图 12.3.5 对面神经进一步减压可见肿瘤（T）扩展至膝状神经节水平。通过牵拉颅中窝硬脑膜（MFD）以便对面神经迷路段做进一步减压。ET：咽鼓管；FN：面神经乳突段

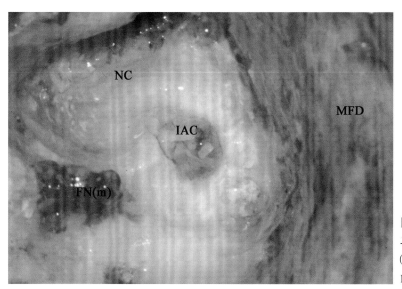

图 12.3.6 充分切除受肿瘤浸润的面神经节段达到安全边缘，并在骨面磨出一个新的骨管（NC）以容纳移植物。FN（m）：面神经乳突段；IAC：内听道内容物；MFD：颅中窝硬脑膜

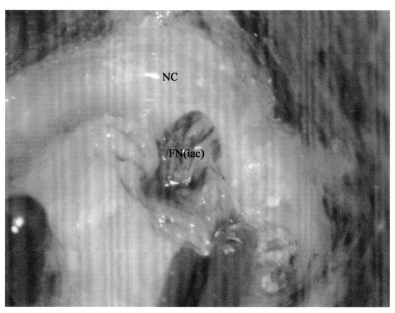

图 12.3.7 确认面神经内听道段 [FN（iac）]，并修剪两侧残端以备桥接移植。NC：新的骨管

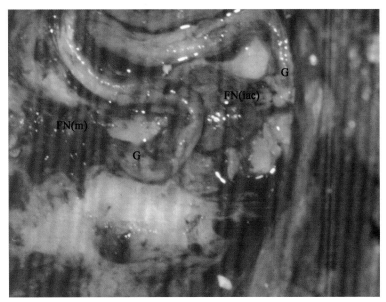

图 12.3.8　将腓肠神经移植物（G）与面神经乳突段 [FN（m）] 和内听道段 [FN（iac）] 相吻合

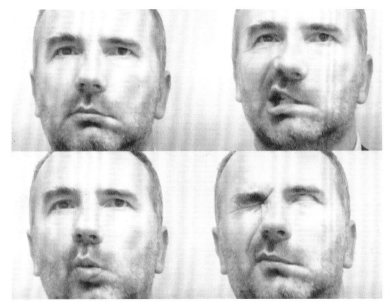

图 12.3.9　术后 1 个月患者的面神经功能为Ⅵ级

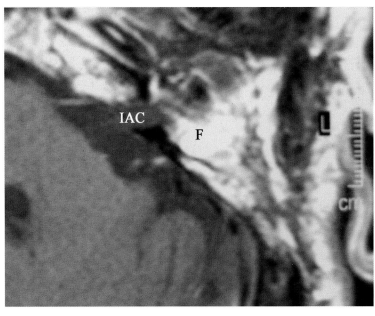

图 12.3.10　术后 3 年随访，复查 MRI 显示脂肪（F）填充于术腔缺损处，无肿瘤复发迹象。IAC：内听道

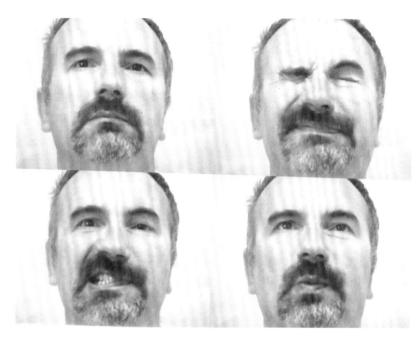

图 12.3.11 术后 3 年随访显示患者的面神经功能恢复至Ⅲ级水平

■ 病例 4 （图 12.4.1~12.4.18）

二次手术切除浸润内耳的右侧外耳道肿瘤。

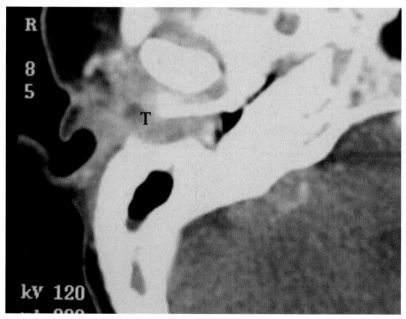

图 12.4.1 此患者之前曾进行过一次不成功的外耳道肿瘤（T）切除术，目前再次复发。注意到颞下颌关节已受到侵犯

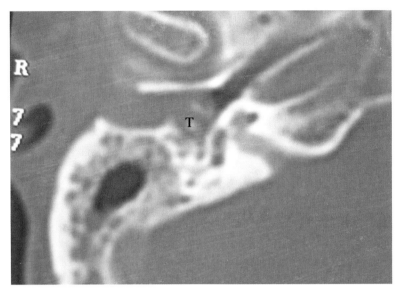

图 12.4.2　该 CT 层面显示肿瘤（T）扩展至中耳，包裹听骨链，并侵入鼓室窦和面隐窝

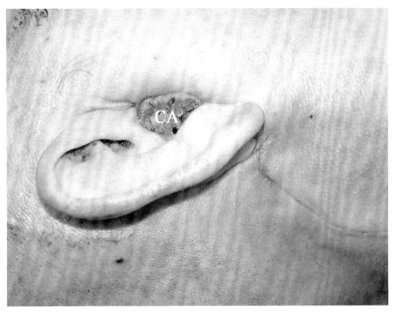

图 12.4.3　可见肿瘤已将外耳道填满，注意之前的手术切口瘢痕

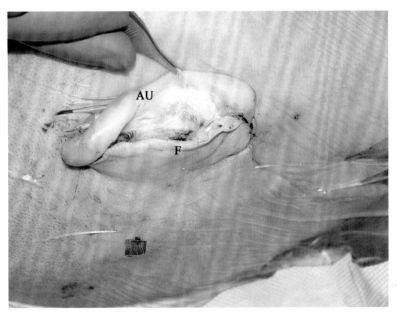

图 12.4.4　将耳郭后面的皮肤作为皮瓣（F）掀开。由于耳郭软骨（AU）未被肿瘤浸润，因此决定使用该皮瓣进行皮肤缺损处的重建

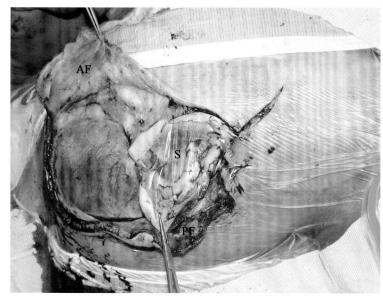

图 12.4.5 剩余的所有耳郭组织连同病变标本（S）一并切除掉。AF: 前方皮瓣; PF: 后方皮瓣（耳郭后表面皮肤）

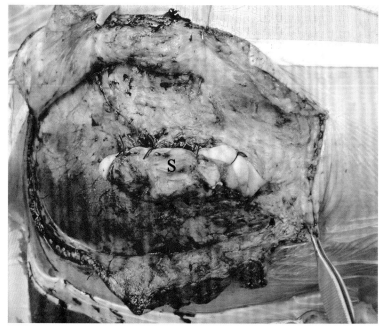

图 12.4.6 将皮瓣翻开，同时将病变标本（S）缝合以避免肿瘤细胞播散

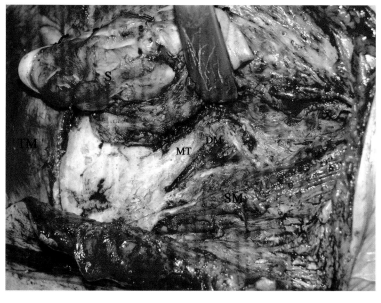

图 12.4.7 确认乳突尖（MT）及二腹肌后腹（DM），以定位面神经颞骨外段。SM: 胸锁乳突肌; S: 病变标本; TM: 颞肌

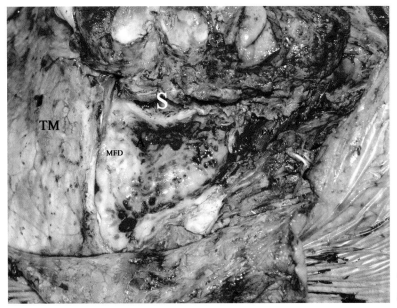

图 12.4.8　行乳突切除术并暴露鼓窦（A）。TM：颞肌；MFD：颅中窝硬脑膜；S：病变标本；DM：二腹肌后腹

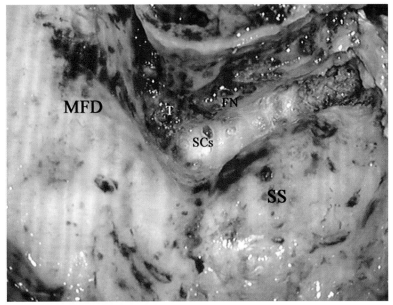

图 12.4.9　因为面神经受到肿瘤浸润，因此决定将面神经纳入将要整块切除的病变标本中，进一步磨除面神经内侧的迷路骨质。T：肿瘤；SCs：半规管；MFD：颅中窝硬脑膜；SS：乙状窦

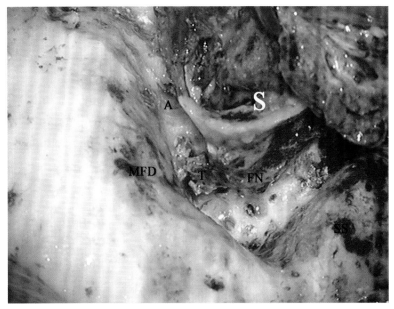

图 12.4.10　继续向前磨除上鼓室（A）区域骨质直至到达颞下颌关节水平。注意不要将旋转的钻头接触到肿瘤（T）组织。FN：面神经；S：病变标本；MFD：颅中窝硬脑膜；SS：乙状窦

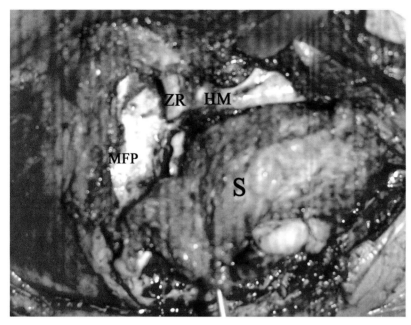

图 12.4.11　完全磨除外耳道前壁并开放颞下颌关节。ZR：颧弓根；HM：下颌骨头；MFP：颅中窝脑板；S：病变标本

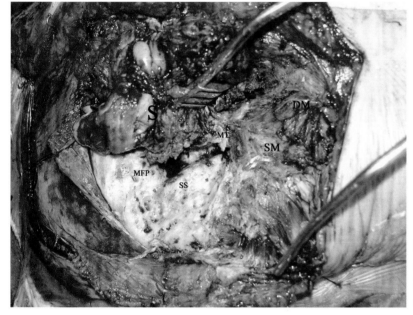

图 12.4.12　磨除外耳道下部骨质直至颞下颌关节。S：病变标本；MT：乳突尖；SM：胸锁乳突肌；DM：二腹肌后腹；SS：乙状窦；MFP：颅中窝脑板

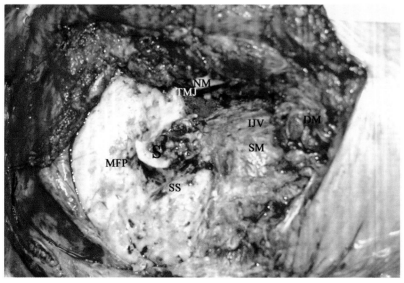

图 12.4.13　已去除病理组织的主体部分，开放颞下颌关节，并将其连同病变标本一并去除。注意骨性外耳道及内含的肿瘤尚未去除。NM：下颌颈；TMJ：颞下颌关节区域；MFP：颅中窝脑板；SS：乙状窦；SM：胸锁乳突肌；IJV：颈内静脉；DM：二腹肌

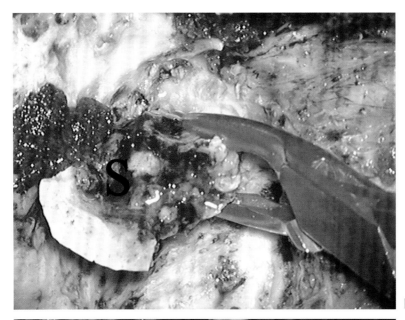

图 12.4.14　用咬骨钳去除病变标本（S）

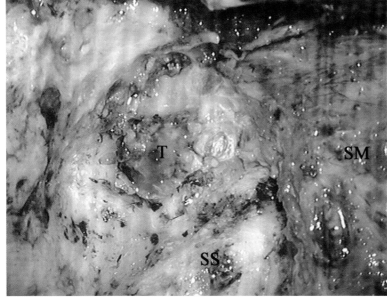

图 12.4.15　在去除外耳道和其中所包含的面神经下部后，可见肿瘤（T）浸润中耳内侧壁。SM：胸锁乳突肌；SS：乙状窦

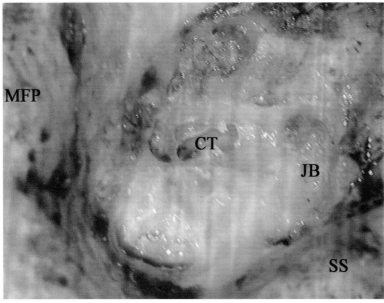

图 12.4.16　已将肿瘤分离并切除，磨除中耳内侧壁直至到达肿瘤的安全边界。CT：耳蜗各转；JB：颈静脉球；SS：乙状窦；MFP：颅中窝脑板

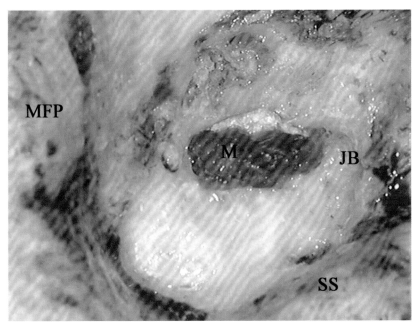

图 12.4.17　用一片肌肉（M）填塞耳蜗各转。JB：颈静脉球；MFP：颅中窝脑板；SS：乙状窦

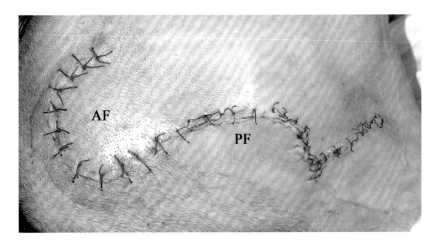

图 12.4.18　皮肤缺损重建后的外观。AF：前方皮瓣；PF：后方皮瓣（耳郭后表面的皮肤）

（译者　汤文龙　刘庆国）

第13章
人工耳蜗植入手术中面神经的处理

■ 定 义

人工耳蜗植入（CI）是听力辅助的一种形式，它不是通过提高音量，而是充当能量转换器，将声波转化为电脉冲信号。然后，脉冲信号通过电极阵列的方式直接传递到内耳。

■ 适应证和适合人群

由于人工耳蜗植入具有侵入性，且花费较高，因此，对于通过佩戴传统助听器就可以获得相同甚至更好效果的患者不应进行人工耳蜗植入。由于技术的迅速进步，临床医生经验的增加，以及所取得的成功案例的积累，人工耳蜗植入的适应证范围正在迅速扩大。许多先前被禁止植入的患者现在已经成功接受了植入手术，获得了与术前相比更好的听力，也扩大了适合手术患者的年龄范围。

植入手术的候选者可分为两大类：语前聋患者和语后聋患者。这种区分是很重要的，因为语后聋的候选者具有听觉记忆，这可以极大地促进理解和分析从植入电极接收到电信号的过程，从而促进术后听力和语言功能的恢复。然而，语前聋患者缺乏这一优势，导致成功率有限。这两组患者在表现上的差异是由于在语后聋患者中，言语中枢通路已经发育成熟，而患者只缺乏由植入体提供的外周信号输入。

决定植入是否成功的另一个重要因素是耳聋的发病年龄和持续时间。在语后聋患者中，越早植入效果越好。相比之下，语前聋患者可分为成人和儿童两组。大部分成年人，虽然植入后能够听到声音，但表现出非常有限的言语辨别和语言发展能力。因此，除非成年患者非常积极，并且了解人工耳蜗在这种条件下植入的局限性，否则我们不建议进行人工耳蜗植入。另一方面，因为中枢听觉通路仍在不断发育，并且比成人更灵活，语前聋的儿童通常通过人工耳蜗植入手术可以获得更好的效果。由于听觉通路在生命早期就开始发育，所以越早植入，获得的效果越好。现在允许植入的最小年龄是 12 个月。

■ 手术技巧

1mm 层厚的轴位和冠状位高分辨率 CT 扫描对于植入前评估耳蜗骨化程度或先天性耳蜗畸形是必不可少的。

人工耳蜗植入手术最好是在面神经监测下进行。首先做一倒 J 形皮瓣，倒 J 形切口的基本原理是在不干扰皮肤和软组织血供的情况下，保留一个很宽的皮肤和软组织蒂。首先将皮肤作为单独的一层切开，然后切开皮下组织层。后者的切口至少应与皮肤切口保持 1cm 的距离。掀开皮瓣后，进行一个小范围的完壁式乳突切除术。由于人工耳蜗植入患者行乳突切除术的目的仅仅是提供进入面隐窝的通道，因此适用于慢性中耳炎患者乳突切除术的规则（边缘应倾斜，应识别颅中窝硬脑膜和乙状窦）在这里并不适用。实际上，乳突切除的术腔应该尽可能小。完成乳突切除术后，打开面神经监护仪，开始识别定位面神经乳突段的解剖标志。

首先使用大小合适的钻头在外半规管和二腹肌嵴之间磨除骨质。为了避免损伤到神经，钻头移动方向应始终平行于神经走行方向，并且应该在充分的冲洗吸引下进行，以减少对神经的热损伤，同时提供清晰的术野。随着钻头逐渐接近神经，应更换成金刚砂钻头继续磨除。一旦识别出面神经，应更换小号钻头，并开始在面神经的外侧开放面隐窝。与胆脂瘤手术一样，面隐窝的磨除范围最初由 4 个标志所界定：内侧的面神经、外侧的鼓环、上方用于固定砧骨短脚的骨小柱，最后是下方的鼓索。注意不要试图避开面神经而向前方磨得太远，以免鼓环和鼓膜受到损伤。

面隐窝开放完成后，评估蜗窗的暴露程度。如果通过后鼓室开放不能观察到蜗窗的下缘，则需要牺牲掉鼓索并继续向下扩大磨除，直至可以看到整个圆窗龛（图 13.1a、b）。

磨出容纳接收器 – 刺激器复合体的骨床。在骨床边缘的骨面上钻出两孔，在两孔中穿过一条粗丝线跨过骨床。然后将操作转移至蜗窗处。用足够长的小号金刚砂钻头来磨除位于圆窗龛上部突出的骨质。

进行此步骤时，必须特别小心，避免旋转的钻杆与菲薄的面神经管直接接触。这种不经意的接触可能导致面神经损伤，无论是热损伤还是直接的物理损伤。显露蜗窗膜，并向前外侧继续磨除骨质，使得在鼓阶上的开窗大小足够插入电极。用一片纤维组织遮盖住已被开放的鼓阶。将接收器 – 刺激器复合体置于骨床上，收紧缝线加以固定。

将植入体固定后，术者现在可以用双手插入电极。将纤维组织从蜗窗表面取出，用无齿直镊轻轻地夹住电极，这样可以避免对其造成损伤，这与通常使用的显微耳钳不同，操作起来更加方便。在插入电极后，听力师开始检测脑干听觉电反应（ABR）和电极阻抗，从而确定电极植入位置是否合适。在确认植入正确后，将导丝拔出。用纤维组织封闭蜗窗，如有必要，可用纤维蛋白胶加固。这一步有助于加强对电极的固定，降低发生脑脊液漏和脑膜炎的风险，同时减少术后眩晕发生的概率。用另一块纤维组织分隔电极和面神经，以减少电脉冲对面神经的刺激。如果正在使用面神经监测仪，可以让听力师对植入体输入高强度刺激来检查隔离是否充分。逐层仔细缝合皮下组织和皮瓣，注意不要影响或损伤下方的植入体，尤其是在缝合电极上方组织时。

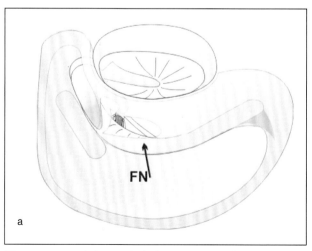
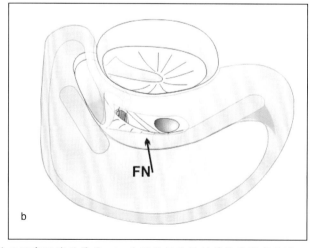

图 13.1　a. 后鼓室开放术完成后发现暴露并不充分，阻碍了对于蜗窗区域的暴露。b. 为了更好地控制并暴露蜗窗区域，应牺牲鼓索，向下行扩大的后鼓室开放术。FN：面神经

■ 面神经与人工耳蜗植入

面神经是阻碍普通耳鼻喉科医生进行人工耳蜗植入手术的主要障碍，因此，开始阶段对颞骨内面神经解剖知识的全面了解是必不可少的。

■ 面神经的识别

乳突切除术后的面神经识别应在外半规管和二腹肌嵴识别后进行。然后使用尽可能大的切割钻头磨除面神经表面的气房。

当磨除足够多的骨质之后，根据在预判的面神经走行位置的表面骨质出血情况来进一步判断神经的位置，换用金刚砂钻头继续将面神经骨管磨薄。在进行此步操作时，钻头移动方向应始终与面神经走行方向一致，并始终在注射器的持续冲洗和吸引下进行。

■ 后鼓室开放

后鼓室开放术采用同样的方法，用小号金刚砂钻头进行磨除。尽管有损伤面神经的风险，但术者磨除方向不应过于靠前，以免损伤鼓膜和鼓环。避免面神经损伤最好的方法是识别它。在进行耳蜗造孔术时，术者的注意力绝不能从面神经上离开，因为面神经可能会因为接触旋转的钻杆而受损。

■ 再次植入手术中面神经的处理

对于行再次植入手术的患者，植入耳已经由于其他疾病或先天性耳部畸形做过手术，解剖结构上的改变使得对于面神经的处理面临更高的风险。这些病例应该留给经验丰富的外科医生处理。在再次植入手术中，应仔细锐性分离面神经表面的粘连。对这些粘连的粗暴处理可能导致菲薄的面神经骨管折断。有时甚至连这层薄薄的骨壳也找不到，要么是因为它在上一次的手术中已被去掉了，要么是在更罕见的情况下被电极所侵蚀。因此，应在持续的面神经监测下，在洁净的术野中仔细进行该区域的锐性分离。通过术前 CT 扫描可预测上一次手术后的面神经情况。然而，术者不能完全依赖于此，而应该积极地去识别面神经。如果可以，应该事先查阅先前的手术记录，这将非常有助于再次植入手术的术前评估。

■ 耳蜗骨化情况下对面神经的处理

在耳蜗骨化的情况下，需要进行扩大的后鼓室开放术。手术中，术者必须时刻考虑到面神经。充分的冲洗、清晰的术野、面神经监测和频繁的检查是避免面神经损伤的关键。

■ 植入导致的面神经刺激

面神经刺激是一个必须考虑的重要问题。文献报道中常见的原因包括耳蜗硬化症、电极部分插入或脱出，以及高阈值水平导致的高设备增益。确切的机制是电流从电极传导至面神经附近。在耳硬化症的情况下，耳蜗的海绵状疏松骨质使电流更容易传导，而在电极部分插入的情况下，电流从露在耳蜗外的电极传导到鼓室段或乳突段面神经。高增益甚至可以导致电流通过正常耳蜗。

面神经刺激的程度可从轻微到严重，可以是短暂的或长期的。处理方法包括确认刺激后对相关电信号进行编程，改变植入体的编码算法以允许使用较低的电流。一些作者描述了使用氟化钠治疗耳硬化症成功的病例，在这些病例中重新编程对于面神经刺激并无改善。在一些严重的难治性病例中，移除植入体可能是唯一的解决方案。

手术中必须注意下面几个要点。在蜗窗区域固定电极以避免其脱出是非常重要的。用骨膜或纤维组织在蜗窗处固定电极。当耳蜗底转暴露的范围较大时，由于在这种情况下电极脱出的可能性更大，因此更应重视对于电极的固定。应使用一大块筋膜固定并充分覆盖电极，使用纤维蛋白胶可进一步加强电极固定的效果。

电极应尽可能地远离面神经，以避免产生电

脉冲使神经受到刺激。神经和阵列之间放置纤维组织可以起到很好的隔绝作用。这些组织必须用纤维蛋白胶固定，尤其当再植入过程中发现面神经裸露时。在先前手术过的耳内进行植入时，如果先前的手术是一个开放的术腔，那么电极可以远离面神经。在尝试这样做时，必须小心不要使电极从耳蜗脱出。然后应使用一块筋膜和纤维蛋白胶固定电极。

在所有情况下，在关闭术腔前，须通过要求技术人员在监测神经的同时刺激植入体来检测面神经是否受到刺激，并确定面神经是否已被充分隔离。

■ 临床病例

■ 病例 1（图 13.1.1~13.1.19）

左侧人工耳蜗植入。

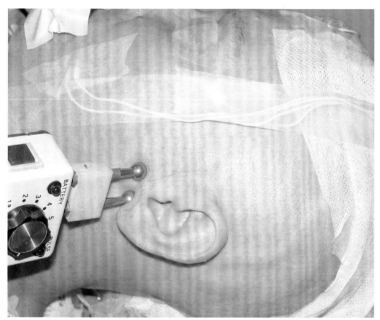

图 13.1.1　检查面神经监测电极放置的位置是否正确

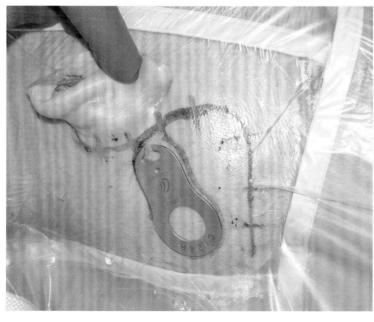

图 13.1.2　标记手术切口和植入体放置的位置

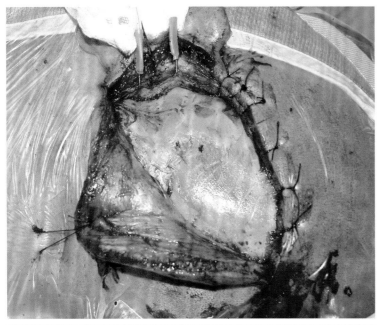

图 13.1.3　依次分离皮肤－皮下组织瓣和肌骨膜瓣

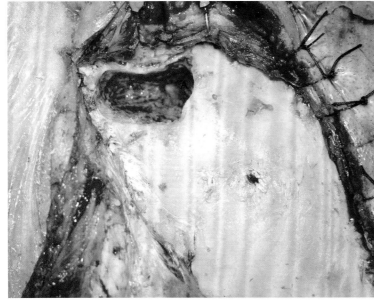

图 13.1.4　做一磨除范围局限的乳突切除术。A：鼓窦

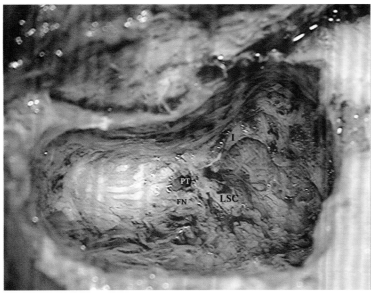

图 13.1.5　开始行后鼓室开放术（PT），在砧骨（I）短脚和外半规管（LSC）之间可见面神经（FN）向下方走行

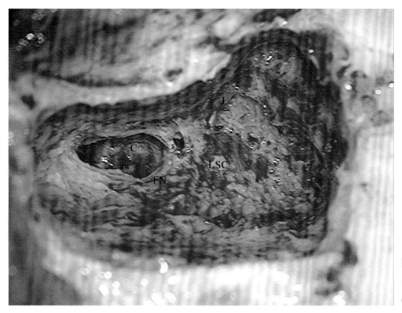

图 13.1.6　向下扩大后鼓室开放的范围以便充
分暴露出蜗窗（RW）的下缘。I: 砧骨；S: 镫骨；
C: 耳蜗；FN: 面神经；LSC: 外半规管

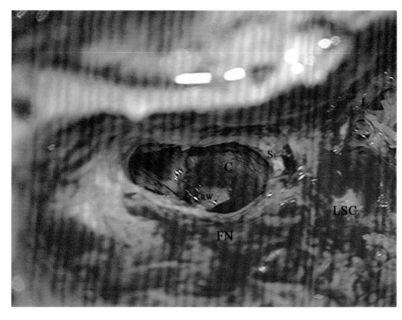

图 13.1.7　高倍镜下观察已开放的后鼓室。
I: 砧骨；S: 镫骨；C: 耳蜗；FN: 面神经；
LSC: 外半规管；RW: 蜗窗

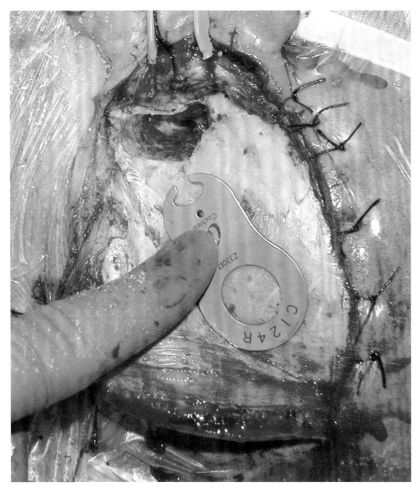

图 13.1.8　放入植入体模型并标记移植床磨除的位置

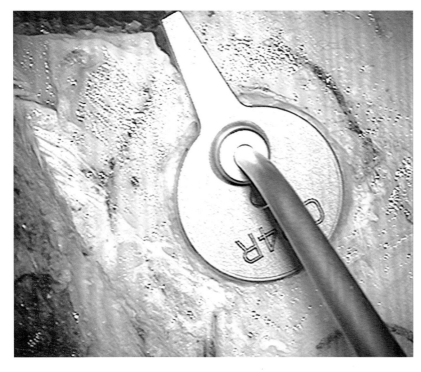

图 13.1.9　骨质磨除后再次检查移植床的范围和深度是否合适

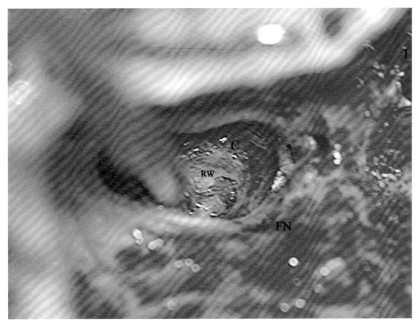

图 13.1.10　现在将注意力转移到耳蜗开窗上。磨除遮盖蜗窗（RW）的悬垂骨质。I：砧骨；S：镫骨；C：耳蜗；FN：面神经

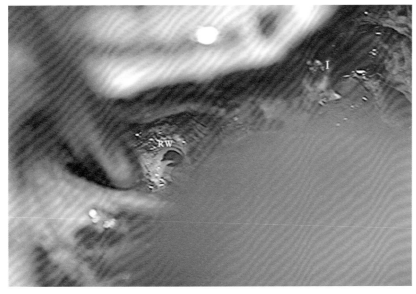

图 13.1.11　为了更好地插入电极，需进一步磨除耳蜗开窗下缘的骨质。在此步操作中需注意避免旋转的钻杆损伤到面神经。RW：蜗窗；I：砧骨

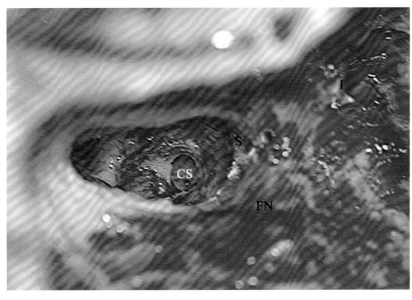

图 13.1.12　已完成耳蜗开窗术（CS）。I：砧骨；S：镫骨；FN：面神经

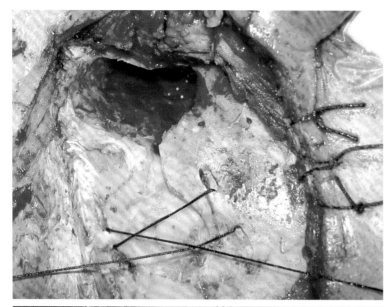

图 13.1.13　将丝线穿入位于骨床两侧的骨孔，用以固定刺激接收器

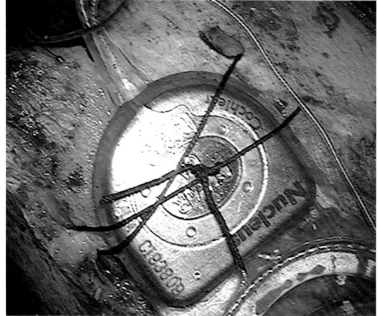

图 13.1.14　在插入电极前先将刺激接收器固定好

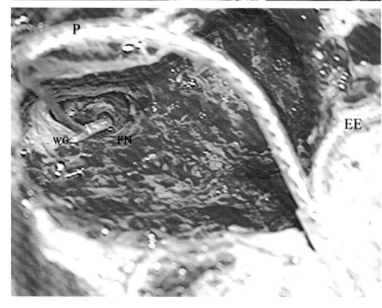

图 13.1.15　已插入电极（P）。注意导丝（WG）的方向应始终向下，以确保正确的电极植入方向。EE：地线；FN：面神经

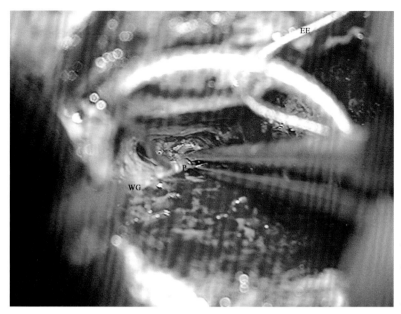

图 13.1.16　在通过电极阻抗测试和听觉脑干诱发电位（EABR）确认电极植入位置正确后，在用直型钟表镊轻柔地夹持固定住电极（P）的同时，将导丝（WG）朝反方向抽出。EE：地线

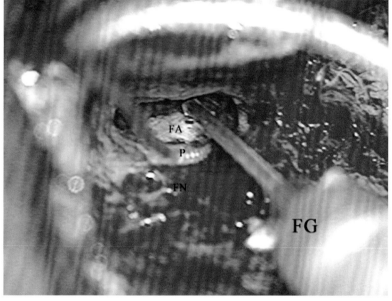

图 13.1.17　在抽出导丝之后，再次检查电极放置的位置是否正确，随后用筋膜（FA）和纤维蛋白胶（FG）封填耳蜗开窗。FN：面神经；P：电极

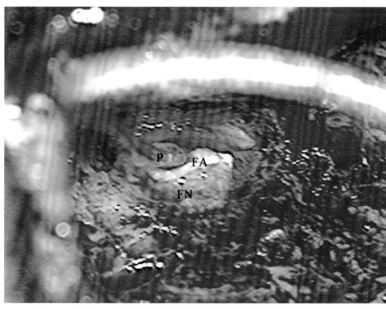

图 13.1.18　为了减少任何可能发生的面神经刺激，应在面神经（FN）和电极（P）之间放置一片筋膜（FA）

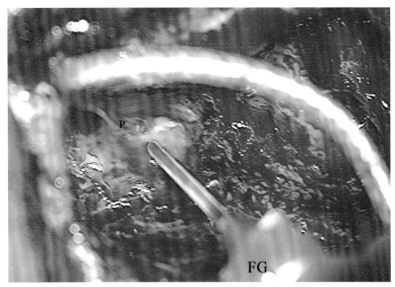

图 13.1.19　在后鼓室开放处用纤维蛋白胶（FG）固定电极（P）

■ **病例 2（图 13.2.1~13.2.6）**

右侧人工耳蜗植入并行外耳道盲袋封闭治疗慢性中耳炎双侧耳聋患者。

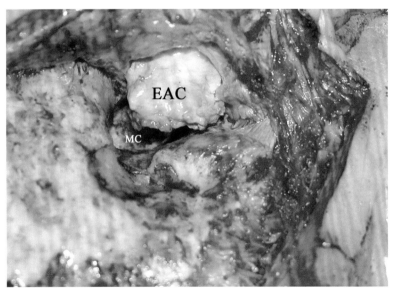

图 13.2.1　该患者由于双侧慢性中耳炎采取乳突根治术（MC），治疗后听力丧失。为进行外耳道盲袋封闭，需要首先将外耳道（EAC）皮肤从软骨上分离

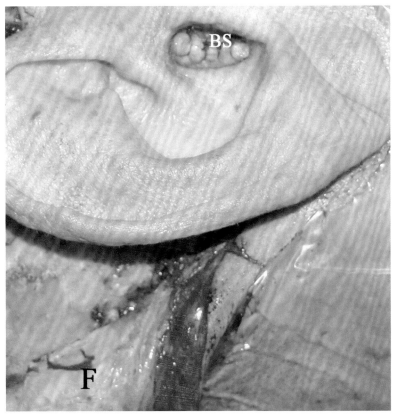

图 13.2.2　已完成外耳道的盲袋封闭（BS）。
F：皮瓣

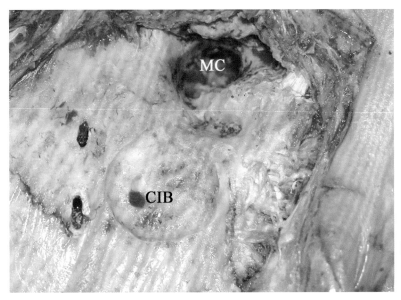

图 13.2.3　已磨出放置耳蜗植入体的骨床（CIB）以及丝线缝合所需的骨孔。MC：乳突切除术腔

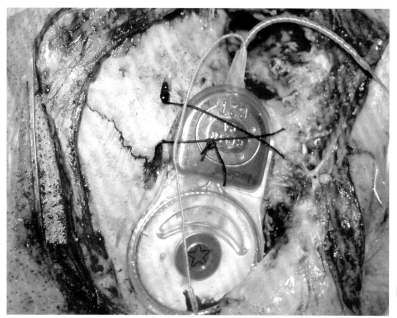

图 13.2.4　刺激接收器已放置于骨床并用丝线固定

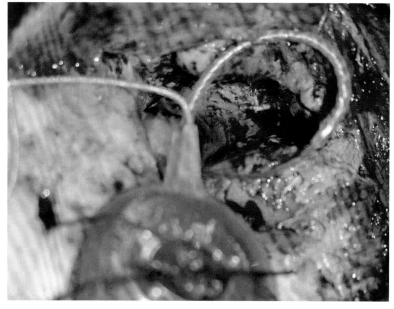

图 13.2.5　在电极植入后检查植入位置是否正确

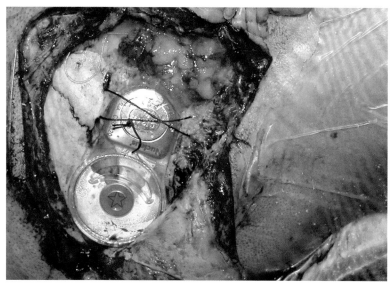

图 13.2.6　手术最后，在缝合皮瓣前用腹部脂肪填充术腔

■ 经验与教训

• 人工耳蜗植入手术中做一小的乳突切除术是为了尽可能减少手术创伤，同时为磨除移植床预留出充足的空间。

• 进行后鼓室开放的操作时，在充分暴露圆窗龛的前提下应尽量尝试保留鼓索，如果不能充分暴露圆窗龛，则应牺牲鼓索以获得充分而安全的手术径路。

• 在进行后鼓室开放时，应注意不要为规避面神经损伤风险而过于向前方磨除骨质，从而增加鼓环和鼓膜受损的风险。避免此意外发生的最佳方法是主动透过面神经骨管确认了面神经走行后再使用合适大小的钻头进行面隐窝磨除。

• 通过后鼓室磨除圆窗龛时，应极其小心地避免转动的钻杆接触到菲薄的面神经管。这种不经意的接触会导致面神经的热损伤或直接物理损伤。

• 存在耳蜗骨化或行再次植入手术的病例，其手术操作难度很大，需要经验非常丰富的手术团队进行治疗。

（译者　汤文龙　刘庆国）

参考文献

Abdullah A, Mahmud MR, Sabir HA, et al. The different faces of facial nerve schwannomas. Med J Malaysia, 2003, 58(3):450−453

Al-Mefty O. Meningiomas. New-York: Raven Press, 1991

Anand VK, Leonetti JP, al-Mefty O. Neurovascular considerations in surgery of glomus tumors with intracranial extensions. Laryngoscope, 1993, 103:722−728

Aristegui M, Falcioni M, Saleh E, et al. Meningoencephalic herniation into the middle ear: a report of 27 cases. Laryngoscope, 1995, 105(5 Pt 1): 512−518

Aristegui M, Canalis RF, Naguib M, et al. Retrolabyrinthine vestibular nerve section: a current appraisal. Ear Nose Throat J, 1997, 76(8):578−583

Arnautovic KI, Al-Mefty O. Primary meningiomas of the jugular fossa. J Neurosurg, 2002, 97(1):12−20

Arriaga MA, Brackmann DE. Differential diagnosis of primary petrous apex lesions. Am J Otol, 1991, 12(6):470−474

Arriaga MA, Brackmann DE. Facial nerve repair techniques in cerebellopontine angle tumor surgery. Am J Otol, 1992, 13(4):356−359

Arriaga MA, Chen DA. Facial function in hearing preservation acoustic neuroma surgery. Arch Otolaryngol Head Neck Surg, 2001, 127:543−546

Arriaga MA, Luxford WM, Atkins JS Jr, et al. Predicting longterm facial nerve outcome after acoustic neuroma surgery.Otolaryngol Head Neck Surg, 1993, 108:220−224

Arriaga MA, Chen DA, Fukushima T. Individualizing hearing preservation in acoustic neuroma surgery. Laryngoscope, 1997, 107:1043−1047

Aslan A, De Donato G, Balyan FR, et al. Clinical observations on coexistence of sudden hearing loss and vestibular schwannoma. Otolaryngol Head Neck Surg, 1997, 117(6):580−582

Aslan A, Falcioni M, Russo A, et al. Anatomical considerations of high jugular bulb in lateral skull base surgery. J Laryngol Otol, 1997, 111(4):333−336

Aslan A, Balyan FR, Taibah A, et al. Anatomic relationships between surgical landmarks in type b and type c

infratemporal fossa approaches. Eur Arch Otorhinolaryngol, 1998, 255(5):259−264

Aslan A, Falcioni M, Balyan FR, et al. The cochlear aqueduct: an important landmark in lateral skull base surgery. Otolaryngol Head Neck Surg, 1998, 118(4):532−536

Atlas MD, Lowinger DS. A new technique for hypoglossal-facial nerve repair. Laryngoscope, 1997, 107(7):984−991

Atlas MD, Moffat DA, Hardy DG. Petrous apex cholesteatoma: diagnostic and treatment dilemmas. Laryngoscope, 1992, 102(12 Pt 1): 1363−1368

Axon PR, Ramsden RT. Intraoperative electromyography for predicting facial function in vestibular schwannoma surgery. Laryngoscope, 1999, 109:922−926

Axon PR, Fergie N, Saeed SR, et al. Petrosal cholesteatoma: management considerations for minimizing morbidity. Am J Otol, 1999, 20(4):505−510

Balyan FR, Caylan R, Aslan A, et al. Morphometric evaluation of the infralabyrinthine approach to the internal auditory canal. ORL J Otorhinolaryngol Relat Spec, 1997, 59(1):18−22

Bartels LJ. Facial nerve and medially invasive petrous bone cholesteatomas. Ann Otol Rhinol Laryngol, 1991, 100(4 Pt 1):308−316

Bassi P, Bruschi G, Bertolino G, et al. Stages in the radiologic diagnosis of tympano-jugular paragangliomas (proceedings). Radiol Med (Torino), 1978, 64(7−8):930−931

Batra PS, Dutra JC, Wiet RJ. Auditory and facial nerve function following surgery for cerebellopontine angle meningiomas. Arch Otolaryngol Head Neck Surg, 2002, 128(4):369−374

Bhatia S, Karmarkar S, DeDonato G, et al. Canal wall down mastoidectomy: causes of failure, pitfalls and their management. J Laryngol Otol, 1995, 109(7):583−589

Bhatia S, Karmarkar S, Taibah A, et al. Vestibular schwannoma and the only hearing ear. J Laryngol Otol, 1996, 110(4):366−369

Bielamowicz S, Gupta A, Sekhar LN. Early arytenoid adduction for vagal paralysis after skull base surgery. Laryngoscope, 2000, 110:346−351

Boles R. Management and rehabilitation of the facial nerve

in parotid surgery. Otolaryngol Clin North Am, 1977, 10(2):443–453

Brackmann DE, House JR 3rd, Hitselberger WE. Technical modifications to the middle fossa craniotomy approach in removal of acoustic neuromas. Am J Otol, 1994, 15:614–619

Brackmann DE, Shelton, Arriaga. Otologic surgery. Philadelphia: WB Saunders, 1994

Brackmann DE, Owens RM, Friedman RA, et al. Prognostic factors for hearing preservation in vestibular schwannoma surgery. Am J Otol, 2000, 21:417–424

Bricolo AP, Turazzi S, Talacchi A, et al. Microsurgical removal of petroclival meningiomas: a report of 33 patients. Neurosurgery, 1992, 31(5):813–828

Briner HR, Linder TE, Pauw B, et al. Paragangliomas of the temporal bone: long term subjective assessment of the results of surgery. Laryngoscope, 1999, 109:577–583

Brodsky L, Eviatar A, Daniller A. Post-traumatic facial nerve paralysis: three cases of delayed temporal bone exploration with recovery. Laryngoscope, 1983, 93(12):1560–1565

Brown LA. Glomus Jugulare tumor of the middle ear—clinical aspects. Laryngoscope, 1953, 63:281–292

Bruzzo M, Broder L, Chays A, et al. Our current results with acoustic neurinoma surgery. [In French]. Ann Otolaryngol Chir Cervicofac, 2000, 117:110–117

Cantore G, Delfini R, Ciappetta P. Surgical treatment of petroclival meningiomas: experience with 16 cases. Surg Neurol, 1994, 42(2): 105–111

Capps FCW. Glomus Jugulare tumors of the middle ear. J Laryngol Otol, 1952, 66:302–314

Castro D. The facial nerve. Kugler and Ghedini, 1990

Caughey RJ, May M, Schaitkin BM. Intraparotid facial nerve schwannoma: diagnosis and management. Otolaryngol Head Neck Surg, 2004, 130(5):586–592

Caylan R, Falcioni M, De Donato G, et al. Intracanalicular meningiomas. Otolaryngol Head Neck Surg, 2000, 122(1):147–150

Celikkanat SM, Saleh E, Khashaba A, et al. Cerebrospinal fluid leak after translabyrinthine acoustic neuroma surgery. Otolaryngol Head Neck Surg, 1995, 112(6): 654–658

Chang P, Fagan PA, Atlas MD, et al. Imaging destructive lesions of the petrous apex. Laryngoscope, 1998, 108(4 Pt 1):599–604

Charachon R, Martin C, Gratacap B, et al. Intrapetrous cholesteatoma. Apropos of 42 cases. Ann Otolaryngol Chir Cervicofac. Cho CW, Al-Mefty O. Combined petrosal approach to petroclival meningiomas. Neurosurgery, 2002, 51(3):708–716

Chung CJ, Mukherji S, Fordham L, et al. Geniculate ganglion meningioma. Pediatr Radiol, 1997, 27(11):847–849

Chung JW, Ahn JH, Kim JH, et al. Facial nerve schwannomas: different manifestations and outcomes. Surg Neurol, 2004, 62(3):245–252

Clemis JD, Ballad WJ, Baggot PJ, et al. Relative frequency of inferior vestibular schwannoma. Arch Otolaryngol Head Neck Surg, 1986, 112:190–194

Cohen NL, Ransohoff J. Hearing preservation—posterior fossa approach. Otolaryngol Head Neck Surg, 1984, 92:176–183

Cohen NL, Lewis WS, Ransohoff J. Hearing preservation in cerebellopontine angle tumor surgery: the NYU experience 1974–1991.Am J Otol, 1993, 14:423–433

Coker NJ, Kendall KA, Jenkins HA, et al. Traumatic intratemporal facial nerve injury: management rationale for preservation of function. Otolaryngol Head Neck Surg, 1987, 97(3):262–269

Cokkeser Y, Aristegui M, Naguib MB, et al. Identification of internal acoustic canal in the middle cranial fossa approach: a safe technique. Otolaryngol Head Neck Surg, 2001, 124(1):94–98

Couldwell WT, Fukushima T, Giannotta SL, et al. Petroclival meningiomas: surgical experience in 109 cases. J Neurosurg, 1996, 84(1):20–28

Cross T, Sheard CE, Garrud P, et al. Impact of facial paralysis on patients with acoustic neuroma. Laryngoscope, 2000, 110:1539–1542

Darrouzet V, Guerin J, Aouad N, et al. The widened retrolabyrinthe approach: a new concept in acoustic neuroma surgery. J Neurosurg, 1997, 86:812–821

Darrouzet V, Martel J, Enee V, et al. Vestibular schwannoma surgery outcomes: our multidisciplinary experience in 400 cases over 17 years. Laryngoscope, 2004, 114(4):681–688

Davis RE, Telischi FF. Traumatic facial nerve injuries: review of diagnosis and treatment. J Craniomaxillofac Trauma, 1995, 1(3):30–41

De Donato G, Russo A, Taibah A, et al. [Incidence of normal hearing in acoustic neuroma] Acta Otorhinolaryngol Ital, 1995, 15(2):73–79

Donzelli R, Motta G, Cavallo LM, et al. One-stage removal of residual intracanalicular acoustic neuroma and hemihypoglossal-intratemporal facial nerve anastomosis: technical note. Neurosurgery, 2003, 53(6):1444–1447; discussion 1447–1448

Ebersold MJ, Harner SG, Beatty CW, et al. Current results of the retrosigmoid approach to acoustic neurinoma. J Neurosurg, 1992, 76:901–909

Eby TL, Fisch U, Makek MS. Facial nerve management in temporal bone hemangiomas. Am J Otol, 1992, 13(3):223–232

Esses BA, LaRouere MJ, Graham MD. Facial nerve outcome in

acoustic tumor surgery. Am J Otol, 1994, 15:810−812.

Falcioni M, De Donato G, Taibah A, et al. Modified body technique in the treatment of epithympanic cholesteatoma. Otologic group, Piacenza. Acta Otorhinolaryngol Ital, 1997, 17(5): 325−328

Falcioni M, Taibah A, De Donato G, et al. [Lateral approaches to the clivus]. Acta Otorhinolaryngol Ital, 1997, 17(6 Suppl 57):3−16

Falcioni M, Caruso A, Sanna M. Coexistence of vestibular schwannoma and glomus tympanicum tumor. Acta Otorhinolaryngol Ital, 1998, 18(6):398−401

Falcioni M, Taibah A, De Donato G, et al. Cerebrospinal fluid leak after translabyrinthine approach in acoustic neuroma excision. Acta Otorhinolaryngol Ital, 1998, 18(2):63−69

Falcioni M, Mulder JJ, Taibah A, et al. No cerebrospinal fluid leaks in translabyrinthine vestibular schwannoma removal: reappraisal of 200 consecutive patients. Am J Otol, 1999, 20(5):660−666

Falcioni M, Caruso A, Taibah A, et al. Arachnoid cysts of the petrous apex in a patient with vestibular schwannoma. Otolaryngol Head Neck Surg, 2000, 123(5):657−658

Falcioni M, Piccioni LO, Taibah A, et al. Treatment of residual acoustic neurinomas. Acta Otorhinolaryngol Ital, 2000, 20(3):151−158

Falcioni M, Russo A, Mancini F, et al. Enlarged translabyrinthine approach in large acoustic neurinomas. Acta Otorhinolaryngol Ital, 2001, 21(4):226−236

Falcioni M, Russo A, Taibah A, et al. Facial nerve tumors. Otol Neurotol, 2003, 24(6):942−947

Falcioni M, Taibah A, Di Trapani G, et al. Inner ear extension of vestibular schwannomas. Laryngoscope, 2003, 113(9): 1605−1608

Falcioni M, Taibah A, Russo A, et al. Facial nerve grafting. Otol Neurotol, 2003, 24(3):486−489.

Farrior JB. Glomus tumor: postauricular hypotympanotomy and hypotympanoplasty. Arch Otolaryngol, 1967, 86:367−373

Fenton JE, Chin RY, Fagan PA, et al. Predictive factors of long-term facial nerve function after vestibular schwannoma surgery. Otol Neurotol, 2002, 23:388−392

Fenton JE, Chin RY, Fagan PA, et al. Facial nerve outcome in non-vestibular schwannoma tumour surgery. Acta Otorhinolaryngol Belg, 2004, 58(2):103−107

Fisch U. Infratemporal approach for extensive tumors of the temporal bone and base of skull//Siverstein H, Norrel H, eds. Neurological surgery of the ear. Vol. II. Birmingham: Aesculapius, 1977:34−53

Fisch U. Management of intratemporal facial nerve injuries. J Laryngol Otol, 1980, 94(1):129−134

Fisch U, Mattox D. Microsurgery of the skull base. Stuttgart: Georg Thieme Verlag, 1988

Fischer G, Fischer C, Remond J. Hearing preservation in acoustic neurinoma surgery. J Neurosurg, 1992, 76:910−917

Fleury P, Legent F, Marsault C, et al. The endaural approach and surgery of glomus jugulare tumors (5cases). Ann Otolaryngol Chir Cervicofac, 1979, 96(10−11):699−731

Franklin DJ, Jenkins HA, Horowitz BL, et al. Management of petrous apex lesions. Arch Otolaryngol Head Neck Surg, 1989, 115(9):1121−1125

Freigang B, Rudolf J. Results achieved in the treatment of patients with vestibular schwannoma. Otolaryngol Pol, 2004, 58(1):53−59

Friedman O, Neff BA, Willcox TO, et al. Temporal bone hemangiomas involving the facial nerve. Otol Neurotol, 2002, 23(5):760−766

Fukushima T. Manual of skull base dissection. Pittsburgh: AF Neuro Video, 1996

Gamoletti R, Sanna M, Zini C, et al. Inner ear cholesteatoma and the preservation of cochlear function. J Laryngol Otol, 1990, 104(12):945−948

Gardner G, Cocke EW Jr, Robertson JT, et al. Combined approach surgery for removal of glomus jugulare tumors. Laryngoscope, 1977, 87:665−688

Gejrot T, Lindbom A. venography of the internal jugular vein and the transverse sinuses (retrograde jugulography). Acta Otolaryngol [Suppl] (Stockh), 1960, 158:180−186

Gejrot T. Surgical treatment of glomus jugulare tumors. With special reference to the diagnostic value of retrograde jugulography. Acta Otolaryngol (Stockh), 1965, 60:150−168

Giannotta SL, Pulec JL, Goodkin R. Translabyrinthine removal of cerebellopontine angle meningiomas. Neurosurgery, 1985, 17(4):620−625

Gidley PW, Gantz BJ, Rubinstein JT. Facial nerve grafts: from cerebellopontine angle and beyond. Am J Otol, 1999, 20(6):781−788

Gjuric M, RudigerWolf S, Wigand ME, et al. Cranial nerve and hearing function after combined-approach surgery for glomus jugulare tumors. Ann Otol Rhinol Laryngol, 1996, 105:949−954

Gjuric M, Wigand ME, Wolf SR. Enlarged middle fossa vestibular schwannoma surgery: experience with 735 cases. Otol Neurotol, 2001, 22:223−230

Glasscock ME, Shambaurgh GE. Surgery of the ear. 5th ed. Hamilton, Ont: BC Decker, 2003

Glasscock ME 3rd, House WF, Alford BR. Middle fossa facial nerve decompression. Ann Otol Rhinol Laryngol, 1970, 79(2):234−240

Glasscock ME 3rd, Harris PF, Newsome G. Glomus tumors: diagnosis and treatment. Laryngoscope, 1974, 84:2006−2032

Glasscock ME 3rd, Wiet RJ, Jackson CG, et al. Rehabilitation of the face following traumatic injury to the facial nerve. Laryngoscope, 1979, 89(9 Pt 1):1389-1404

Glasscock ME 3rd, Woods CI 3rd, Poe DS, et al. Petrous apex cholesteatoma. Otolaryngol Clin North Am, 1989, 22(5):981-1002

Goel A, Muzumdar D. Conventional posterior fossa approach for surgery on petroclival meningiomas: a report on an experience with 28 cases. Surg Neurol, 2004, 62(4):332-338

Goel A, Sekhar LN, LangheinrichW, et al. Late course of preserved hearing and tinnitus after acoustic neurilemoma surgery. J Neurosurg, 1992, 77:685-689

Goycoolea M, Paparella M, Nissen R. Atlas of otologic surgery. Philadelphia: WB Saunders, 1989

Graham M, HouseW. Disorders of the facial nerve anatomy, diagnosis and management. New York: Raven Press, 1982

Grant GA, Rostomily RR, Kim DK, et al. Delayed facial palsy after resection of vestibular schwannoma. J Neurosurg, 2002, 97(1):93-96

Green JD Jr, Brackmann DE, Nguyen CD, et al. Surgical management of previously untreated glomus jugulare tumors. Laryngoscope, 1994, 104:917-921

Green JD Jr, Shelton C, Brackmann DE. Iatrogenic facial nerve injury during otologic surgery. Laryngoscope, 1994, 104(8 Pt 1):922-926

Green JD Jr, Shelton C, Brackmann DE. Surgical management of iatrogenic facial nerve injuries. Otolaryngol Head Neck Surg, 1994, 111(5):606-610

Grundfast KM, Guarisco JL, Thomsen JR, et al. Diverse etiologies of facial paralysis in children. Int J Pediatr Otorhinolaryngol, 1990, 19(3):223-239

Guntinas-Lichius O, Wagner M, Michel O. Neurinoma of the major petrosus nerve. HNO, 1999, 47(4):279-282

Haberkamp TJ, McFadden E, Khafagy Y, et al. Gunshot injuries of the temporal bone. Laryngoscope, 1995, 105(10):1053-1057

Hagan WE, Tabb HG, Cox RH, et al. Gunshot injury to the temporal bone: an analysis of thirty-five cases. Laryngoscope, 1979, 89(8):1258-1272

Harner SG, Beatty CW, Ebersold MJ. Retrosigmoid removal of acoustic neuroma: experience 1978-1988. Otolaryngol Head Neck Surg, 1990, 103:40-45

Hekster REM, Luyendijk W, Matricali B. Transfemoral catheter embolization: a method of treatment of glomus tumors. Neuroradiology, 1973, 5:208-214

Ho SY, Hudgens S, Wiet RJ. Comparison of postoperative facial nerve outcomes between translabyrinthine and retrosigmoid approaches in matched-pair patients. Laryngoscope, 2003, 113(11):2014-2020

Holsinger FC, Coker NJ, Jenkins HA. Hearing preservation in conservation surgery for vestibular schwannoma.Am J Otol, 2000, 21: 695-700

House WF, Glasscock ME. Glomus tympanicum tumors. Arch Otolaryngol, 1968, 87:550-554

House JW, Brackmann DE. Facial nerve grading system. Otolaryngol Head Neck Surg, 1985, 93:146-147

Irving RM, Jackler RK, Pitts LH. Hearing preservation in patients undergoing vestibular schwannoma surgery: comparison of middle fossa and retrosigmoid approaches. J Neurosurg, 1998, 88:840-845

Isaacson B, Kileny PR, El-Kashlan H, et al. Intraoperative monitoring and facial nerve outcomes after vestibular schwannoma resection. Otol Neurotol, 2003, 24(5):812-817

Ishii K, Takahashi S, Matsumoto K, et al. Middle ear cholesteatoma extending into the petrous apex: evaluation by CT and MR imaging. AJNR Am J Neuroradiol, 1991, 12(4):719-724

Iwai Y, Yamanaka K, Nakajima H. Two-staged gamma knife radiosurgery for the treatment of large petroclival and cavernous sinus meningiomas. Surg Neurol, 2001, 56(5):308-314

Jabor MA, Amedee RG, Gianoli GJ. Primary meningioma of the fallopian canal. South Med J, 2000, 93(7):717-720

Jackler R, Driscoll C. Tumors of the ear and temporal bone. Philadelphia: Lippincott William and Wilkins, 2000

Jackson CG. The infratympanic extended facial recess approach for anteriorly extensive middle ear disease: a conservation technique. Laryngoscope, 1993, 103(4 Pt 1):451-454

Jackson CG. Surgery for Benign Tumors of the Temporal Bone//Glasscock III ME, Gulya AJ, eds. Surgery of the Ear. Hamilton, Ontario: BC Decker Inc, 2003: 714-742

Jackson CG, Welling DB, Chironis P, et al. Glomus tympanicum: contemporary concepts in conservation surgery. Laryngoscope, 1989, 99:875-884

Jackson CG, Haynes DS, Walker PA, et al. Hearing conservation in surgery for glomus jugulare tumors. Am J Otol, 1996, 17:425-437

Jackson CG, McGrewBM, Forest JA, et al. Lateral skull base surgery for glomus tumors: long-term control. Otol Neurotol, 2001, 22: 377-382

Jain Y, Falcioni M, Agarwal M, et al. Total facial paralysis after vestibular schwannoma surgery: probability of regaining normal function. Ann Otol Rhinol Laryngol, 2004, 113(9):706-710

Jakler R, Brackmann D. Neurotology. St Louis: Mosby, 1994

Jung HW, Yoo H, Paek SH, et al. Long-term outcome and growth rate of subtotally resected petroclival meningiomas: experience with 38 cases. Neurosurgery, 2000,

46(3):567-574

Kadri PA, Al-Mefty O. Surgical treatment of dumbbell-shaped jugular foramen schwannomas. Neurosurg Focus, 2004, 17(2):E9

Kania RE, Herman P, Tran Ba Huy P. Vestibular-like facial nerve schwannoma. Auris Nasus Larynx, 2004, 31(3):212-219

Kanzaki J, Tos M, Sanna M, et al. New and modified reporting systems from the consensus meeting on systems for reporting results in vestibular schwannoma. Otol Neurotol, 2003, 24(4):642-648

Karmarkar S, Bhatia S, Khashaba A, et al. Congenital cholesteatomas of the middle ear: a different experience. Am J Otol, 1996, 17(2):288-292

Kartush J, Bouchard K. Intraoperative facial nerve monitoring// Kartush J, Bouchard K, eds. Neuromonitoring in otology and head and neck surgery. New York: Raven Press, 1992: 99-120

Kaylie DM, Gilbert E, Horgan MA, et al. Acoustic neuroma surgery outcomes. Otol Neurotol, 2001, 22: 686-689

Kerr A. Scott-Brown's Otolaryngology. 6th ed. Oxford: Butterworth- Heinemann, 1997

Khrais TH, Falcioni M, Taibah A, et al. Cerebrospinal fluid leak prevention after translabyrinthine removal of vestibular schwannoma. Laryngoscope, 2004, 114(6): 1015-1020

Kim CS, Chang SO, Oh SH, et al. Management of intratemporal facial nerve schwannoma. Otol Neurotol, 2003, 24(2): 312-316

King TT, Morrison AW. Primary facial nerve tumors within the skull. J Neurosurg, 1990, 72(1):1-8

Kinney SE. Glomus jugulare tumor surgery with intracranial extension. Otolaryngol Head Neck Surg, 1980, 88:531-535

Kitagawa M, Sando I, Suzuki C, et al. Distribution of psammoma bodies in the internal auditory canal and its extended areas in the human temporal bone. Ann Otol Rhinol Laryngol, 1999, 108(10): 963-968

Komatsuzaki A, Tsunoda A. Nerve origin of the acoustic neuroma. J Laryngol Otol, 2001, 115:376-379

Kunihiro T, Kanzaki J, Yoshihara S, et al. Analysis of the prognosis and the recovery process of profound facial nerve paralysis secondary to acoustic neuroma resection. ORL J Otorhinolaryngol Relat Spec, 1994, 56:331-333

Kunihiro T, Kanzaki J, Shiobara R, et al. Long-term prognosis of profound facial nerve paralysis secondary to acoustic neuroma resection. ORL J Otorhinolaryngol Relat Spec, 1999, 61:98-102

Kwartler JA, Luxford WM, Atkins J, et al. Facial nerve monitoring in acoustic tumor surgery. Otolaryngol Head Neck Surg, 1991, 104:814-817

Kwiek SJ, Bierzynska-Macyszyn G, Luszawski J, et al.

Correlation of facial nerve paresis and histopathological type of vestibular schwannoma. Folia Neuropathol, 2003, 41(4): 237-239

Lalwani A, Grundfast K. Pediatric otology and neurotology. Philadelphia: Lippincott-Raven, 1998

Lalwani AK, Butt FY, Jackler RK, et al. Facial nerve outcome after acoustic neuroma surgery: a study from the era of cranial nerve monitoring. Otolaryngol Head Neck Surg, 1994, 111:561-570

Lambert PR, Brackmann DE. Facial paralysis in longitudinal temporal bone fractures: a review of 26 cases. Laryngoscope, 1984, 94(8): 1022-1026

Landolfi M, Arsistegui M, Taibah A, et al. [The extended middle cranial fossa approach: a morphometric analysis]. Acta Otorhinolaryngol Ital, 1994, 14(2):127-134

Landolfi M, Falcioni M, Taibah A, et al. [Congenital cholesteatoma of the middle ear: a case series different from cases in the literature]. Acta Otorhinolaryngol Ital, 1995, 15(6):411-415

Lanman TH, Brackmann DE, Hitselberger WE, et al. Report of 190 consecutive cases of large acoustic tumors (vestibular schwannoma) removed via the translabyrinthine approach. J Neurosurg, 1999, 90:617-623

Larson TL, Talbot JM, Wong ML. Geniculate ganglion meningiomas: CT and MR appearances. AJNR Am J Neuroradiol, 1995, 16(5):1144-1146

Laubert A, Schultz-Coulon HJ. Prognosis of facial paralysis caused by fracture of the petrous bone]. HNO, 1986, 34(10):412-416

Lee KS, Britton BH, Kelly DL Jr. Schwannoma of the facial nerve in the cerebellopontine angle presenting with hearing loss. Surg Neurol, 1989, 32(3):231-234

Linstrom CJ. Objective facial motion analysis in patients with facial nerve dysfunction. Laryngoscope, 2002, 112(7 Pt 1):1129-1147

Liu R, Fagan P. Facial nerve schwannoma: surgical excision versus conservative management. Ann Otol Rhinol Laryngol, 2001, 110(11):1025-1029

Lo WW, Solti-Bohman LG, Brackmann DE, et al. Cholesterol granuloma of the petrous apex: CT diagnosis. Radiology, 1984, 153(3):705-711

Luetje CM, Syms CA 3rd, Luxford WE, et al. Meningiomas intrinsic to the geniculate ganglion. Am J Otol, 1997, 18(3):393-397

Lundgren M. Tympanic body tumors in the middle ear—tumors of the carotid body type. Acta Otolaryngol (Stockh), 1949, 37:366-379

Ma KH, Fagan PA. Facial nerve tumours or 'all that palsies is not Bell's. Aust NZ J Med, 1988, 18(4):613-616

Mafee MF. MRI and CT in the evaluation of acquired and congenital cholesteatomas of the temporal bone. J Otolaryngol, 1993, 22(4):239−248

Magliulo G, Terranova G, Sepe C, et al. Petrous bone cholesteatoma and facial paralysis. Clin Otolaryngol, 1998, 23(3):253−258

Magliulo G, D'Amico R, Di Cello P. Delayed facial palsy after vestibular schwannoma resection: clinical data and prognosis. J Otolaryngol, 2003, 32(6):400−404

Magnan J, Barbieri M, Mora R, et al. Retrosigmoid approach for small and medium-sized acoustic neuromas. Otol Neurotol, 2002, 23:141−145

Makek M, Franklin DJ, Zhao JC, et al. Neural infiltration of glomus temporale tumors. Am J Otol, 1990, 11(1): 1−5

Mamikoglu B, Wiet RJ, Esquivel CR. Translabyrinthine approach for the management of large and giant vestibular schwannomas. Otol Neurotol, 2002, 23:224−227

Mamikoglu B, Esquivel CR, Wiet RJ. Comparison of facial nerve function results after translabyrinthine and retrosigmoid approach in medium-sized tumors. Arch Otolaryngol Head Neck Surg, 2003, 129(4):429−431

Mandpe AH, Mikulek A, Jackler RK, et al. Comparison of response amplitude versus stimulation threshold in predicting early post-operative facial nerve function after acoustic neuroma resection. Am J Otol, 1998, 19:112−117

Mangham CA Jr. Retrosigmoid versus middle fossa surgery for small vestibular schwannomas. Laryngoscope, 2004, 114(8):1455−1461

Mangham CA, Skalabrin TA. Indications for hearing preservation in acoustic tumor surgery. Am J Otol, 1992, 13:137−140

Maniglia AJ, Sprecher RC, Megerian CA, et al. Inferior mastoidectomyhypotympanic approach for surgical removal of glomus jugulare tumors: an anatomical and radiologic study emphasizing distances between critical structures. Laryngoscope, 1992, 102:407−414

Manni JJ, Beurskens CB, van de Velde C, et al. Successful reanimation of facial paralysis with an indirect anastomosis between hypoglossal nerve and facial nerve, without loss of function of the tongue. Ned Tijdschr Geneeskd, 2001, 145(18):873−877

Manni JJ, Beurskens CH, van de Velde C, et al. Reanimation of the paralyzed face by indirect hypoglossal-facial nerve anastomosis. Am J Surg, 2001, 182(3):268−273

Manolidis S, Jackson CG, Von Doersten PG. Lateral skull base surgery : The Otology Group Experience. Skull Base Surgery, 1997, 7:129−137

Martin C, Martin H, Michalet JF. Cholesteatoma of the petrous bone with major expansion. Apropos of 17 cases. Ann Otolaryngol Chir Cervicofac, 1984, 101(2):77−93

Martin CH, Prades JM. Removal of selected infralabyrinthine lesions without facial nerve mobilization. Skull Base Surgery, 1992, 2:220−226

Maw AR, Coakham HB, Ayoub O, et al. Hearing preservation and facial nerve function in vestibular schwannoma surgery. Clin Otolaryngol, 2003, 28(3):252−256

May M, Schaitkin B. Facial paralysis rehabilitation techniques. Stuttgart: Thieme, 2003

Mazzoni A. Jugulo−petrosectomy [In Italian]. Arch Ital Otyol Rhinol Laringol, 1974, 2:20−35

Mazzoni A, Pareschi R, Sanna M, et al. [Surgery of the base of the skull]. Acta Otorhinolaryngol Ital, 1989, 9(3):225−259

Mazzoni A, Sanna M, Saleh E, et al. Lower cranial nerve schwannomas involving the jugular foramen. Ann Otol Rhinol Laryngol, 1997, 106(5):370−379

Mazzoni A, Calabrese V, Danesi G. A modified retrosigmoid approach for direct exposure of the fundus of the internal auditory canal for hearing preservation in acoustic neuroma surgery. Am J Otol, 2000, 21:98−109

McElveen JT Jr, Belmonte RG, Fukushima T, et al. A review of facial nerve outcome in 100 consecutive cases of acoustic tumor surgery. Laryngoscope, 2000, 110:1667−1672

McKennan KX, Chole RA. Facial paralysis in temporal bone trauma. Am J Otol, 1992, 13(2):167−172

Miehlke A. Surgery of the facial nerve. 2nded. Munchen: Urban and Schwarzenberg, 1973

Miglets A, Paparella M, Saunders W. Atlas of ear surgery. St. Louis: Mosby, 1986

Moe KS, Li D, Linder TE, et al. An update on the surgical treatment of temporal bone paraganglioma. Skull Base Surgery, 1999, 9:185−194

Moffat DA, da Cruz MJ, Baguley DM, et al. Hearing preservation in solitary vestibular schwannoma surgery using the retrosigmoid approach.Otolaryngol Head Neck Surgery, 1999, 121: 781−788

Mortini P, Mandelli C, Franzin A, et al. Surgical excision of clival tumors via the enlarged transcochlear approach. Indications and results. J Neurosurg Sci, 2001, 45(3):127−139

Muckle RP, De la Cruz A, Lo WM. Petrous apex lesions. Am J Otol, 1998, 19(2):219−225

Mutlu C, Khashaba A, Saleh E, et al. Surgical treatment of cholesteatoma in children. Otolaryngol Head Neck Surg, 1995, 113(1):56−60

Nader R, Al-Abdulhadi K, Leblanc R, et al. Acoustic neuroma: outcome study. J Otolaryngol, 2002, 31(4):207−210

Nadol JB Jr, Levine R, Ojemann RG, et al. Preservation of hearing in surgical removal of acoustic neuromas of the internal auditory canal and cerebellar pontine angle. Laryngoscope, 1987, 97:1287-1294

Nadol JB Jr, Chiong CM, Ojemann RG, et al. Preservation of hearing and facial nerve function in resection of acoustic neuroma. Laryngoscope, 1992, 102:1153-1158

Nager G. Pathology of the ear and temporal bone. Baltimore: Williams and Wilkins, 1993

Naguib MB, Sanna M. Subtemporal exposure of the intrapetrous internal carotid artery. An anatomical study with surgical application. J Laryngol Otol, 1999, 113(8):717-720

Naguib MB, Aristegui M, Saleh E, et al. Surgical anatomy of the petrous apex as it relates to the enlarged middle cranial fossa approaches. Otolaryngol Head Neck Surg, 1994, 111(4):488-493

Naguib MB, Saleh E, Cokkeser Y, et al. The enlarged translabyrinthine approach for removal of large vestibular schwannomas. J Laryngol Otol, 1994, 108(7):545-550

Naguib MB, Cokkeser Y, Sanna M. Management of acoustic neuroma in the only hearing ear. Eur Arch Otorhinolaryngol, 2005, 262(2): 127-130

Nakao Y, Piccirillo E, Falcioni M, et al. Electromyographic evaluation of facial nerve damage in acoustic neuroma surgery. Otol Neurotol, 2001, 22:554-557

Nakao Y, Piccirillo E, Falcioni M, et al. Prediction of facial nerve outcome using electromyographic responses in acoustic neuroma surgery. Otol Neurotol, 2002, 23: 93-95

Nedzelski JM, Tator CH. Hearing preservation: a realistic goal in surgical removal of cerebellopontine angle tumors. J Otolaryngol, 1984, 13(6):355-360

O'Donoghue GM, Brackmann DE, House JW, et al. Neuromas of the facial nerve. Am J Otol, 1989, 10(1):49-54

Oghalai JS, Buxbaum JL, Pitts LH, et al. The effect of age on acoustic neuroma surgery outcomes. Otol Neurotol, 2003, 24(3): 473-477

O'Leary M, Shelton C, Giddings NA, et al. Glomus tympanicum tumors: A clinical perspective. Laryngoscope, 1991, 101:1038-1043

Pensak ML, Jackler RK. Removal of jugular foramen tumors: the fallopian bridge technique. Otolaryngol Head Neck Surg, 1997, 117: 586-591

Peter C, Weber, Bruce J. Gantz results and complications from acoustic neuroma excision via middle cranial fossa approach. Am J Otol, 1996, 17:669-675

Piazza F, Frisina A, Gandolfi A, et al. Management of acoustic neuromas in the elderly: retrospective study. Ear Nose Throat J, 2003, 82(5):374-378

Piccirillo E, Agarwal M, Rohit, et al. Management of temporal bone hemangiomas. Ann Otol Rhinol Laryngol, 2004, 113(6):431-437

Portmann M. Proceedings of the Fifth International Symposium on the Facial Nerve. New York: Masson, 1985

Portmann M, Sanna M, Mazzoni A, et al. [The cochlear implant]. Rev Laryngol Otol Rhinol (Bord), 1986, 107(3):181-187

Post KD, Eisenberg MB, Catalano PJ. Hearing preservation in vestibular schwannoma surgery: what factors influence outcome? J Neurosurg, 1995, 83:191-196

Prass RL, Luders H. Constant-current versus constant-voltage stimulation J Neurosurg, 1985, 62:622-623

Proctor B. Surgical anatomy of the ear and temporal bone. Stuttgart: Thieme, 1989

Quaranta A, Campobasso G, Piazza F, et al. Facial nerve paralysis in temporal bone fractures: outcomes after late decompression surgery. Acta Otolaryngol, 2001, 121(5):652-625

Reddy PG, Arden RL, Mathog RH. Facial nerve rehabilitation after radical parotidectomy. Laryngoscope, 1999, 109(6):894-899

Rhoton AL Jr. Meningiomas of the cerebellopontine angle and foramen magnum. Neurosurg Clin N Am, 1994, 5(2):349-377

Rigby PL, Jackler RK. Clinicopathologic presentation and diagnostic imaging of jugular foramen tumors. Operative Techniques in Otolaryngology: Head and Neck Surgery, 1996, 7(2):99-105

Roberti F, Sekhar LN, Kalavakonda C, et al. Posterior fossa meningiomas: surgical experience in 161 cases. Surg Neurol, 2001, 56(1):8-20

Rodrigues SJ, Fagan PA, Biggs ND. Management of cystic facial neuromas: an alternative approach. Otol Neurotol, 2004, 25(2):183-185

Rohit, Jain Y, Caruso A, et al. Glomus tympanicum tumour: an alternative surgical technique. J Laryngol Otol, 2003, 117(6):462-466

Rosenberg RA, Hammerschlag PE, Cohen NL, et al. Cholesteatoma vs. cholesterol granuloma of the petrous apex. Otolaryngol Head Neck Surg, 1986, 94(3):322-327

Rosenfeld RM. The seven habits of highly effective data users. Otolaryngol Head Neck Surg, 1998, 118:144-158

Rosenwasser RH, Liebman E, Jimenez DF, et al. Facial reanimation after facial nerve injury. Neurosurgery, 1991, 29(4):568-574

Saleh E, Naguib M, Russo A, et al. Vascular malformation of the internal auditory canal. J Laryngol Otol, 1993, 107(11): 1039-1042

Saleh EA, Aristegui M, Taibah AK, et al. Management of the high jugular bulb in the translabyrinthine approach. Otolaryngol Head Neck Surg, 1994, 110(4):397-399

Saleh EA, Taibah AK, Naguib M, et al. Giant cell tumor of the lateral skull base: a case report. Otolaryngol Head Neck Surg, 1994, 111(3 Pt 1):314−318

Saleh E, Achilli V, Naguib M, et al. Facial nerve neuromas: diagnosis and management. Am J Otol, 1995, 16(4):521−526

Saleh E, Naguib M, Aristegui M, et al. Lower skull base: anatomic study with surgical implications. Ann Otol Rhinol Laryngol, 1995, 104(1):57−61

Saleh EA, Aristegui M, Naguib MB, et al. Normal hearing in acoustic neuroma patients: a critical evaluation. Am J Otol, 1996, 17(1):127−132

Samii M, Matthies C. Management of 1000 vestibular schwannomas (acoustic neuromas): surgical management and results with an emphasis on complications and how to avoid them. Neurosurgery, 1997, 40:11−21

Samii M, Matthies C. Management of 1000 vestibular schwannomas (acoustic neuromas): the facial nerve—preservation and restitution of function. Neurosurgery, 1997, 40:684−694

Samii M, Matthies C. Management of 1000 vestibular schwannomas (acoustic neuromas): hearing function in 1000 tumor resections. Neurosurgery, 1997, 40:248−260

Sanna M, Falcioni M. Conservative facial nerve management in jugular foramen schwannomas. Am J Otol, 2000, 21(6):892

Sanna M, Zini C. Congenital cholesteatoma of the middle ear. A report of 11 cases. Am J Otol, 1984, 5(5):368−373

Sanna M, Zini C, Mazzoni A, et al. Hearing preservation in acoustic neuroma surgery. Middle fossa versus suboccipital approach. Am J Otol, 1987, 8(6): 500−506

Sanna M, Zini C, Gamoletti R, et al. Surgery for congenital and acquired cholesteatoma in children. Adv Otorhinolaryngol, 1988, 40:124−130

Sanna M, Zini C, Gamoletti R, et al. Primary intratemporal tumours of the facial nerve: diagnosis and treatment. J Laryngol Otol, 1990, 104(10):765−771

Sanna M, Mazzoni A, Landolfi M, et al. [Treatment of petrous bone cholesteatoma]. Acta Otorrinolaringol Esp, 1994, 45(3):143−152

Sanna M, Mazzoni A, Saleh EA, et al. Lateral approaches to the median skull base through the petrous bone: the system of the modified transcochlear approach. J Laryngol Otol, 1994, 108(12):1036−1044

Sanna M, Karmarkar S, Landolfi M. Hearing preservation in vestibular schwannoma surgery: fact or fantasy? J Laryngol Otol, 1995, 109(5):374−380

Sanna M, Mazzoni A, Taibah A, et al. [The modified transcochlear approach to the petroclival area and the prepontine cistern: indications, techniques and results]. Acta Otorrinolaringol Esp, 1995, 46(4):259−267

Sanna M, Saleh E, Russo A, et al. Atlas of lateral skullbase surgery. Stuttgart: Georg Thieme Verlag, 1995

Sanna M, Mazzoni A, Saleh E, et al. The system of the modified transcochlear approach: a lateral avenue to the central skull base. Am J Otol, 1998, 19(1):88−97

Sanna M, Saleh E, Panizza B, et al. Atlas of acoustic neuroma microsurgery, Stuttgart: Thieme, 1998

Sanna M, De Donato G, Taibah A, et al. Infratemporal fossa approaches to the lateral skull base. Keio J Med, 1999, 48(4):189−200

Sanna M, Falcioni M, De Donato G, et al. Facial nerve identification in the translabyrinthine approach: an alternative method. Acta Otorhinolaryngol Ital, 1999, 19(1):1−5

Sanna M, Taibah A, Russo A, et al. Acoustic neuromas and other CPA tumors. Bolognia: Mounduzzi, 1999

Sanna M, Saleh E, Russo A, et al. Identification of the facial nerve in the translabyrinthine approach: an alternative technique. Otolaryngol Head Neck Surg, 2001, 124(1):105−106

Sanna M, Taibah A, Falcioni M. Translabyrinthine-transtentorial approach. J Neurosurg, 2001, 95(1):168−170

Sanna M, Falcioni M, Taibah A, et al. Treatment of residual vestibular schwannoma. Otol Neurotol, 2002, 23(6):980−987

Sanna M, Russo A, De Donato G, et al. Color atlas of otoscopy. 2nd ed. Stuttgart: Thieme, 2002

Sanna M, Agarwal M, Jain Y, et al. Transapical extension in difficult cerebellopontine angle tumours: preliminary report. J Laryngol Otol, 2003, 117(10):788−792

Sanna M, Agarwal M, Khrais T, et al. Modified Bondy's technique for epitympanic cholesteatoma. Laryngoscope, 2003, 113(12):2218−2221

Sanna M, Rohit, Skinner LJ, et al. Technique to prevent post-operative CSF leak in the translabyrinthine excision of vestibular schwannoma. J Laryngol Otol, 2003, 117(12):965−968

Sanna M, Sunose H, Mancini F, et al. Middle ear and mastoid microsurgery. Stuttgart: Thieme, 2003

Sanna M, Agarwal M, Mancini F, et al. Transapical extension in difficult cerebellopontine angle tumors. Ann Otol Rhinol Laryngol, 2004, 113(8):676−682

Sanna M, Jain Y, De Donato G, et al. Management of jugular paragangliomas: the Gruppo Otologico experience. Otol Neurotol, 2004, 25(5):797−804

Sanna M, Jain Y, Falcioni M, et al. Facial nerve grafting in the cerebellopontine angle. Laryngoscope, 2004, 114(4): 782−785

Sanna M, Khrais T, Russo A, et al. Hearing preservation surgery in vestibular schwannoma: the hidden truth. Ann Otol Rhinol Laryngol, 2004, 113(2):156−163

Sanna M, Russo A, Khrais T, et al. Canalplasty for severe

external auditory meatus exostoses. J Laryngol Otol, 2004, 118(8):607−611

Sanna M, Russo A, Taibah A, et al. Enlarged translabyrinthine approach for the management of large and giant acoustic neuromas: a report of 175 consecutive cases. Ann Otol Rhinol Laryngol, 2004, 113(4):319−328

Sanna M, Taibah A, Russo A, et al. Perioperative complications in acoustic neuroma (vestibular schwannoma) surgery. Otol Neurotol, 2004, 25(3):379−386

Satar B, Jackler RK, Oghalai J, et al. Risk-benefit analysis of using the middle fossa approach for acoustic neuromas with 10mm cerebellopontine angle component. Laryngoscope, 2002, 112:1500−1506

Satar B, Yetiser S, Ozkaptan Y. Impact of tumor size on hearing outcome and facial function with the middle fossa approach for acoustic neuroma: a meta-analytic study. Acta Otolaryngol, 2003, 123(4):499−505

Schaller B, Heilbronner R, Pfaltz CR, et al. Preoperative and postoperative auditory and facial nerve function in cerebellopontine angle meningiomas. Otolaryngol Head Neck Surg, 1995, 112(2):228−234

Schaller B, Merlo A, Gratzl O, et al. Premeatal and retromeatal cerebellopontine angle meningioma. Two distinct clinical entities. Acta Neurochir (Wien), 1999, 141(5):465−471

Schmidek. Meningiomas and their surgical management. Philadelphia: WB Saunders, 1991.

Sekhar L, Janecka I. Surgery of cranial base tumors. New York: Raven Press, 1993

Sekhar LN, Jannetta PJ. Cerebellopontine angle meningiomas. Microsurgical excision and follow-up results. J Neurosurg, 1984, 60(3):500−505

Selesnick SH, Abraham MT, Carew JF. Rerouting of the intratemporal facial nerve: an analysis of the literature. Am J Otol, 1996, 17:793−805

Sen CN, Sekhar LN. An extreme lateral approach to intradural lesions of the cervical spine and foramen magnum. Neurosurgery, 1990, 27:197−204

Sen C, Syderman CH, Sekhar LN. Complications of skullbase operations//Sekhar LN, Janecka IP, eds. Surgery of cranial base tumours. New York: Raven Press, 1993:831−839

Shaan M, Vassalli L, Landolfi M, et al. Atypical presentation of acoustic neuroma. Otolaryngol Head Neck Surg, 1993, 109(5):865−870

Shaan M, Landolfi M, Taibah A, et al. Modified Bondy technique. Am J Otol, 1995, 16(5):695−697

Shapiro MJ, Neues DK. Technique for removal of glomus jugulare tumors. Arch Otolaryngol, 1964, 79:219−224

Sheahan P, Walsh RM. Supralabyrinthine approach to petrosal cholesteatoma. J Laryngol Otol, 2003, 117(7):558−560

Shelton C, Brackmann DE, Lo WW, et al. Intratemporal facial nerve hemangiomas. Otolaryngol Head Neck Surg, 1991, 104(1): 116−121

Shelton C, Alavi S, Li JC, et al. Modified retrosigmoid approach: use for selected acoustic tumor removal. Am J Otol, 1995, 16:664−668

Sherman JD, Dagnew E, Pensak ML, et al. Facial nerve neuromas: report of 10 cases and review of the literature. Neurosurgery, 2002, 50(3):450−456

Silverstein H, Rosenberg S. Intraoperative facial nerve monitoring. Otolaryngol Clin N Am, 1991, 70:709−725

Silverstein H, Rosenberg SI, Flanzer J, et al. Intraoperative facial nerve monitoring in acoustic neuroma surgery. Am J Otol, 1993, 14:524−532

Silverstein H, Willcox TO Jr, Rosenberg SI, et al. Prediction of facial nerve function following acoustic neuroma resection using intraoperative facial nerve stimulation. Laryngoscope, 1994, 104: 539−544

Skrivan J, Zverina E, Betka J, et al. Our surgical experience with large vestibular schwannomas. Otolaryngol Pol, 2004, 58(1): 69−72

Slattery WH 3rd, Brackmann DE, Hitselberger W. Middle fossa approach for hearing preservation with acoustic neuromas. Am J Otol, 1997, 18:596−601

Smith PG, Leonetti JP, Kletzker GR. Differential clinical and radiographic features of cholesterol granulomas and cholesteatomas of the petrous apex. Ann Otol Rhinol Laryngol, 1988, 97(6 Pt 1):599−604

Spector JG, Lee P, Peterein J, et al. Facial nerve regeneration through autologous nerve grafts: a clinical and experimental study. Laryngoscope, 1991, 101(5):537−554

Sterkers JM, Morrison GA, Sterkers O, et al. Preservation of facial, cochlear, and other nerve functions in acoustic neuroma treatment. Otolaryngol Head Neck Surg, 1994, 110:146−155

Strauss C. The facial nerve in medial acoustic neuromas. J Neurosurg, 2002, 97(5):1083−1090

Sultan AA. Cholesteatomas of the temporal bone invading the posterior and middle fossa. Adv Otorhinolaryngol, 1987, 37:138−140

Swartz J, Harnsberger H. Imaging of the temporal bone. 2nd edn. Stuttgart: Thieme, 1992

Symon L, Cheesman AD, Kawauchi M, et al. Neuromas of the facial nerve: a report of 12 cases. Br J Neurosurg, 1993, 7(1):13−22

Syms CA 3rd, House JR 3rd, Luxford WM, et al. Preoperative electroneuronography and facial nerve outcome in acoustic neuroma surgery. Am J Otol, 1997, 18:401−403

Tatagiba M, Samii M, Matthies C, et al. Management of

petroclival meningiomas: a critical analysis of surgical treatment. Acta Neurochir Suppl (Wien), 1996, 65:92−94

Tekkok IH, Suzer T, Erbengi A. Non-acoustic tumors of the cerebellopontine angle. Neurosurg Rev, 1992, 15(2):117−123

Telischi FF, Patete ML. Blast injuries to the facial nerve. Otolaryngol Head Neck Surg, 1994, 111(4):446−449

Thomas NW, King TT. Meningiomas of the cerebellopontine angle. A report of 41 cases. Br J Neurosurg, 1996, 10(1):59−68

Tonn JC, Schlake HP, Goldbrunner R, et al. Acoustic neuroma surgery as an interdisciplinary approach: a neurosurgical series of 508 patients. J Neurol Neurosurg Psychiatry, 2000, 69:161−166

Tran Ba Huy P. Tympano-jugular paraganglioma. Neurochirurgie, 1985, 31(5):355−357

Valvassori G, Buckingham R, Carter B, et al. Head and neck imaging. Stuttgart: Thieme, 1988

Van Den Abbeele T, Viala P, Francois M, et al. Facial neuromas in children: delayed or immediate surgery? Am J Otol, 1999, 20(2): 253−256

Van Havenbergh T, Carvalho G, Tatagiba M, et al. Natural history of petroclival meningiomas. Neurosurgery, 2003, 52(1):55−62

Vasdev A, Boubagra K, Lavieille JP, et al. Computed tomographic aspects of secondary cholesteatomas of the middle ear and petrous bone. J Neuroradiol, 1994, 21(3):181−193

Wade PJ, House W. Hearing preservation in patients with acoustic neuromas via the middle fossa approach. Otolaryngol Head Neck Surg, 1984, 92:184−193

Wedekind C, Klug N. Facial F wave recording: a novel and effective technique for extra- and intraoperative diagnosis of facial nerve function in acoustic tumor disease. Otolaryngol Head Neck Surg, 2003, 129(1):114−120

Whittaker CK, Luetje CM. Vestibular schwannomas. J

Neurosurg, 1992, 76:897−900

Wiet RJ, Mamikoglu B, Odom L, et al. Long-term results of the first 500 cases of acoustic neuroma surgery. Otolaryngol Head Neck Surg, 2001, 124:645−651

Wigand M. Restitutional surgery of the ear and temporal bone. Stuttgart: Thieme, 2001

Yamakami I, Uchino Y, Kobayashi E, et al. Removal of large acoustic neurinomas (vestibular schwannomas) by the retrosigmoid approach with no mortality and minimal morbidity. J Neurol Neurosurg Psychiatry, 2004, 75(3):453−458

Yamaki T, Morimoto S, Ohtaki M, et al. Intracranial facial nerve neurinoma: surgical strategy of tumor removal and functional reconstruction. Surg Neurol, 1998, 49(5):538−546

Yanagihara N. Transmastoid decompression of the facial nerve in temporal bone fracture. Otolaryngol Head Neck Surg, 1982, 90(5):616−621

Yanagihara N, Matsumoto Y. Cholesteatoma in the petrous apex. Laryngoscope, 1981, 91(2):272−278

Yingling C. Intraoperative monitoring of cranial nerves in skull base surgery//Jackler RK, Brackmann DE, eds. Neurotology. St Louis: Mosby, 1994: 967−1002

Zentner J, Meyer B, Vieweg U, et al. Petroclival meningiomas: is radical resection always the best option? J Neurol Neurosurg Psychiatry, 1997, 62(4):341−345

Zini C, Sanna M, Jemmi G, et al. Transmastoid extralabyrinthine approach in traumatic facial palsy. Am J Otol, 1985, 6(3):216−221

Zini C, Gandolfi A, Mazzoni A, et al. The problem of the facial nerve in acoustic neuroma surgery. Adv Otorhinolaryngol, 1987, 37:147−152

Zini C, Mazzoni A, Gandolfi A, et al. Retrolabyrinthine versus middle fossa vestibular neurectomy. Am J Otol, 1988, 9(6):448−450

索 引

说明：索引中列出的词为常用词，仅列出名词第一次出现的页码。